医 用 物 理 学

（第二版）

缪毅强　黄　昕　编著

上海交通大学出版社

内 容 提 要

本书阐述与医学基础和临床及医学科学研究关系密切的物理学基础理论和科学思维方法,包括流体力学、振动和波、声和超声、分子动理论、液体表面现象、电学、波动光学、几何光学、激光、X射线成像的物理基础、原子核物理、磁共振成像,还介绍了生命现象和现代医学高新技术中的物理原理等内容。

本书适合医学院校的临床医学、药学、检验、预防医学、高级护理、口腔、影像、麻醉、医学英语、眼视光、法医、儿科等本、专科专业的教学,也可供其他相关专业的师生和研究工作者参考。

图书在版编目(CIP)数据

医用物理学/缪毅强,黄昕编著. —2版.—上海:上海交通大学出版社,2013(2018 重印)

ISBN 978-7-313-03425-0

Ⅰ. 医... Ⅱ. ①缪...②黄... Ⅲ. 医用物理学
Ⅳ. R312

中国版本图书馆 CIP 数据核字(2013)第 030244 号

医用物理学

(第二版)

缪毅强 黄 昕 编著

上海交通大学出版社出版发行

(上海市番禺路 951 号 邮政编码 200030)

电话:64071208 出版人:谈 毅

上海新华印刷有限公司 印刷 全国新华书店经销

开本:787mm×1092mm 1/16 印张:14.5 字数:355 千字

2003 年 8 月第 1 版 2013 年 5 月第 2 版 2018 年 7 月第 7 次印刷

ISBN 978-7-313-03425-0/R 定价:32.00 元

前　　言

　　医用物理学是医学院校各专业学生的公共基础课。在本书编写的过程中,参照了卫生部颁布的高等医学院校医用物理学教学大纲、兄弟院校的医用物理学教材,以及国内外有关文献,再根据我们多年从事医学教学的经验和体会,以普通物理学为前提,精选了与医学基础、临床应用和医学科学研究关系密切的有关物理学内容。

　　物理学是研究物质运动的普遍性质和基本规律,是自然科学的主导。物理现象和物理规律存在于一切自然现象之中,而生命现象是物质世界中的高级运动形态,因而,物理学是自然科学和工程技术的基础,也是医学的基础。物理学的那种由观察、实验、假设最后形成定理和理论的研究方法,不仅适用于物理学的研究,同样可以指导我们去研究医学。

　　物理学与医学的关系是相辅相成的。物理学为现代医学的发展提供了理论基础和技术手段。例如,各种内窥镜、微波、超声、激光、磁共振成像、电子计算机 X 线断层扫描术、核医学等物理技术,在医学研究、预防、临床诊断和治疗等方面的应用和发展,都证明了掌握物理学的重要性。反之,医学的不断发展,特别是随着人们对生命现象认识的逐步深入,以及层出不穷的医学难关的攻克,都需要更方便和更精密的仪器和方法,于是这又给物理学提出了新课题。因此它们之间是互相促进和推动的。

　　本书由缪毅强(第 1～6 章)和黄昕(第 7～12 章)共同编写。本书在编写过程中得到了原上海第二医科大学物理教研组部分同志的大力协助,出版过程中得到了上海交通大学物理系、上海交通大学医学院和上海交通大学出版社的大力支持,在此,编著表示衷心的感谢。

　　由于编著水平所限,书中不足之处在所难免,敬请读者给予谅解和指正。

编　者

2012 年 12 月

目　　录

第 1 章　流体力学 ………………………………………………………… 1

　1.1　理想液体的流动 …………………………………………………… 1

　1.2　实际液体的流动 …………………………………………………… 8

　1.3　血液的流动 ………………………………………………………… 14

　习题 …………………………………………………………………………… 17

第 2 章　振动和波 ………………………………………………………… 21

　2.1　谐振动 ………………………………………………………………… 21

　2.2　谐振动的合成 ………………………………………………………… 24

　2.3　波动 …………………………………………………………………… 30

　2.4　波的干涉　驻波 ……………………………………………………… 34

　习题 …………………………………………………………………………… 38

第 3 章　声和超声 ………………………………………………………… 42

　3.1　声波 …………………………………………………………………… 42

　3.2　声强级　声压级　响度级 …………………………………………… 44

　3.3　多普勒效应 …………………………………………………………… 47

　3.4　超声波医学应用 ……………………………………………………… 50

　习题 …………………………………………………………………………… 56

第 4 章　分子动理论 ……………………………………………………… 58

　4.1　物质的微观模型 ……………………………………………………… 58

　4.2　理想气体分子动理论 ………………………………………………… 59

　4.3　气体分子的统计分布 ………………………………………………… 63

　4.4　气体的输运过程 ……………………………………………………… 66

　习题 …………………………………………………………………………… 68

第 5 章　液体表面现象 …………………………………………………… 70

　5.1　表面张力 ……………………………………………………………… 70

　5.2　弯曲液面内外的压强差 ……………………………………………… 72

　5.3　肺泡的表面张力 ……………………………………………………… 74

　5.4　毛细现象　气体栓塞 ………………………………………………… 75

习题 ·· 78

第6章　电学 ··· 80

6.1　真空中的静电场 ··· 80

6.2　直流电路 ·· 86

6.3　带电粒子输运过程中的电动势 ··· 91

6.4　交流电路 ·· 96

6.5　电磁波谱 ·· 101

6.6　生物电信号与检测系统 ·· 104

习题 ··· 106

第7章　波动光学 ·· 109

7.1　光的干涉 ·· 109

7.2　光的衍射 ·· 112

7.3　光的偏振　双折射 ··· 116

7.4　旋光现象 ·· 121

习题 ··· 122

第8章　几何光学 ·· 124

8.1　球面折射 ·· 124

8.2　共轴球面系统的三对基点 ·· 126

8.3　眼屈光 ··· 127

8.4　放大镜　检眼镜　纤镜 ·· 135

8.5　显微镜　电子显微镜 ··· 138

8.6　几种医用显微镜 ·· 143

习题 ··· 146

第9章　激光 ··· 149

9.1　激光产生的原理 ·· 149

9.2　常用激光器 ··· 152

9.3　激光的特点 ··· 156

9.4　激光的生物效应及医学应用 ·· 156

9.5　全息照相技术 ··· 158

习题 ··· 159

第10章　X射线成像的物理基础 ·· 160

10.1　X射线的产生与性质 ··· 160

10.2　X射线的衍射和谱线 ··· 162

10.3　X射线与物质的相互作用及吸收规律 ······································ 164

10.4　X射线的医学应用 ………………………………………………… 167

10.5　X射线电子计算机断层扫描装置 …………………………………… 170

习题 ……………………………………………………………………… 173

第11章　原子核物理 …………………………………………………… 175

11.1　原子核衰变 ………………………………………………………… 175

11.2　放射性衰变规律 …………………………………………………… 180

11.3　射线与物质的相互作用 …………………………………………… 185

11.4　放射性射线的生物效应、剂量与防护 …………………………… 189

11.5　放射性核素在医学上的应用 ……………………………………… 193

11.6　放射性核素的探测和成像系统 …………………………………… 197

习题 ……………………………………………………………………… 201

第12章　磁共振成像 …………………………………………………… 203

12.1　物理学基础 ………………………………………………………… 203

12.2　磁共振成像原理 …………………………………………………… 209

12.3　磁共振图像重建 …………………………………………………… 213

12.4　磁共振成像设备的结构与主要部件 ……………………………… 216

12.5　MRI应用 …………………………………………………………… 218

习题 ……………………………………………………………………… 220

附录 ……………………………………………………………………… 222

附表1　国际单位制(SI) ………………………………………………… 222

附表2　国际单位制的一些导出单位 …………………………………… 222

附表3　基本物理常数 …………………………………………………… 222

附表4　常用计量单位转换表 …………………………………………… 223

参考文献 ………………………………………………………………… 224

第 1 章　流体力学

液体和气体都没有固定的形状,且其中一部分对另一部分很容易发生相对运动,这种特性称为流动性。凡具有流动性的物体统称为流体。液体和气体都是流体。

流体力学(Fluid Mechanics)是研究流体的运动,以及流体与其中的物体之间相互作用规律的科学。

流体力学是水力学、空气动力学等工程科学以及血流动力学、血液流变学等医学科学的理论基础。

本章以液体的流动为主要研究对象,所得出的一些基本规律,对气体在一定条件下也可适用。

1.1　理想液体的流动

1.1.1　理想液体

液体的流动比较复杂,影响其流动的因素多种多样,为了使问题简化而便于分析,我们先把一些次要的因素去掉,而建立一个理想液体模型。例如,液体的压缩性是很小的,每增加一个大气压,10℃的水体积只减小了原体积的 1/20 000。因此在一般情况下可以忽略液体的压缩性。另外,液体还具有黏滞性(viscosity),即内摩擦。内摩擦是指液体内部各液层之间做相对运动时所产生的摩擦现象。例如,液体以不太大的速度在管中流动时,管中心处流速最大,越靠近管壁流速越小,这时速度不同的各液层间就有沿分界面切向的摩擦力存在。有些液体,例如血液、甘油等,内摩擦较大,还有些液体,例如水、酒精等,内摩擦较小,气体的内摩擦更小。如果研究这种黏滞性小的流体在小范围内流动时,黏滞性可不考虑。

所谓理想液体(ideal liquid)就是绝对不可压缩而又没有黏滞性的液体。根据这一模型得出的结论,在一定条件下可以近似地说明实际液体流动的情况。

1.1.2　稳定流动

流动液体所在空间各点的速度可以是不同的,如果在每一定点液体的速度都不随时间而变,则液体的这种流动就称为稳定流动,也称定常流动(steady flow)。例如,在图 1-1 所示的液流中,虽然经过 A,B,C 各点的液体质点速度不同,但对于点 A,所有先后经过这里的液体质点的速度总是相同的,而在 B,C 各点,所有先后经过那里的液体质点也分别具有稳定的速度,所以这种流动就是稳定流动。一般比较缓慢的流动是稳定流动,如管道和渠道中缓慢的水流,人体血液循环系统中的一些部位的血流也属于稳定流动。

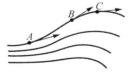

图 1-1　流线

1.1.3　流线和流管

为了形象地描述液体的流动情况,在任一瞬时,我们在液体中画出一些曲线,如图 1-1 所示,并使这些曲线上每一点的切线方向和流过该点的液体质点的速度方向一致,这样的曲线称为这一时刻的流线。由于稳定流动液体所在空间各点的速度不随时间而变,所以稳定流动的流线是不随时间而变的曲线。在这种情况下,处于流线上的液体质点,由于其速度方向总是与此流线的切线方向相合,因而它将始终沿此流线运动。即液体作稳定流动时,流线就是液体质点的运动轨迹。图 1-2 画出了液体流过圆柱形障碍物时的流线及液体流过横截面不同的管道时的流线。

由流线围成的管子称为流管(图 1-3)。由于每一时刻,液流中任一点处只可能有一种流速,所以各流线彼此不会相交,因而流管中的液体不能流出管外,管外的液体也不可能流入管内。

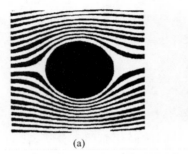
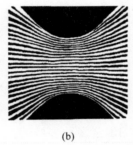

(a)　　　　　　　　　(b)

图 1-2　液体流过不同物体时的流线

(a) 圆柱形障碍物　(b) 横截面不同的管道

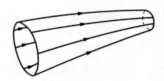

图 1-3　流管

1.1.4　液流连续原理

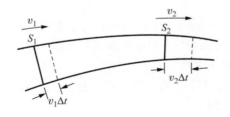

图 1-4　液流连续原理

现在来考虑不可压缩液体的稳定流动。在一流管中,任意取两个垂直于流管的截面,其截面积分别为 S_1 和 S_2(图 1-4),如以 v_1 和 v_2 表示液体在两截面处的流速,则在很短的时间 Δt 内流过左边截面的液体体积为 $S_1 v_1 \Delta t$,流过右边截面的液体体积为 $S_2 v_2 \Delta t$。不可压缩液体作稳定流动时,在 Δt 时间内流过左边截面液体的体积应该等于流过右边截面液体的体积,即

$$S_1 v_1 \Delta t = S_2 v_2 \Delta t$$

上式两边除以 Δt,得

$$S_1 v_1 = S_2 v_2 \tag{1-1}$$

式(1-1)表明,不可压缩液体作稳定流动时,在同一流管中任一截面处,截面积与流速的乘积为一恒量。这个结论称为液流连续原理(principle of continuity of flow)。式中 $S_1 v_1$ 或 $S_2 v_2$ 表示单位时间内流过流管横截面的液体体积,称为流量,用 Q 表示。于是液流连续原理也可理解为流量守恒。

$$Sv = Q = 恒量 \tag{1-2}$$

液流连续原理对实际液体也可适用,这是因为实际液体的压缩性很小,可以忽略。但由于实际液体的黏滞性,造成在流管中同一截面上的各点速度不同,因此对于实际液体应用连续原理时,应采用截面上速度的平均值。

1.1.5　伯努利方程

伯努利方程(Bernoulli's equation)是理想液体做稳定流动的基本动力学方程,它表明理想液体做稳定流动时,同一流管各处的速度、高度和压强三者之间关系的基本规律。

在做稳定流动的理想液体中取一流管,如图 1-5 所示,并任意取两个垂直于流管的截面,截面积分别为 S_1 和 S_2,两截面处的流速分别为 v_1 和 v_2,压强分别为 p_1 和 p_2,相对于某一参考水平面的高度分别为 h_1 和 h_2。我们以 S_1,S_2 之间的一段液体为研究对象,根据功能原理,即重力和弹力之外的力对物体所做的功,等于物体机械能的增量这一规律,来推导伯努利方程。

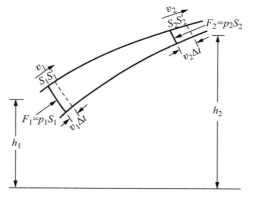

图 1-5　伯努利方程原理图

首先,计算 $S_1 S_2$ 这一段液体在 Δt 时间内推移到 $S_1' S_2'$ 过程中,重力和弹力之外的力对它做的功。实际上就是这一段液体以外的液体对流管内这段液体所做的功。

因为所讨论的是理想液体,即不考虑液体的内摩擦力,因而流管周围的液体对流管内液体的作用力都垂直于流管表面,就是说,这些力的方向垂直于液体的运动方向,因而不做功。这样,我们只要考虑流管内部作用在这一段液体前后的压力所做的功即可。在 Δt 时间内截面 S_1 推移到 S_1',作用在 S_1 上的压力 $F_1 = p_1 S_1$ 做正功 $p_1 S_1 v_1 \Delta t$;在 Δt 时间内截面 S_2 推移到 S_2',作用在 S_2 上的压力 $F_2 = p_2 S_2$ 做负功 $p_2 S_2 v_2 \Delta t$。所以作用在这一段液体前后的压力所作的功为

$$A = p_1 S_1 v_1 \Delta t - p_2 S_2 v_2 \Delta t$$

式中 $S_1 v_1 \Delta t$ 和 $S_2 v_2 \Delta t$ 分别为 $S_1 S_1'$ 和 $S_2 S_2'$ 之间的液体体积,根据连续原理可知,$S_1 v_1 \Delta t = S_2 v_2 \Delta t$,即这两个体积相等,用 ΔV 表示此体积,所以有

$$A = (p_1 - p_2) \Delta V$$

其次,计算 $S_1 S_2$ 这一段液体,在 Δt 时间内推移到 $S_1' S_2'$ 过程中机械能的增量。由于理想液体是不可压缩的,截面 S_1 和 S_1' 之间的液体的质量一定等于截面 S_2 和 S_2' 之间液体的质量,

用 Δm 表示。液体做稳定流动时,截面 $S_1' S_2$ 之间的液体的动能恒定不变,所以 $S_1 S_2$ 这一段液体推移到 $S_1' S_2'$ 过程中,动能的增量等于截面 $S_2 S_2'$ 之间液体的动能与截面 $S_1 S_1'$ 之间液体的动能之差,即

$$\Delta E_K = \frac{1}{2} \Delta m v_2^2 - \frac{1}{2} \Delta m v_1^2$$

根据类似的分析,可得重力势能的增量

$$\Delta E_P = \Delta m g h_2 - \Delta m g h_1$$

于是,机械能的增量

$$\Delta E = \Delta E_K + \Delta E_P = \left(\frac{1}{2} \Delta m v_2^2 + \Delta m g h_2 \right) - \left(\frac{1}{2} \Delta m v_1^2 + \Delta m g h_1 \right)$$

根据功能原理,得

$$(p_1 - p_2) \Delta V = \left(\frac{1}{2} \Delta m v_2^2 + \Delta m g h_2 \right) - \left(\frac{1}{2} \Delta m v_1^2 + \Delta m g h_1 \right)$$

以 ΔV 除上式,并移项,由于 $\dfrac{\Delta m}{\Delta V} = \rho$,即为液体的密度,因而得

$$\frac{1}{2} \rho v_1^2 + \rho g h_1 + p_1 = \frac{1}{2} \rho v_2^2 + \rho g h_2 + p_2 \tag{1-3}$$

因为截面 S_1 和 S_2 是任意选择的,所以对于同一流管内任一截面处,有

$$\frac{1}{2} \rho v^2 + \rho g h + p = 恒量 \tag{1-4}$$

式(1-3)或式(1-4)称为伯努利方程,它是流体力学中的一个基本方程。

从式(1-4)可知,压强 p 和单位体积液体的动能 $\frac{1}{2} \rho v^2$ 及重力势能 $\rho g h$ 具有相同的量纲,因此把公式中的 p 叫做单位体积液体的压强能。

伯努利方程表明:理想液体作稳定流动时,在同一流管中任何截面处,单位体积液体的动能、重力势能和压强能三者之和是一恒量。

伯努利方程由理想液体导出,但一般说来,应用于不易压缩和黏滞性较小的实际液体时,还是很接近实际情况的,而对于黏滞性大的液体,使用伯努利方程必须加以修正。如我们以后研究的关于血液在心脏里做功的过程,就可以用伯努利方程。

对于气体来说,因为只要极小的压强差就能使气体流动起来,而极小的压强差并不引起气体密度的显著改变,因此在研究气体流动的许多问题中,压缩性常可忽略,而气体的黏滞性又很小,所以一般情况下气体作稳定流动时,伯努利方程也可应用。

例 1-1 一开口大容器中盛水,其侧壁下方开有小孔,如图 1-6 所示,求水从小孔中流出的速度。

解 水在一般情况下其压缩性可忽略,小范围内流动时黏滞性的影响也可忽略,所以可视为理想液体。又因是大容器,水面下降慢,可看作为稳定流动。所以满足伯努利方程的应用条件。

选择流管中容器液面和小孔出口两处列伯努利方程,并选择经过小孔的水平面为高度参考水平面。

伯努利方程的形式为

$$\frac{1}{2}\rho v_a^2 + \rho g h_a + p_a = \frac{1}{2}\rho v_b^2 + \rho g h_b + p_b$$

由连续原理 $S_a v_a = S_b v_b$，因 $S_a \gg S_b$，故 $v_b \gg v_a$，可认为 $v_a \approx 0$。

由于容器液面和小孔出口均与大气接触，所以两处皆为大气压 $p_a = p_b = p_0$。

设参考水面过小孔，则 $h_b = 0, h_a = h$。

将以上各量代入伯努利方程，简化后得

$$\rho g h = \frac{1}{2}\rho v_b^2$$

$$v_b = \sqrt{2gh}$$

上式表明小孔流速与自由落体的速度具有同样的表达形式，称为托里拆利定理。

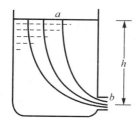

图 1-6　小孔流速图

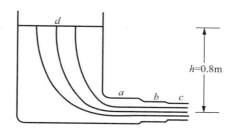

图 1-7　截面不等的水平管

例 1-2　有一盛水的大容器，侧壁下方连接一截面不等的水平管，如图 1-7 所示。

已知：管截面 $S_a = 1\mathrm{cm}^2$，$S_b = 1.5\mathrm{cm}^2$，$S_c = 0.2\mathrm{cm}^2$，容器截面 $S_d \gg S_a$，水面高度 $h = 0.8\mathrm{m}$。[取 $g \approx 10\mathrm{m/s}^2$，$p_0 = 1\mathrm{atm} \approx 10^5\mathrm{Pa}$]

求：（1）水平管中水流出的流量。

（2）a, b, c 各处的流速。

（3）a, b, c 各处的压强。

解　（1）$Q = S_a v_a = S_b v_b = S_c v_c$

$$v_c = \sqrt{2gh} = \sqrt{2 \times 10 \times 0.8} = 4\mathrm{m/s}$$

$$Q = S_c v_c = 0.2 \times 10^{-4} \times 4 = 8 \times 10^{-5}\mathrm{m}^3/\mathrm{s}$$

（2）$v_a = Q/S_a = 8 \times 10^{-5}/(1 \times 10^{-4}) = 0.8\mathrm{m/s}$

$v_b = Q/S_b = 8 \times 10^{-5}/(0.5 \times 10^{-4}) = 1.6\mathrm{m/s}$

（3）c 为出口处，c 处压强为大气压，$p_c = p_0 = 1\mathrm{atm} \approx 10^5\mathrm{Pa}$

选流管中 d, a, b 处列伯努利方程，选经过 a, b, c 之水平面为高度参考水平面，考虑到 d 处压强为大气压 $p_d = p_0$，且容器截面 $S_d \gg S_a$，而 $v_d \approx 0$。则伯努利方程为

$$p_0 + \rho g h = \frac{1}{2}\rho v_a^2 + p_a = \frac{1}{2}\rho v_b^2 + p_b$$

将已知量及已得各量代入方程可求得

$$p_a = p_0 + \rho g h - \frac{1}{2}\rho v_a^2 = 10^5 + 1\,000 \times 10 \times 0.8 - \frac{1}{2} \times 1\,000 \times 0.64$$

$$= 10^5 + 0.8 \times 10^4 - 0.32 \times 10^3 = 1.076\,8 \times 10^5\mathrm{Pa} \approx 1.076\,8\mathrm{atm}$$

$$p_b = p_0 + \rho g h - \frac{1}{2}\rho v_b^2 = 10^5 + 1\,000 \times 10 \times 0.8 - \frac{1}{2} \times 1\,000 \times 2.56$$

$$= 10^5 + 0.8 \times 10^4 - 1.28 \times 10^3 = 1.067\,2 \times 10^5 \text{Pa} \approx 1.067\,2\text{atm}$$

1.1.6　伯努利方程的应用

1) 空吸作用

在图 1-8 所示的水管中，A,C 处的截面积远大于 B 处的截面积，管中液体由 A 经 B 流向 C。水平管本身为一流管。根据连续原理，在截面积小的 B 处流速必大于截面积大的 A,C 处流速。因为流管是水平的，伯努利方程可写成

$$\frac{1}{2}\rho v_A^2 + p_A = \frac{1}{2}\rho v_B^2 + p_B \tag{1-5}$$

上式说明速度大处压强小；速度小处压强大。如增加流管中液体的流速，可使 B 处流速很大，压强很小，当压强小到低于大气压强时，容器中的液体将受液面上大气压强 p_0 的作用被压到 B 处，被水平管中的液体带走。这种作用叫做空吸作用(suction)。

空吸作用应用很广，如喷雾器、口腔科的吸唾器，都是根据这一原理制成的。图 1-9 所示的水流抽气机，也是根据空吸作用而设计的。需要抽气的容器与管子 O 相连，当水自圆锥形的 A 管下端的小口流出时，B 处流速大，压强低，使容器中的气体自 O 处吸入，并从下面的水管把水流带走。

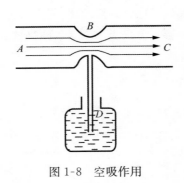

图 1-8　空吸作用

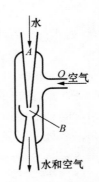

图 1-9　水流抽气机

2) 汾丘里管

汾丘里管(Verturi tube)是一种用来测量管道中流体的流速和流量的装置。如图 1-10 所示，汾丘里管的中间一节细小(称为喉管)，两头粗大(称为主管)，它被水平地连接在待测的管道上进行测量。

如果已知截面 S_1 和 S_2 的大小及被测流体的密度 ρ，只要测得 S_1 和 S_2 处的压强 p_1 和 p_2，或者它们的差值 $p_1 - p_2$，就可算出流体的流速和流量。

假定管道中流过的液体满足伯努利方程的应用条件，即理想液体做稳定流动，对水平管道则有

$$\frac{1}{2}\rho v_1^2 + p_1 = \frac{1}{2}\rho v_2^2 + p_2$$

上式可写成

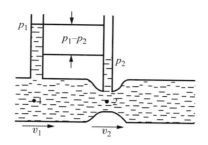

图 1-10　汾丘里管

$$p_1 - p_2 = \frac{1}{2}\rho(v_2^2 - v_1^2) = \frac{1}{2}\rho v_1^2\left(\frac{v_2^2}{v_1^2} - 1\right)$$

式中 v_1 和 v_2 表示 S_1 和 S_2 处的流速,根据连续原理有

$$\frac{v_1}{v_2} = \frac{S_2}{S_1}$$

将它代入上式整理后,得管道中液体流速

$$v_1 = S_2\sqrt{\frac{2(p_1 - p_2)}{\rho(S_1^2 - S_2^2)}} \tag{1-6}$$

而流量 $Q = S_1 v_1 = S_2 v_2$,将上式代入有

$$Q = S_1 v_1 = S_1 S_2\sqrt{\frac{2(p_1 - p_2)}{\rho(S_1^2 - S_2^2)}} \tag{1-7}$$

在式(1-6)、式(1-7)中,如果已知 S_1,S_2,ρ,那么只要测得 $p_1 - p_2$ 即可算出流速或流量。在实际应用中,液体不可能完全满足理想液体的条件,在流动过程中必然有一定的能量损失,所以上述公式的计算结果还需经实验校正。

汾丘里流速计在生物医学科学实验中可用以测量动脉血流速度,这种装置需要有与动脉血管连接的特殊套管,并且用一种特别设计的差示压力计测量压强差。

临床医学所用的喷射器(injector)实际上也是一种汾丘里管的变形装置,如图 1-11 所示,由一汾丘里管与另一管子相互套叠连接组成。气流(驱动气体)从左管进入,在喷嘴口流速很大,压强很小,可低于大气压。另一种气体(带动气体)可从侧管带入,针状阀可调节进气量。两种气体混合后输送给病人,临床病房和麻醉手术中可以控制气体之混合比例,以适应不同患者的需要。

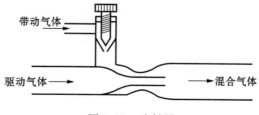

图 1-11　喷射器

3) 比托管

在伯努利方程中,单位体积液体的动能 $\frac{1}{2}\rho v^2$,在一定条件下,可以转化为压强能。我们进

行如图 1-12 所示的实验。

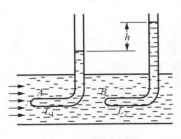

图 1-12　测速原理

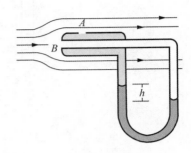

图 1-13　比托管

在流动液体中,插入两个开有小孔并弯成直角的细管 L_1 和 L_2。L_1 的小孔 A 在管的侧面,而 L_2 的小孔 B 在管的前端。实验指出,当 L_2 管中液柱上升高度大于 L_1 管中液柱上升高度时,而且测定两管液柱高度差 h,即可求得液体流速。两管中液柱会产生高度差的原因是由于小孔 A 在 L_1 管的侧面,液体从小孔侧面平行于小孔流过,流速不受影响,这时 L_1 管内液柱高度指示的液体压强叫做静压强;而小孔 B 在 L_2 管的前端,它迎向液流,液体在流入小孔后,流动被阻止,流速减为零,此时原来液体的动能就转化为压强能而使压强升高,这部分由动能转化而来的压强叫做动压强。可见 L_2 管中液柱高度指示的压强是液体静压强和动压强之和,称为总压强或全压强,故 L_2 管中液柱高度大于 L_1 管中液柱高度。应用伯努利方程于 A,B 两处,得

$$\frac{1}{2}\rho v_A^2 + p_A = 0 + p_B$$

又因

$$p_B - p_A = \rho gh$$

代入上式即可得液流速度

$$v_A = \sqrt{2gh}$$

由此可见,只要测出 L_1,L_2 管中液柱高度差 h,即可求得液流速度 v_A。

实际测定流体速度的一种仪器叫做比托管(Pitot tube)。它把静压管 L_1 和总压管 L_2 结合起来制成,如图 1-13 所示。已知待测流体的密度为 ρ,压强计中液体的密度为 ρ',测得压强计两臂的液柱高度差为 h,则可求得流体速度

$$v_A = \sqrt{\frac{2\rho'gh}{\rho}} \tag{1-8}$$

在生理科学实验中,可采用特别细小的比托管测量动脉血流速度。

1.2　实际液体的流动

1.2.1　牛顿黏滞定律　黏滞系数

实际液体或多或少地具有黏滞性。所谓黏滞性(也称黏性),简单地说,就是液体具有内摩擦力(internal friction)或黏滞力(viscous force)的特性。

我们设想下面的实验来讨论决定内摩擦力的因素。如图 1-14 所示,在两片水平放置的玻璃板之间放一层厚度为 l 的黏滞液体如甘油,下板固定,对上板施一沿液面向右的切向水平力 F 并使之移动。实验发现,板的速度增加到一定值 v 后就不变了,黏附在上板的一层液体随上板以速度 v 一起运动,并依次带动下面各液层流动,它们的速度从上到下依次递减,黏附在下板的液层静止不动,即速度为 0。为保持下板不动,必须有一向左的水平力 F 作用在下板上。

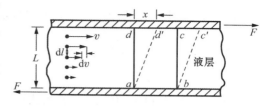

图 1-14　牛顿黏滞定律

由此可见,两玻璃板之间的液体是分层流动的,即液体分为许多平行于玻璃板的薄层以不同的速度运动。这样,相邻两液层间因速度不同而做相对滑动,快的一层给慢的一层以拉力,慢的一层给快的一层以阻力,这一对作用力和反作用力就称为内摩擦力或黏滞力。

由图 1-14 可见,在距离 l 内液层的速度从 0 增加到 v,我们把在速度垂直方向上单位距离内速度的增量称为速度梯度(velocity gradient),所以这里速度梯度为 $\dfrac{v}{l}$。一般情况下速度的变化是不均匀的,则速度梯度为 $\dfrac{\mathrm{d}v}{\mathrm{d}l}$。速度梯度表示流动的液体内一层过渡到另一层时速度变化的快慢程度。因为玻璃板和各液层没有加速度,所以各液层间的内摩擦力等于作用力 F。实验证明:内摩擦力与液体的流动层的接触面积 A 成正比;与速度梯度 $\dfrac{\mathrm{d}v}{\mathrm{d}l}$ 成正比,即

$$F = \eta A \frac{\mathrm{d}v}{\mathrm{d}l} \tag{1-9}$$

关系式(1-9)称为牛顿黏滞定律。比例系数 η 称为液体的黏滞系数(coefficient of viscosity)或黏度(viscosity)。在 SI 制中,它的单位为 Pa·s(帕·秒),有的场合也采用 CGS 制,则黏滞系数的单位为 P(泊),$1\mathrm{P} = 1\mathrm{dyn}\cdot\mathrm{s/cm^2}$,泊的百分之一称为厘泊。泊与帕·秒的关系为

$$1\mathrm{P}(泊) = 0.1\mathrm{Pa}\cdot\mathrm{s}(帕\cdot秒)$$

黏滞系数和温度有显著的关系,对于液体来说,黏滞系数随着温度的升高而减小,气体则相反,它的黏滞系数随着温度的升高而增大。表 1-1 列出了几种液体的黏滞系数。

表 1-1　几种液体的黏滞系数

液体	温度/℃	黏滞系数/(Pa·s)	液体	温度℃	黏滞系数/(Pa·s)
水	0	1.8×10^{-3}	蓖麻子油	17.5	1.225
水	37	0.69×10^{-3}	蓖麻子油	50	0.122 7
水	100	0.3×10^{-3}	甘油	20	0.830
水银	0	1.68×10^{-3}	血液	37	$(2.0 \sim 4.0) \times 10^{-3}$
水银	20	1.55×10^{-3}	血浆	37	$(1.0 \sim 1.4) \times 10^{-3}$
水银	100	1.0×10^{-3}	血清	37	$(0.9 \sim 1.2) \times 10^{-3}$

1.2.2　牛顿液体和非牛顿液体

在血液流变学中,把沿液层切向的内摩擦力 F 液层的接触面积 A 比值称为剪应力(切变

应力、切应力)用 τ 表示,即 $\tau = \dfrac{F}{A}$,把速度梯度称为剪变率(或切变速率、切变率),用 $\dot{\gamma}$ 表示,即 $\dot{\gamma} = \dfrac{\mathrm{d}v}{\mathrm{d}l}$,这样,式(1-9)可以改写为

$$\tau = \eta\dot{\gamma} \tag{1-10}$$

对于像水这样的液体,满足关系式(1-10),其剪应力 τ 与剪变率 $\dot{\gamma}$ 之间成简单的比例关系,或者说,其黏度在一定温度下是一个不随剪变率 $\dot{\gamma}$ 而变化的常量,我们称这样的液体为牛顿液体,油以及动物和人体的血清、血浆等也是牛顿液体,并称 η 为牛顿黏度。

凡是剪应力 τ 与剪变率 $\dot{\gamma}$ 之间不能表示成如式(1-10)那样简单比例关系的液体称为非牛顿液体。这就是说,对于非牛顿液体,其黏度在一定温度下不是常量,而是一个随剪应力 τ 而变化的量,也是一个随剪变率 $\dot{\gamma}$ 而变化的量,通常称之为非牛顿液体的表现黏度,并用 η_a 表示。染料的水溶液、石膏的水溶液、油脂的混浊液,以及胶体溶液等是非牛顿液体,血液因含有血细胞,所以也是非牛顿液体。

1.2.3　层流和湍流　雷诺数

如果液体流动时层次分明,各层液体之间只作相对滑动,液体质点没有横向混杂,这种流动称为层流(laminar);如果液体流速增大到某种程度时,液体质点除了有前进方向的运动之外,还有横向或反向运动,失去层状分布的性质而变成无规则的运动,而且会出现旋涡,这种流动称为湍流(turbulent flow)。

图 1-15 是演示层流与湍流的实验装置。图 1-15(a)表示自 A 进入 C 管的水流速度不大时,由容器 B 中流来的液体成为一条与管轴平行的清晰细流,和周围的水不相混杂,这时 C 管中的水流即为层流。图 1-15(b)表示自 A 进入 C 管的水流速度很大时,由容器 B 中流来的液体散开掺乱到水流中去,这时 C 管中水流紊乱而且出现旋涡,即为湍流。

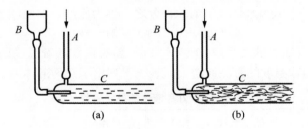

图 1-15　演示实验装置
(a) 层流　(b) 湍流

在一根管子中,影响湍流出现的因素除速度外,还有液体的密度 ρ,黏度 η 及管子直径 d,雷诺仔细研究了层流转变到湍流的过程,发现决定于这样一个量

$$Re = \frac{\rho v d}{\eta} \tag{1-11}$$

Re 称为雷诺数(Reynold's number),它是一个无量纲的值。

实验结果表明,当

$Re < 2\,000$ 时,液体为层流;

$Re > 3\,000$ 时,液体为湍流;

$2\,000 < Re < 3\,000$ 时,液流不稳定(可由层流变为湍流,或相反)。

由式(1-11)可见,黏度越小、密度越大的液体,在直径越大的管道中流动越快,便越容易发生湍流;反之,越不容易出现湍流。

例 1-3　设主动脉的内直径 $d=2.0\times10^{-2}\,\mathrm{m}$,里面血液的平均流速 $v=2.5\times10^{-1}\,\mathrm{m/s}$,血液的黏度和密度分别为 $\eta=3.0\times10^{-3}\,\mathrm{Pa\cdot s}$ 和 $\rho=1.05\times10^{3}\,\mathrm{kg/m^3}$。试求雷诺数从而确定血液是层流还是湍流。

解

$$Re=\frac{\rho v d}{\eta}=\frac{(1.05\times10^{3})\times(2.5\times10^{-1})\times(2.0\times10^{-2})}{3.0\times10^{-3}}=1\,750$$

这个数值小于 $2\,000$,所以血液在主动脉中为层流。

需要指出的是,心脏收缩开始射血期内,血流速度快,主动脉中可能出现湍流,在心脏瓣膜附近,由于其启闭而造成突然的局部血流高速,也可能引起湍流,在正常的血液循环系统中的其他部位,雷诺数一般不至于高到会引起湍流。

湍流对于血液循环的不利影响为血液在作湍流时能量损耗比层流大,会加重心脏的负担,同时湍流对血管的内膜损伤也较大。应该指出,湍流具有一个区别于层流的特点,就是它能发出声音,这种噪声有助于我们利用听诊器来诊断心血管系统的病变情况。

1.2.4　泊肃叶公式

下面讨论黏滞性液体在圆管中作层流时的情况,如图 1-16 所示。液体沿管轴流速最大,距管轴越远流速越小,在管壁上液体附着,流速为零。设黏滞系数为 η 的液体在半径为 r_0、长度为 l、两端压强分别为 p_1 和 p_2 的水平管中作层流时,通过推导可以证明,距管轴 r 处的液体速度为

$$v=\frac{p_1-p_2}{4\eta l}(r_0^2-r^2)\tag{1-12}$$

液体从管中流出的流量为

$$Q=\frac{\pi r_0^4}{8\eta l}(p_1-p_2)\tag{1-13}$$

这就是泊肃叶公式(Poiseuille's formula)。

泊肃叶公式推证如下:

设想从液体内切割出一圆筒状液层(图 1-17),层的内半径为 r,厚度为 $\mathrm{d}r$,长度为 l_0。圆筒内部的液体作用于圆筒状液层上的内摩擦力,根据式(1-9)可写成

$$F=\eta A\frac{\mathrm{d}v}{\mathrm{d}r}$$

A 是圆筒状液层的侧面积,等于 $2\pi r l$,由此可得

$$F=2\pi r l\eta\frac{\mathrm{d}v}{\mathrm{d}r}$$

圆筒外部的液体作用于圆筒状液层上的内摩擦力为在半径 $r+\mathrm{d}r$ 的侧面上的内摩擦力,令其为 $F+\mathrm{d}F$。F 是加速这一液层运动的内摩擦力,$F+\mathrm{d}F$ 是阻滞这一液层运动的内摩擦力,两力的方向相反,它们的合力 $(F+\mathrm{d}F)-F=\mathrm{d}F$ 是对此液层的内摩擦阻力,其方向与液体的流速方向相反,其数值为

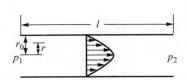

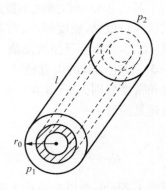

图 1-16　圆管内层流的速度分布　　　　　　图 1-17　泊肃叶公式的推导

$$dF = -2\pi l \eta \, d\left(r \frac{dv}{dr} \right)$$

由图 1-16 可知,r 增加时 v 减小,即 $\frac{dv}{dr}$ 为负值,所以上式右方加一负号,以得出阻力 dF 的绝对值。

由于两端压强差为 $p_1 - p_2$,如 $p_1 > p_2$,则加速此液层的作用力为

$$F' = 2\pi r \, dr (p_1 - p_2)$$

其方向指向液体的流速方向。

此液层以恒定速度流动,即加速度为零,所以加速力 F' 和阻力 dF 方向相反、大小相等。即为

$$-2\pi l \eta \, d\left(r \frac{dv}{dr} \right) = 2\pi r \, dr (p_1 - p_2)$$

整理后得

$$d\left(r \frac{dv}{dr} \right) = -r \, dr \frac{p_1 - p_2}{l \eta}$$

两边积分得

$$r \frac{dv}{dr} = -\frac{p_1 - p_2}{2l\eta} r^2 + C_1$$

因在管的中心轴处 v 的值最大,即在 $r = 0$ 处,$\frac{dv}{dr} = 0$,由此得 $C_1 = 0$。于是

$$\frac{dv}{dr} = -\frac{p_1 - p_2}{2l\eta} r$$

将此式再次积分得

$$v = -\frac{p_1 - p_2}{2l\eta} \int r \, dr$$

$$v = -\frac{p_1 - p_2}{4l\eta} r^2 + C_2$$

因在管壁处,液体的速度等于零,即在 $r = r_0$ 处,$v = 0$,所以

$$C_2 = \frac{p_1 - p_2}{4l\eta} r_0^2$$

于是可得

$$v=\frac{p_1-p_2}{4l\eta}(r_0^2-r^2)$$

式中的速度 v 就是半径为 r 的圆筒状薄层液体的流速,上式表示管中液体的流速按距管中心轴线的距离 r 而分布的关系。

单位时间内由半径为 r、厚度为 dr 的一圆筒层流出的液体体积为

$$dQ=v2\pi rdr$$

将 v 值代入,得

$$dQ=\frac{\pi(p_1-p_2)}{2l\eta}(r_0^2r-r^3)dr$$

将上式从 $r=0$ 积分至 $r=r_0$,则得单位时间内通过管子整个横截面的液体的体积,即液体从管口流出的流量 Q。

$$Q=\frac{\pi(p_1-p_2)}{2l\eta}\int_0^{r_0}(r_0^2r-r^3)dr=\frac{\pi(p_1-p_2)}{2l\eta}\left(\frac{r_0^4}{2}-\frac{r_0^4}{4}\right)$$

即

$$Q=\frac{\pi r_0^4}{8\eta l}(p_1-p_2)$$

泊肃叶公式表明:实际液体在水平管中作层流时,流量与管子半径 r_0 的四次方成正比,与液体黏滞系数 η 成反比;与管子长度 l 成反比;与管子两端的压强差 (p_1-p_2) 成正比。

因管子的截面上各处的流速不同,因而液体在某一截面处的速度是没有确定意义的,我们可以引入液体通过某一截面时的平均速度 $\bar{v}$ 来概括地表明液体通过某一截面处的速度。

$$\bar{v}=\frac{Q}{S}=\frac{Q}{\pi r_0^2}$$

$$\bar{v}=\frac{(p_1-p_2)r_0^2}{8\eta l} \tag{1-14}$$

从上面的讨论可以看出,黏滞液体在管中流动时,管内压强沿流动方向不断降低,事实上,如果黏滞液体在粗细均匀的管中做层流时,安装在管壁各处的压强计便显示出这个压强差,如图 1-18 所示。圆管单位长度上的压强降落,称为压强梯度,由式(1-14)可得

$$\frac{p_1-p_2}{l}=\frac{8\eta\bar{v}}{r_0^2} \tag{1-15}$$

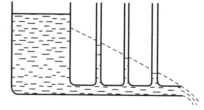

图 1-18 沿水平管中的压强分布

压强梯度与液体黏滞系数 η 成正比;与平均速度 $\bar{v}$ 成正比;而与圆管半径 r_0 的平方成反比。

压强降低的原因是液体在前进过程中必须克服内摩擦力做功,它所包含的一部分能量将损耗掉,因为管子的截面积不变而流速不变,液体的动能没有改变,所以它的压强就要减小。在式(1-13)中,若设

$$R=\frac{8\eta l}{\pi r_0^4} \tag{1-16}$$

则泊肃叶公式可写成

$$Q=\frac{p_1-p_2}{R}=\frac{\Delta p}{R} \tag{1-17}$$

R 称为流阻(flow resistance),它的大小是由液体的黏滞系数 η 和管子的几何形状 l, r_0 决定的。

在 SI 制中流阻的单位为 Pa·s/m³ 或 N·s/m⁵。

式(1-17)表明了黏滞液体在粗细均匀的水平管中作层流时,流量、压强差和流阻三者之间的关系。这一关系式常用以说明人体血液循环系统中心输出量、平均动脉压与总外周阻力之间的关系。

1.2.5 斯托克斯定律

当物体在黏滞性液体中运动时,物体表面将附着一层液体,这一液层与其相邻液层之间有一定的速度梯度,因而产生内摩擦力,物体在运动过程中必须克服这一阻力。如果物体为一小球,且液体相对于小球作层流运动而速度又相对较小时,则小球所受的阻力由下式决定:

$$f=6\pi\eta rv \tag{1-18}$$

式中 η 为液体的黏滞系数;r 为小球的半径;v 为小球相对于液体的速度。式(1-18)称为斯托克斯定律(Stokes' law),可用于测定液体的黏滞系数。

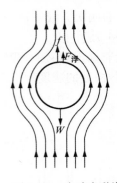

图 1-19　小球在黏滞液体中所受的力

让半径为 r、密度为 ρ 的小球,在黏滞系数为 η、密度为 ρ' 的液体中自由下落。开始时由于相对速度不大,小球作加速运动,以后相对速度逐渐增大,以致黏滞阻力越来越大,最后与浮力和重力平衡,小球便以速度 v 匀速下降,由于小球所受的向下重力为 $W=\frac{4}{3}\pi r^3\rho g$,所受的向上浮力为 $F_{浮}=\frac{4}{3}\pi r^3\rho' g$,所受的向上黏滞阻力为 $f=6\pi\eta rv$,如图 1-19 所示。三力平衡时有

$$\frac{4}{3}\pi r^3\rho g=\frac{4}{3}\pi r^3\rho' g+6\pi\eta rv$$

则小球下降的速度

$$v=\frac{2}{9\eta}r^2(\rho-\rho')g \tag{1-19}$$

因此黏滞系数

$$\eta=\frac{2}{9v}r^2(\rho-\rho')g \tag{1-20}$$

式中 ρ, ρ', g 和 r 都是已知的与可测量的,利用式(1-20)就可以通过测定 v 求得 η。

1.3　血液的流动

1.3.1　红细胞的轴流现象

血液是黏滞性较大的液体,它由血浆以及红细胞等组成。红细胞直径约为 $7\sim11$ 微米(μm),血液在血管(特别是小血管中)流动时,红细胞并不是均匀分布的,而是靠近血管中心轴

处浓度较大,就是说,血液在流动时红细胞有轴向集中的现象,称为轴流现象。

对于红细胞的轴流现象有一种解释是这样的:如图 1-20 所示,靠近血管中心轴线处流速大而压强小,靠近管壁处流速小而压强大,压强差使红细胞在运动过程中受一指向血管中心轴的附加力,常称为伯努利力。在伯努利力的作用下,红细胞向中心轴集中,并随血浆流动,形成所谓轴流现象。对于轴流现象的解释目前尚不统一。

轴流现象在生理及病理学中的意义,将在有关课程中介绍。

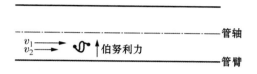

图 1-20　红细胞的轴流现象

1.3.2　循环系统中血流速度的变化

血液循环系统是一个由心脏和血管互相串联而构成的闭合的管道系统。心脏有节律地搏出血液,以推动血液在血管内循环流动。血管可分为动脉、毛细血管和静脉三大类。当心脏收缩时,血液进入主动脉,使血管壁撑开,这时心脏对流动血液所做的功,转化为血管壁的弹性势能,当心脏舒张时,这部分动脉收缩,血管壁的弹性势能释放出来,继续推动血液前进,因此心脏射血虽然是断续的,但主要由于血管具有弹性而使血液在血管中的流动是连续的。

血流速度在循环系统中各处的变化如图 1-21 所示。

由于循环系统中血液的流量基本上是一恒量,即单位时间内流向右心房的血流量,应等于左心室射出的血流量,所以循环系统中血流速度的变化可应用液流连续原理进行分析。

虽然毛细血管的截面积比动脉和静脉的截面积小得多,但由于毛细血管数量很多,因而总的截面积比主动脉和腔静脉大得多,约大几百倍,即由主动脉到大动脉、小动脉,血管截面积逐渐增大、到毛细血管,总的截面积最大,再由毛细血管到微静脉、静脉、腔静脉,血管截面积逐渐减小。因此在循环系统中,血液流速由主动脉到大动脉、小动脉逐渐减小,到毛细血管,血液流速最小,再由毛细血管到微静脉、静脉、腔静脉,血液流速

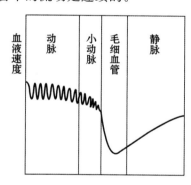

图 1-21　循环系统中血流速度的变化

又逐渐增大。由于血管的弹性,每次心脏搏动得以在动脉中传播,而在动脉中形成脉搏,直到经过微动脉部分以后的血流才比较平稳。主动脉处的血流速度平均约为 30cm/s,而在毛细血管中只有 1mm/s 左右,这样慢的流速使 O_2 和 CO_2 在毛细血管中有足够的时间进行扩散和交换。

1.3.3　循环系统中血压的变化及其测量

循环系统中血压的变化,如图 1-22 所示。因为血液是黏滞性液体,当血液由左心室射出,进入主动脉,经大动脉、小动脉、毛细血管、微静脉、静脉一直到腔静脉流回右心房的过程中,由于内摩擦引起的能量损耗,血压越来越低,由于心脏的收缩和舒张,动脉中的压强发生起伏变

化。动脉中血压的最大值称为心缩压,最小值称为舒张压。进入微动脉以后,这种压强的起伏逐渐消失趋于平稳。一般小动脉中血压下降最快,反映了循环系统中这一段的流阻最大。血流进入静脉,血压将进一步降低,在进入右心房以前的腔静脉时,血压将出现比大气压低的负压。

血压的数值通常用千帕(kPa)或毫米汞柱(mmHg)表示,这个数值叫做计示压强(apparent gage),是实际压强与大气压之差值。如主动脉的心缩压和舒张压约分别为 16.0kPa(≈120mmHg)和 10.7kPa(≈80mmHg)。

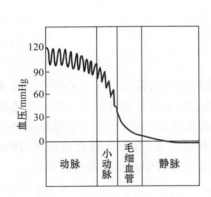

图 1-22   循环系统中血压的变化

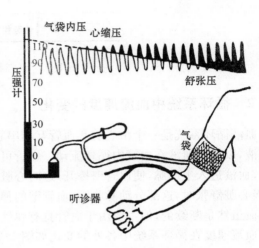

图 1-23   血压的测量

血压的测量是临床常规体检项目之一。水银血压计是测量血压的一种常用仪器。它是由一个气袋连接一个打气球和一个开管水银压强计构成的,如图 1-23 所示。

测量时,把气袋缠在上臂平心位置,听诊器放在肘关节肱动脉上面,气袋打气使气袋中压强增大到足以使肱动脉血流中断,此时听诊器中听不到声音,然后慢慢放气,降低气袋中压强,当降到与心缩压相等时,血流冲过肱动脉形成湍流,产生声振动,传到听诊器中听到声音,称为 Korotkoff 音或简称 K 音。K 音出现时,压强计所指示的数值就是心缩压的值,图中为110mmHg。随着气袋放气过程的进行,气袋中压强逐渐降低,而肱动脉血压的起伏变化,使血流断续流过血管,在血流冲过血管时形成湍流,听诊器中听到声音,血流中断时听不到声音。声音的节律与脉搏一致,而且随着气袋压强的下降,声音逐渐平稳,当气袋压强降到与肱动脉的舒张压相等时,血管中血流由断续流动变为连续流动,这时 K 音转变或消失。K 音开始转变或消失时,压强计所指示的数值就是舒张压,图中为 80mmHg。

1.3.4 心脏做功

人体循环系统由体循环和肺循环组成,如图 1-24 所示。我们已经知道,血液在循环系统中的流动过程要克服阻力,因而要消耗部分能量,而所消耗的能量要靠心脏做功得到补充,即心脏做功供给了血液在循环系统中失去的能量。体循环是左心室做功,肺循环是右心室做功,体循环和肺循环同时进行组成整个血液循环系统,心脏所做的功等于血液流经心脏前后能量的变化。

根据伯努利方程,假设 $\frac{1}{2}\rho v_{Li}^2 + \rho g h_{Li} + p_{Li}$ 为血液刚进入左心房时单位体积的动能、势能及压强能之和,$\frac{1}{2}\rho v_{Lo}^2 + \rho g h_{Lo} + p_{Lo}$ 为血液离开左心室时(即在主动脉时)单位体积的动能、势能及压强能之和。两者之差就是左心每输出单位体积血液所做的功 W_L,为

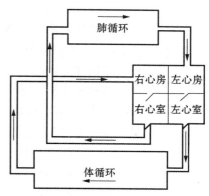

$$W_L = \left(\frac{1}{2}\rho v_{Lo}^2 + \rho g h_{Lo} + p_{Lo}\right) - \left(\frac{1}{2}\rho v_{Li}^2 + \rho g h_{Li} + p_{Li}\right)$$
$$= \frac{1}{2}\rho(v_{Lo}^2 - v_{Li}^2) + \rho g(h_{Lo} - h_{Li}) + (p_{Lo} - p_{Li}) \quad (1\text{-}21)$$

由于血液进入心脏时的血流速度 v_{Li} 和血压 p_{Li} 都很

图 1-24　人体血液循环示意图

小,$v_{Li} \approx 0$,$p_{Li} \approx 0$,而血液在心脏内的高度变化很小,故 $h_{Lo} - h_{Li} \approx 0$,则上式可简化为

$$W_L = \frac{1}{2}\rho v_{Lo}^2 + p_{Lo} \quad (1\text{-}22)$$

式中的 p_{Lo} 为主动脉的平均血压;v_{Lo} 为主动脉的平均血流速度。

同样,右心在收缩时也要做功。实验表明,肺动脉的平均血压约为主动脉的 1/6,血液离开左、右心室时的速度近似相等,这样右心对单位体积血液所做的功 W_R 为

$$W_R = \frac{1}{2}\rho v_{Lo}^2 + \frac{1}{6}p_{Lo} \quad (1\text{-}23)$$

整个心脏对单位体积血液所做的功 W 为

$$W = W_L + W_R = \rho v_{Lo}^2 + \frac{7}{6}p_{Lo} \quad (1\text{-}24)$$

例如,某人主动脉的平均血压为 100mmHg(13.33 kPa),主动脉平均血流速度为 0.3 m/s,血液的密度为 $1.059 \times 10^3 kg/m^3$,整个心脏对单位体积血液所做的功为

$$W = \frac{7}{6} \times 13.33 \times 10^3 + 1.059 \times 10^3 \times 0.3^2 = 1.565 \times 10^4 J/m^3$$

这个计算仅仅是对静息时人心脏做功而求得的,可以看出,动能占心脏总功比例很小,可以忽略。若人在剧烈运动条件下,血流速度加大,此时动能成为心脏所做总功的一个重要部分,不能忽略。

有时要计算心脏每搏功,只需用式(1-24)乘以心脏每次搏动射出的血液总体积就可以了。若要计算每分功,只需将每搏功乘以每分钟心率即可。以正常成人心率每分钟 60 次、心脏每搏的血液量约为 $8 \times 10^{-5} m^3$(80 mL)计算,正常成年人心脏每分钟做功约为

$$W = 1.565 \times 10^4 \times 8 \times 10^{-5} \times 60 \approx 75J$$

习题

1. 什么叫理想液体?建立理想液体模型有什么意义?

2. 什么叫稳定流动?稳定流动是否指任一流体质点在运动过程中流速永远不变?

3. 什么叫流线?什么叫流管?流线是否表示流体质点在运动过程中的受力方向?流管是否一定是直的刚性管?

4. 液流连续原理适用的条件是什么？它表明哪些物理量之间的关系？

5. 伯努利方程如何推导？适用的条件是什么？它表明哪些物理量之间的关系？用以解决实际问题时应注意哪些问题？

6. 牛顿黏滞定律适用的条件是什么？它表明哪些物理量之间的关系？

7. 牛顿液体和非牛顿液体有何区别？

8. 泊肃叶公式适用的条件是什么？它表明哪些物理量之间的关系？

9. 流量与压强差、流阻之间的关系如何？流阻的大小与哪些因素有关？

10. 斯托克斯定律适用的条件是什么？它表明哪些物理量之间的关系？

11. 分析循环系统中血流速度及血压的变化过程。

12. 水管粗处直径为细处直径的 2 倍，如果水管粗处的流速为 0.1m/s，求水管细处的流速。

13. 水在截面不等的水平管中作稳定流动。已知截面 1 处的压强为 $5N/m^2$，2 处的压强为 1 处的 22 倍，若 2 处的流速为 0.2m/s，求 1 处的流速。

14. 水在水平管中作稳定流动，截面积为 $2cm^2$ 处的压强是 $80N/m^2$，截面积为 $1cm^2$ 处的压强是 $20N/m^2$，求水在管中的流量。

15. 水由大容器中稳定流出，如图 1-25 所示，大容器的水面 A 处比侧管的 B 处高 1.25m，B 处与管口 C 处等高，B 处管的截面积为 $0.06m^2$，C 处管的截面积为 $0.03m^2$（取 $g=10m/s^2$，$p_0=1atm\approx10^5Pa$）。求：

（1）B 处的压强；

（2）水从管中流出的流量。

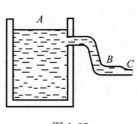

图 1-25

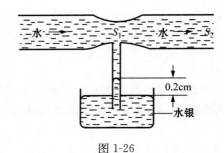

图 1-26

16. 水在粗细不均匀的管中作稳定流动，出口处较粗，截面积为 $20cm^2$，流速为 2m/s；另一处较细，截面积为 $4cm^2$，比出口处高 20cm（取 $g=10m/s^2$，$p_0=1atm\approx10^5Pa$）。求：

（1）细处的压强；

（2）若在细处开一小孔，将发生什么现象？

17. 稳定水流通过水平管而产生空吸作用，如图 1-26 所示。如截面积 $S_2=3S_1$，且 S_1 下面竖直管中水银柱上升 0.2cm。求水流在出口处的速度。

18. 用如图 1-27 所示的装置采取 CO_2 气体。如果 U 形管压强计指示的水柱高度差为 2cm，CO_2 气体的密度为 $2kg/m^3$，采气管的截面积 S 为 $10cm^2$。求 5min 内采集到的气体为多少升（取 $g=9.8m/s^2$）？

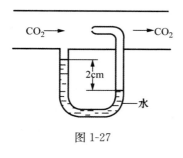

图 1-27

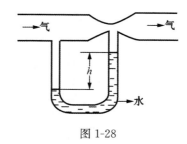

图 1-28

19. 水平管宽处管截面积为 $4 \times 10^{-4} \mathrm{m}^2$，窄处为 $10^{-4} \mathrm{m}^2$，如图 1-28 所示。若每秒流过水平管 2L 气体，已知气体的密度为 $2 \mathrm{kg/m^3}$（取 $g = 10 \mathrm{m/s^2}$）。求：

（1）气体在宽处和窄处的流速；

（2）U 形管压强计中水柱高度差。

20. 密闭大容器底侧开有小孔 A，水深 H 和压强计指示 h 如图 1-29 所示。求水从小孔 A 流出的速度。

21. 注射器水平放置如图 1-30 所示，它的内径为 4cm，以 6kg 的水平力 F 缓慢地匀速推动活塞。求针孔 B 处水的流速。

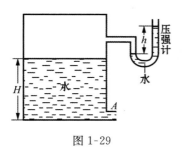

图 1-29

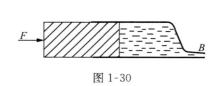

图 1-30

22. 一开口大容器，在底部有一小孔，截面积为 $1 \mathrm{cm}^2$，若每秒向容器注入 0.4L 的水，问容器中水深可达多少（取 $g = 10 \mathrm{m/s^2}$）？

23. 两个开口容器 A 和 F，盛有相同的液体。由容器 A 底部接一水平管 B，C，D，水平管的较细部分 C 处连接一竖直的 E 管，并使 E 管下端插入容器 F 内（见图 1-31）。假设液体作稳定流动，且没有黏滞性。如水平管 C 处的截面积是 D 处的一半，并设水平管 D 处比容器 A 内的液面低 h_1，求 E 管中液体上升的高度 h_2 是多少？

24. 在大容器 A 的底部，接着一根竖直管 B，B 的侧面安装一个 U 形管压强计。将 B 管下端用木塞 C 塞紧时右侧 U 型压强计管中的水面 D 高度同 A 为 h_1，如图 1-32 所示。问：若将木塞拔去，右侧 U 压强计中的水面在何处？

25. 如图 1-33 所示，开口容器底部接有截面不等的流管 B 和 C，B，C 两处高度差为 h，出口处的截面积为 S，现匀速向大容器注入水，当开口容器内水深正好等于 B，C 高度差时，大容器内水面高度不再变化。求：

（1）注入水的流量；

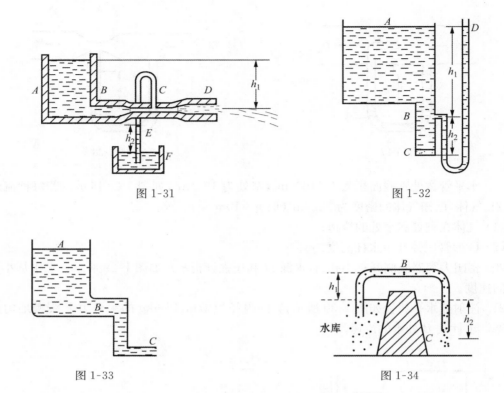

图 1-31　　　　　　　　　　　图 1-32

图 1-33　　　　　　　　　　　图 1-34

(2) B,C 两处横截面积之比 n 为多大时,这时 B 处压强正好与大气压相等。

26. 图 1-34 为利用虹吸管从水库引水的示意图。已知虹吸管最高点 B 比水库水面高出 $h_1 = 3m$,管口 C 又比水库水面低 $h_2 = 5m$,且 B,C 两处横截面积之比 $S_B/S_C = 2$(取 $g = 10m/s^2$)。试求:

(1) 管口 C 的流速;

(2) 管内 B 处压强。

27. (1) 水在一直径为 $0.1m$ 的管中以 $0.5m/s$ 的速度流动,如水的黏度为 $10^{-3}Pa \cdot s$,则水在管中作层流还是湍流?

(2) 甘油在该管中以同一速度流动,如甘油的密度为 $1300kg/m^3$,黏度为 $0.8\ Pa \cdot s$,则甘油在管中作层流还是湍流?

28. 某段微血管的直径受神经控制而缩小了一半,如果其他条件不变,问通过它的血流量将变为原来的多少?

29. 设某人的心输出血量为 $0.83 \times 10^{-4}m^2/s$,体循环的总压强差为 $1.2 \times 10^{-4}N/m^2$,求此人体循环的总流阻(即外周阻力)是多少?

30. 液体的黏度为 $0.15Pa \cdot s$,密度为 $9.0 \times 10^2 kg/m^3$,液体中有一半径为 $5.0 \times 10^{-4}\ m$ 的空气泡,如空气的密度为 $1.3kg/m^3$,试求此空气泡在液体中匀速上升的速率为多少?

第 2 章　振动和波

　　物体在一中心位置附近来回往复的周期性运动称为振动。例如,钟摆、琴弦和声带的振动。广义地讲,一个物理量在一个定值附近往复变化都可称为振动,例如交流电的电压和电流在其平均值附近的往复变化。振动尽管有不同的形式,但具有共同的规律性。波动是振动的传播过程。声波和超声波等是机械振动在弹性媒质中的传播过程,无线电波、光波、X 射线、γ射线等是电磁振动在空间的传播过程,它们虽然本质不同,但具有许多波动的共同特征和规律性。

　　本章以机械振动和机械波为对象,研究振动和波动的一般规律,作为医学基础和临床学科中将涉及的各种振动和波动的物理基础。

2.1　谐 振 动

2.1.1　谐振动方程

　　振动的形式多种多样,情况大多比较复杂。谐振动或称简谐振动(Simple Harmonic Motion, SHM)是最简单、最基本的振动。例如弹簧振子的振动、单摆在不考虑空气阻力的情况下,都是简谐振动。一切复杂的振动都可以看成由若干个谐振动所合成。

　　下面以弹簧振子为例研究谐振动的运动规律。如图 2-1 所示,把一轻弹簧一端固定,另一端连接一质量为 m 的小球,并限制其在光滑水平杆上运动。把小球向左或向右略加移动,然后放开,小球将在系统本身的弹性力的作用下在平衡位置 O 点左右振动,这一振动系统称为弹簧振子。

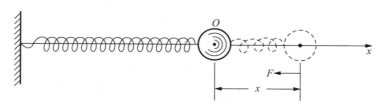

图 2-1　弹簧振子

　　由胡克定律可知,在弹性限度内小球所受的弹性力 F 与位移 x 成正比,而方向相反。我们把具有这种特征的振动称为谐振动。可写成

$$F = -kx$$

式中 k 是弹簧的倔强系数,由弹簧本身的性质决定。根据牛顿第二定律,在弹性力的作用下,质量为 m 的小球的加速度 a 应为 F/m,因而有

$$a=-\frac{k}{m}x$$

对于给定的弹簧振子,k 和 m 为恒量,且都为正值,所以可以把 k/m 表示为另一恒量 ω 的平方,即

$$\omega^2=\frac{k}{m}$$

所以

$$a=-\omega^2x$$

上式说明弹簧振子的加速度与位移成正比而方向相反。由于加速度 $a=\dfrac{\mathrm{d}^2x}{\mathrm{d}t^2}$,故上式可改写为

$$\frac{\mathrm{d}^2x}{\mathrm{d}t^2}=-\omega^2x$$

以上二阶微分方程的解是

$$x=A\cos(\omega t+\varphi) \tag{2-1}$$

式(2-1)称为谐振动方程,说明谐振动物体的位移是时间的余弦函数。我们把具有这种运动方程的振动称为谐振动。

因为 $\cos(\omega t+\varphi)=\sin\left(\omega t+\varphi+\dfrac{\pi}{2}\right)$,所以也有些书把谐振动的位移用正弦函数表示,本书采用余弦函数的表示形式。

从谐振动方程 $x=A\cos(\omega t+\varphi)$ 可知,A 是谐振动物体离开平衡位置的最大位移,称为谐振动的振幅。$(\omega t+\varphi)$ 称为 t 时刻谐振动的相位,振幅 A 已知时,根据相位 $(\omega t+\varphi)$ 可以确定谐振动物体在时刻 t 的运动状态。

恒量 φ 为 $t=0$ 时的相位,称为初相位,简称初相,它确定谐振动物体起始时刻的运动状态。ω 叫做谐振动的圆频率或角频率,与谐振动的频率 f、周期 T 的关系为 $\omega=2\pi f=\dfrac{2\pi}{T}$,$\omega$ 表示在 2π 秒时间内所作的完全振动次数。

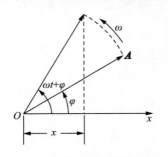

谐振动除了通过方程、曲线或参考圆表示外,还可以用旋转矢量来表示。如图 2-2 所示。自 x 轴的原点 O 作一矢量 A,使其长度等于谐振动的振幅 A,在 $t=0$ 时,它与 x 轴的夹角等于谐振动的初相 φ,使矢量 A 以与谐振动圆频率 ω 大小相同的角速度作逆时针旋转,这个矢量 A 就称为旋转矢量。在任一时刻,矢量 A 与 x 轴的夹角等于该时刻谐振动的相位 $(\omega t+\varphi)$,矢量 A 在 x 轴上的投影 $x=A\cos(\omega t+\varphi)$ 就代表谐振动。

图 2-2 谐振动的旋转矢量

2.1.2 谐振动的速度和加速度

物体作谐振动时,位移是时间的余弦函数,即

$$x=A\cos(\omega t+\varphi)$$

所以谐振动的速度为

$$v=\frac{\mathrm{d}x}{\mathrm{d}t}=-\omega A\sin(\omega t+\varphi)=\omega A\cos\left(\omega t+\varphi+\frac{\pi}{2}\right) \tag{2-2}$$

加速度为

$$a = \frac{\mathrm{d}^2 x}{\mathrm{d}t^2} = -\omega^2 A\cos(\omega t + \varphi) = \omega^2 A\cos(\omega t + \varphi + \pi) \tag{2-3}$$

式(2-2)和式(2-3)说明,做谐振动物体的速度和加速度都是按照与位移同样的规律在变化,不过它们在同一时刻的相位彼此不同,相位的差叫相位差。位移与加速度的相位差为 π,即它们的相位相反;速度与位移或加速度的相位差为 π/2,但速度在相位上超前于位移而落后于加速度。由式(2-1)、式(2-2)和式(2-3)可作出 $x-t$, $v-t$, $a-t$ 图,从中可以看出它们之间的相位关系。如图 2-3 所示。

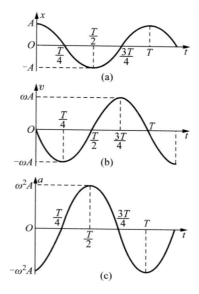

图 2-3　谐振动图解

(a) $x-t$ 图　　(b) $v-t$ 图　　(c) $a-t$ 图

相位和初相之所以重要,是因为在许多实际问题中,我们常常要考虑谐振动的运动状态是否一致,这时就要比较两者的相位差。如研究波的干涉现象时就要分析谐振动的叠加结果,这时起决定作用的就是两者的相位差。

例 2-1　一质点做谐振动,频率为 10Hz,在 $t=0$ 时,位移为 0.1m,速度为 2πm/s。写出此质点的:

(1) 位移表示式(即谐振动方程);

(2) 速度表示式;

(3) 加速度表示式。

解

(1) 设位移表示式为

$$x = A\cos(\omega t + \varphi)$$

于是速度表示式为

$$v = -\omega A\sin(\omega t + \varphi)$$

由初始条件,$t=0$ 时,得

$$x_0 = A\cos\varphi = 0.1(\mathrm{m})$$

$$v_0 = -\omega A\sin\varphi = 2\pi(\text{m/s})$$

将 $\omega = 2\pi f = 20\pi/s$ 代入上式并从上两式求出 A 及 φ：

$$A^2(\cos^2\varphi + \sin^2\varphi) = 2\times(0.1)^2$$

得

$$A = 0.141\text{m}$$

$$\varphi = \arctan\left(-\frac{v_0}{\omega x_0}\right) = \arctan(-1) = -\frac{\pi}{4}$$

所以位移表示式为

$$x = 0.141\cos\left(20\pi t - \frac{\pi}{4}\right)(\text{m})$$

（2）速度表示式为

$$v = \frac{\mathrm{d}x}{\mathrm{d}t} = -\omega A\sin(\omega t+\varphi) = -20\pi\times0.141\sin\left(20\pi t - \frac{\pi}{4}\right)$$

$$= -8.88\sin\left(20\pi t - \frac{\pi}{4}\right)(\text{m/s})$$

（3）加速度表示式为

$$a = \frac{\mathrm{d}^2x}{\mathrm{d}t^2} = -\omega^2 A\cos(\omega t+\varphi) = -(20\pi)^2\times0.141\cos\left(20\pi t - \frac{\pi}{4}\right)$$

$$= -558\cos\left(20\pi t - \frac{\pi}{4}\right)(\text{m/s}^2)$$

2.2 谐振动的合成

实际的谐振动往往是由几个谐振动合成的，例如，两个声振动同时传播到某处，该处空气质点的振动情况将由两个分振动合成而决定。振动的合成一般比较复杂，这里仅讨论谐振动合成的几种基本情况。

2.2.1 同方向、同频率谐振动的合成

若物体同时参与同方向的谐振动，它们的圆频率都是 ω，振幅分别为 A_1 和 A_2，初相分别为 φ_1 和 φ_2，则这两个谐振动的方程分别为

$$x_1 = A_1\cos(\omega t+\varphi_1)$$
$$x_2 = A_2\cos(\omega t+\varphi_2)$$

因为振动是同方向的，所以当这两个振动合成时，任一时刻合振动的位移等于上述两个分振动位移的代数和，即

$$x = x_1 + x_2$$

我们可以用旋转矢量求出合振动位移 x 的表示式。如图 2-4 所示，对应两个分振动的旋转矢量分别为 $\boldsymbol{A}_1$ 和 $\boldsymbol{A}_2$，开始时它们和 x 轴的夹角分别为 φ_1 和 φ_2。由矢量合成的平行四边形法则可作出合矢量 $\boldsymbol{A} = \boldsymbol{A}_1 + \boldsymbol{A}_2$。由于 $\boldsymbol{A}_1$ 和 $\boldsymbol{A}_2$ 以相同的角速度 ω 绕点 O 作逆时针旋转，$\boldsymbol{A}_1$ 和 $\boldsymbol{A}_2$ 的夹角 $(\varphi_2-\varphi_1)$ 始终不变，所以合矢量 $\boldsymbol{A}$ 的大小也保持不变，并以相同的角速度 ω 和 $\boldsymbol{A}_1$ 和 $\boldsymbol{A}_2$ 一起绕 O 点做逆时针旋转。

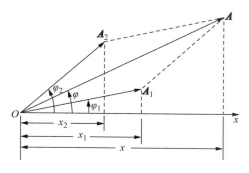

图 2-4　用旋转矢量法求振动的合成

从图可以看出,任一时刻合矢量 A 在 x 轴上的投影 x 等于矢量 A_1 和 A_2 在 x 轴上的投影 x_1 和 x_2 的代数和,即 $x = x_1 + x_2$。因此合矢量 A 即为合振动所对应的旋转矢量,它的长度即为合振动的振幅 A,开始时合矢量 A 与 x 轴的夹角即为合振动的初相 φ。由图 2-4 可得合振动的位移

$$x = A\cos(\omega t + \varphi)$$

可见,合振动仍是一谐振动,它的频率与分振动相同。用平行四边形法则可求出合振动的振幅为

$$A = \sqrt{A_1^2 + A_2^2 + 2A_1 A_2 \cos(\varphi_2 - \varphi_1)} \tag{2-4}$$

合振动的初相为

$$\varphi = \arctan \frac{A_1 \sin\varphi_1 + A_2 \sin\varphi_2}{A_1 \cos\varphi_1 + A_2 \cos\varphi_2} \tag{2-5}$$

从式(2-4)可以看出,合振动的振幅不仅与两分振动的振幅有关,而且还与它们的相位差 $(\varphi_2 - \varphi_1)$ 有关。下面讨论两种常见的特殊情况。

(1) 当两个分振动的相位差 $(\varphi_2 - \varphi_1)$ 为 2π 的整数倍,即 $(\varphi_2 - \varphi_1) = \pm 2k\pi (k = 0, 1, 2, \cdots)$ 时,称两个分振动同相位或简称同相。此时 $\cos(\varphi_2 - \varphi_1) = 1$,代入式(2-4),可得合振幅

$$A = \sqrt{A_1^2 + A_2^2 + 2A_1 A_2} = A_1 + A_2$$

上式表明,此种情况下合振幅最大,即合振动的振幅等于两个振动的振幅之和。

(2) 当两个分振动的相位差 $(\varphi_2 - \varphi_1)$ 为 π 的奇数倍,即 $(\varphi_2 - \varphi_1) = \pm(2k+1)\pi (k = 0, 1, 2, \cdots)$ 时,称两个分振动相位相反或简称反相。此时 $\cos(\varphi_2 - \varphi_1) = -1$,代入式(2-4)可得合振幅

$$A = \sqrt{A_1^2 + A_2^2 - 2A_1 A_2} = |A_1 - A_2|$$

上式表明,此种情况下合振幅最小,即合振动的振幅等于两个分振动的振幅之差的绝对值(振幅总是正的,故取绝对值)。

在一般情况下,相位差 $(\varphi_2 - \varphi_1)$ 可取任意值,此时合振动的振幅值就在 $A_1 + A_2$ 和 $|A_1 - A_2|$ 之间。

2. 2. 2　同方向、频率相近的谐振动合成——拍

若物体同时参与两个同方向、不同频率的谐振动,由于这两个分振动的频率不同,因而它们的相位差随时间改变,所以合振动一般不再是谐振动,情况比较复杂。但是当两个分振动的

频率 f_1 和 f_2 都比较大,而两频率之差又很小时,其合振动的振幅会时而加强,时而减弱,这种现象叫做拍,如图 2-5 所示。合振幅变化的频率叫做拍频,拍频的大小等于两分振动的频率之差:

$$f = f_2 - f_1 \tag{2-6}$$

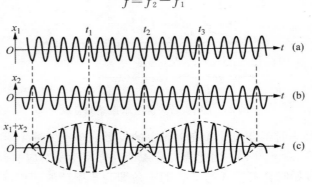

图 2-5　拍

利用两个频率相近的音叉可以演示拍音。在吹奏双簧管时,由于簧管的两个簧片的振动频率略有差别,也能听到悦耳的拍音。通常人耳能感受的拍频上限为 7Hz 左右,更高的拍频就不能区别了。拍现象在声学、电振动及波动中常常遇到。例如,利用拍的规律来校正乐器,测量超声波的频率,产生无线电技术中的差频等。

设两谐振动的振幅相同,初相都为零,它们的振动方程分别为

$$x_1 = A\cos\omega_1 t = A\cos 2\pi f_1 t$$
$$x_2 = A\cos\omega_2 t = A\cos 2\pi f_2 t$$

当两振动合成时,合振动的位移为

$$x = x_1 + x_2 = A\cos 2\pi f_1 t + A\cos 2\pi f_2 t$$
$$= \left(2A\cos 2\pi \frac{f_2 - f_1}{2} t\right)\cos 2\pi \frac{f_2 + f_1}{2} t$$

由上式可以看出,合振动的频率为 $\dfrac{f_2 - f_1}{2}$;振幅为 $\left|2A\cos 2\pi \dfrac{f_2 - f_1}{2} t\right|$。由于两谐振动的频率都比较大而两频率之差又很小,即 $|f_2 - f_1| \ll f_2 + f_1$,所以合振动的振幅随时间作缓慢的周期性变化,从而出现振幅时大、时小的现象。由于余弦函数的绝对值是以 π 为周期的,所以有

$$\left|2A\cos 2\pi \frac{f_2 - f_1}{2} t\right| = \left|2A\cos\left(2\pi \frac{f_2 - f_1}{2} t + \pi\right)\right|$$
$$= \left|2A\cos 2\pi \frac{f_2 - f_1}{2}\left(t + \frac{1}{f_2 - f_1}\right)\right|$$

可见,合振幅变化的周期 $T = \dfrac{1}{f_2 - f_1}$。因为 $T = \dfrac{1}{f}$,所以合振幅变化的频率,即拍频 $f = f_2 - f_1$,拍频的数值为两个分振动的频率之差。

2.2.3　相互垂直的谐振动的合成

若物体同时参与两个振动方向相互垂直的、频率相同的谐振动,取振动方向分别为 x 轴

和 y 轴，它们的振动方程为

$$x = A_1 \cos(\omega t + \varphi_1)$$

$$y = A_2 \cos(\omega t + \varphi_2)$$

式中 A_1 和 A_2，φ_1 和 φ_2 分别为两个谐振动的振幅和初相；ω 为谐振动的圆频率。上面两个方程是用参量 t 表示的物体运动轨迹的参量方程。将两式中的 t 消去，就得到合振动的轨迹方程：

$$\frac{x^2}{A_1^2} + \frac{y^2}{A_2^2} - \frac{2xy}{A_1 A_2} \cos(\varphi_2 - \varphi_1) = \sin^2(\varphi_2 - \varphi_1) \tag{2-7}$$

这是一个椭圆方程。在一般情况下，由合振动所决定的运动轨迹是一椭圆，椭圆的形状和方位，在 A_1 和 A_2 已定的条件下，由两分振动的相位差 $\varphi_2 - \varphi_1$ 的值决定。

下面讨论几种特殊情况：

（1）$\varphi_2 - \varphi_1 = 0$，两个谐振动的相位差为零，即相位相同，这时式（2-7）变为

$$\left(\frac{x}{A_1} - \frac{y}{A_2}\right)^2 = 0$$

即

$$y = \frac{A_2}{A_1} x$$

此时物体的轨迹是一条通过坐标原点、斜率为两个分振动振幅之比的直线，如图 2-6（a）所示。在任一时刻 t，物体离开平衡位置的位移

$$s = \sqrt{x^2 + y^2} = \sqrt{A_1^2 + A_2^2} \cos(\omega t + \varphi)$$

所以合振动也是谐振动，频率与分振动频率相同，振幅为

$$A = \sqrt{A_1^2 + A_2^2}$$

（2）$\varphi_2 - \varphi_1 = \pi$，即相位相反，那么由式（2-7）可知，物体在另一条直线 $y = -\frac{A_2}{A_1} x$ 上做与上述合振动同频率同振幅的谐振动，如图 2-6（b）所示。

（3）$\varphi_2 - \varphi_1 = \frac{\pi}{2}$，这时式（2-7）变为

$$\frac{x^2}{A_1} + \frac{y^2}{A_2} = 1$$

即物体运动的轨迹是以坐标轴为主轴的椭圆，如图 2-6（c）所示。椭圆上的箭头表示物体运动的方向。

（4）$\varphi_2 - \varphi_1 = -\frac{\pi}{2}$ 或 $\varphi_2 - \varphi_1 = \frac{3}{2}\pi$，则运动方向相反，如图 2-6（d）所示。

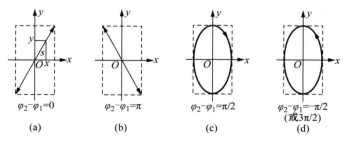

图 2-6　两个相互垂直、同频率谐振动的合成

显然,若两振幅相同,即 $A_1=A_2$,频率相同、而相位差 $\varphi_2-\varphi_1=\pm\dfrac{\pi}{2}$ 的相互垂直的谐振动合成的结果为一圆周运动。

若两分振动的相位差取其他数值,合振动的轨迹将为形状与方位各不相同的椭圆。物体的运动方向则为顺时针或逆时针,如图 2-7 所示。

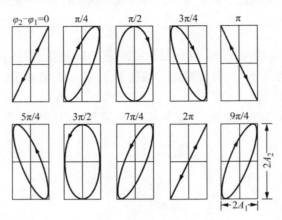

图 2-7　两个相互垂直、同频率、不同振幅谐振动的合成

一般说来,两个相互垂直、不同频率的谐振动,由于位相差不是定值,故其合振动轨迹不能形成稳定的图形。但如果两个振动的频率(或周期)成整数比,则合振动的轨迹为一定规则的稳定的封闭曲线,曲线的形状与分振动的频率比(或周期比)及初位相有关,这样的图形称为利萨如图形(Lissajou's figure)。图 2-8 画出了沿 x 轴和 y 轴的分振动周期比 $T_1:T_2$ 为 1:1, 1:2,1:3 和 2:3 时几种不同初相位的利萨如图形。在电子示波器中,若使 x 轴和 y 轴输入的正弦信号电压频率成不同的整数比,便可在荧光屏上看到各种不同的利萨如图形。利用利

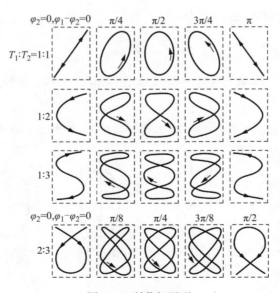

图 2-8　利萨如图形

萨如图形,可由一个已知谐振动的频率求得另一谐振动的未知频率,若频率比已知,则可利用这种图形确定相位关系,这是振动和波动,以及电子技术中测定频率和确定相位关系常用的方法。

2.2.4　复杂振动的分解

由以上的讨论可见,同方向、不同频率的两个谐振动合成的结果,不再是一个谐振动,而是一个复杂的周期性振动(例如拍)。反过来,一个复杂的周期性振动也可以分解为一系列的、不同频率的谐振动,这就是振动的分解问题。

数学家傅里叶(Fourier)首先证明,一个任意的(具有周期 $T = 2\pi/\omega$ 的)周期性振动,能够分解为一系列(原则上是无穷多个)圆频率等于 ω 的整数倍的谐振动。用数学的语言来说,就是任一周期性振动 $F(t)$ 可以用下列傅里叶级数表示:

$$F(t) = A_0 + A_1\cos\omega t + A_2\cos2\omega t + A_3\cos3\omega t + \cdots +$$
$$B_1\sin\omega t + B_2\sin2\omega t + B_3\sin3\omega t + \cdots$$
$$= A_0 + \sum_{n=1}^{\infty}(A_n\cos n\omega t + B_n\sin n\omega t) \tag{2-8}$$

式中 A_0,A_n 和 B_n($n = 1,2,3,\cdots$)均为恒量,可由 $F(t)$ 的具体形式决定,A_n 和 B_n 为级数的系数,即为振动的振幅。通常,把这一系列谐振动中与原振动频率相同的分振动称为基频振动,其他的分振动则依照各自的频率相对于基频的倍数而相应地称为二次、三次、……谐频振动,有时分别称它们为二次、三次、……谐波。

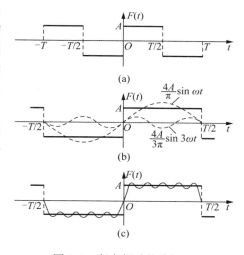

图 2-9　复杂振动的分解

例如,对于如图 2-9(a)所示的电压或电流的周期性振动(在电子技术中称为双向矩形波),通过数学计算可将傅里叶级数公式写成下列形式:

$$F(t) = \frac{4A}{\pi}\left(\sin\omega t + \frac{1}{3}\sin3\omega t + \frac{1}{5}\sin5\omega t + \frac{1}{7}\sin7\omega t + \cdots\right)$$

上式表示图 2-9(a)所示的周期性振动(双向矩形波)由圆频率 ω,3ω,5ω,7ω,$\cdots$ 的谐振动合成。

图 2-9(b)中粗直线表示所研究的周期性振动的图形,虚曲线表示上式傅里叶级数的前两项,而实曲线表示该两项之和。由图可见,随着级数项数的增加,它们的和就越来越与所给出的周期性振动的图形近似。实际上,前 6 项已给出很好的近似,如图 2-9(c)所示。

一般说来,傅里叶级数的项数为无限多项。但由于级数的系数随着项数的增加而迅速减小(有些系数可以等于零),以致在很多实际问题中只要取级数的前几项就已经相当精确了。

为了显示一个复杂振动所包含各个分振动的频率与振幅的关系,可以用图表示出来。以横轴表示各个谐振动的圆频率,纵轴表示它们的振幅,这种图形叫做频谱。把组成复杂振动的各个谐振动的频率和振幅找出来列成频谱叫做频谱分析。图 2-10 为上述

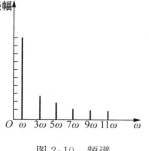

图 2-10　频谱

双向矩形波的频谱,图中绘出 6 条线,其圆频率为 $\omega,3\omega,5\omega,7\omega,9\omega$ 及 11ω。

频谱分析是研究复杂振动的一个重要方法。由于现在计算机的计算速度越来越快,"快速傅里叶变换"分析方法(Fast Fourier Transform,FFT)的普及,频谱分析在数学、电子技术、光学、量子物理及医学生物信号处理等方面的应用越来越广泛。

2.3　波　动

波动是振动的传播过程,振动是产生波动的根源。媒质中某处发生机械振动时,通过媒质质点间弹性力的作用,引起邻近质点的振动,这样由近及远地使媒质质点陆续发生振动,这种机械振动在弹性媒质的传播过程,就形成了机械波。

2.3.1　波动方程

由谐振动传播所形成的简谐波是最基本的波,一切复杂的波可以看成由若干简谐波所合成。下面推导描述简谐波的波动方程。

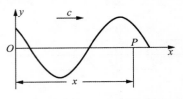

图 2-11　波动方程的推导

如图 2-11 所示,简谐波以波速 c 沿 x 轴正方向传播,用 y 表示 x 轴上各质点振动的位移,设原点 O 处的质点在任一时刻的位移,即谐振动方程为

$$y=A\cos\omega t$$

假定振动在传播过程中各质点的振幅不变,则当振动沿 x 轴正方向传播到距 O 点为 x 轴上的任意点 P 时,P 点将做与 O 点相同振幅和频率的谐振动,因振动从 O 传到 P 需要时间 $\dfrac{x}{c}$,

所以 P 点在时刻 t 的位移等于 O 点在时刻 $\left(t-\dfrac{x}{c}\right)$ 的位移,即

$$y=A\cos\omega\left(t-\frac{x}{c}\right) \tag{2-9a}$$

根据 $\omega=\dfrac{2\pi}{T}=2\pi f,c=\lambda f$,上式还可以写成下列两种形式:

$$y=A\cos2\pi\left(ft-\frac{x}{\lambda}\right) \tag{2-9b}$$

$$y=A\cos2\pi\left(\frac{t}{T}-\frac{x}{\lambda}\right) \tag{2-9c}$$

式(2-9a),式(2-9b),式(2-9c)都可称为简谐波的波动方程,可以看出,位移 y 是时间 t 和距离 x 两个变量的函数,所以波动方程表示了波在其前进方向上任意点任意时刻的位移。

波动方程中有两个独立变量,反映了波动的复杂性,为了理解它的物理意义,分几方面来进行讨论。

(1)若 $t=$ 常量,则 y 仅为 x 的余弦函数,此时波动方程表示给定时刻各质点的位移 y 的分布情况,如图 2-12 所示。

(2)若 $x=$ 常量,则 y 仅为 t 的余弦函数,此时波动方程表示在距原点 O 给定距离处一点的振动情况,如图 2-13 所示。

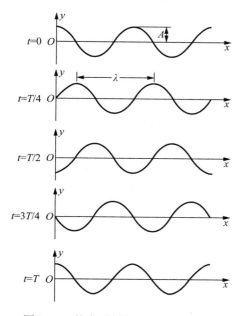

图 2-12　给定时刻各质点的位移分布

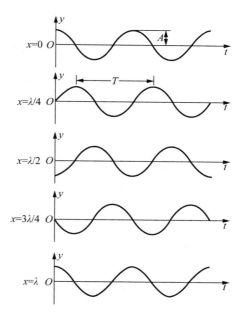

图 2-13　给定点的谐振动位移和时间的关系曲线

（3）当 t 和 x 都变化时，波动方程表示在任意时刻在波的前进方向上任意点的位移情况。

前面讨论的是原点 O 处的质点的谐振动方程为 $y=A\cos\omega t$，其初相位为零时的波动方程，如果原点 O 处的质点的谐振动方程初相位不为零时，则式（2-9a）要改写成

$$y=A\cos\left[\omega\left(t-\frac{x}{c}\right)+\varphi\right] \tag{2-10}$$

同样，式（2-9b），（2-9c）也要作相应的改动。

如果波向 x 轴的负方向传播，那么其波动方程为

$$y=A\cos\left[\omega\left(t+\frac{x}{c}\right)+\varphi\right] \tag{2-11}$$

例 2-2　有一沿 x 轴正方向传播的简谐波，在原点处质点的振动方程为 $y=A\cos\dfrac{2\pi}{T}t$，已知 $A=0.02\text{m}$，$T=3\text{s}$，波速 $c=2\text{m/s}$。试求：

（1）波动方程；

（2）在 x 轴正方向离原点 5m 处质点的振动方程；

（3）当 $t=2.5\text{s}$ 时原点处质点的位移；

（4）当 $t=2.5\text{s}$ 时在 x 轴正方向离原点 5m 处质点的位移。

解　（1）波的表达式为

$$y=A\cos\omega\left(t-\frac{x}{c}\right)=0.02\cos\frac{2\pi}{3}\left(t-\frac{x}{2}\right)(\text{m})$$

（2）将 $x=5\text{m}$ 代入波动方程，可得该处质点的振动方程

$$y=0.02\cos\frac{2\pi}{3}\left(t-\frac{5}{2}\right)=0.02\cos\left(\frac{2\pi}{3}t-\frac{5\pi}{3}\right)(\text{m})$$

（3）将 $t=2.5\text{s}$，$x=0$ 代入波动方程，可得该时刻原点处质点的位移

$$y=0.02\cos\frac{2\pi}{3}(2.5-0)=0.01\text{(m)}$$

（4）将 $t=2.5\text{s}$，$x=5\text{m}$，代入波动方程，可得该时刻在 x 轴正方向离原点 5m 处质点的位移

$$y=0.02\cos\frac{2\pi}{3}\left(2.5-\frac{5}{2}\right)=0.02\text{(m)}$$

例 2-3　有一简谐横波，沿 x 轴（水平方向）的正向传播，波速为 100m/s，沿 x 轴每米长度内含有 50 个波长，振幅为 3cm。若 $t=0$ 时，原点 O 处的质点通过平衡位置向上运动。试求此简谐横波的波动方程。

解　由 $A=0.03\text{m}$，$c=100\text{m/s}$，$\lambda=1/50\text{m}$，可得

$$T=\frac{\lambda}{c}=\frac{1}{5\,000}\text{(s)},\ \omega=\frac{2\pi}{T}=10\,000\text{rad/s}$$

由初始条件，$t=0$ 时，

$$y_0=A\cos\varphi=0,\ v_0=-\omega A\sin\varphi>0$$

可得初位相　$\varphi=\dfrac{3\pi}{2}\left(\text{或}\ \varphi=-\dfrac{\pi}{2}\right)$

原点 O 处质点的振动方程为

$$y=A\cos(\omega t+\varphi)=0.03\cos\left(10\,000\pi t+\frac{3\pi}{2}\right)\text{(m)}$$

此简谐横波的波动方程为

$$y=A\cos\left[\omega\left(t-\frac{x}{c}\right)+\varphi\right]=0.03\cos\left[10\,000\pi\left(t-\frac{x}{100}\right)+\frac{3\pi}{2}\right]\text{(m)}$$

2.3.2　波的能量

在波动传播过程中，媒质中各质点都在各自的平衡位置附近振动而具有动能，同时媒质因形变而具有弹性势能。因此波动过程也是能量传递的过程。

设简谐波的波动方程为 $y=A\cos\omega\left(t-\dfrac{x}{c}\right)$，在密度为 ρ 的媒质中传播，考虑媒质中一体积为 ΔV，其质量为 $\Delta m=\rho\Delta V$，当波动传播到这个体积元时，由理论分析可知，其动能和弹性势能为

$$E_\text{K}=E_\text{P}=\frac{1}{2}\rho\Delta V A^2\omega^2\sin^2\omega\left(t-\frac{x}{c}\right) \tag{2-12}$$

而总能量为

$$E=E_\text{K}+E_\text{P}=\rho\Delta V A^2\omega^2\sin^2\omega\left(t-\frac{x}{c}\right) \tag{2-13}$$

上式说明能量本身是一个波动过程，波是能量传播的一种形式。

单位体积媒质中波的能量称为波的能量密度 w，即

$$w=\frac{E}{\Delta V}=\rho A^2\omega^2\sin^2\omega\left(t-\frac{x}{c}\right)$$

波的能量密度随时间而变化，通常取其在一个周期内的平均值，称为平均能量密度，由于

$$\frac{1}{T}\int_0^T\sin^2\omega\left(t-\frac{x}{c}\right)\text{d}t=\frac{1}{2}$$

所以波的平均能量密度

$$\overline{w} = \frac{1}{2} \rho A^2 \omega^2$$

可见,波的平均能量密度和振幅的平方、频率的平方以及媒质的密度成正比。

由于波动过程伴随着能量的传播,把单位时间内通过媒质中某一面积的能量称为通过该面积的能流,设想在媒质内取垂直于波速 c 的面积 S,如图 2-14 所示,则平均来说,在单位时间内通过 S 的能量等于体积 cS 中的平均能量,因此通过面积 S 的平均能流

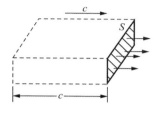

图 2-14　平均能流

$$\overline{P} = \overline{w} cS \qquad (2\text{-}14)$$

而单位时间内通过垂直于波传播方向的单位面积上的平均能量就是能流密度

$$I = \frac{\overline{P}}{S} = \frac{1}{2} \rho c A^2 \omega^2 \qquad (2\text{-}15)$$

能流密度决定了波的强弱,因此它又称为波的强度。由式(2-15)可知,波的能流密度(强度)与振幅的平方、频率的平方、媒质的密度以及波速成正比。

2.3.3　惠更斯原理

一列波从波源出发,在媒质中向各个方向传播。在某一时刻,由波动到达的各点所连成的面称为波前或波阵面(图 2-15)。振动的传播,使得媒质中各质点都在平衡位置附近振动,振动相位相同的各质点所连成的面称为波面。任意时刻只有一个波前,而波面有任意多个。由于波前上各点同时开始振动,各点的位相必然相同,因而波前是波面的特例,也就是最前面的那个波面。波前的形状决定波的类型,例如波前为平面时称为平面波;波前为球面时称为球面波。波的传播方向称为波线或射线。在各向同性媒质中,波线恒与波面垂直,平面波的波线是垂直于波面的平行直线,球面波的波线是以波源为中心的径向直线。如图 2-15 所示。

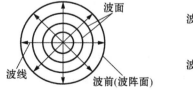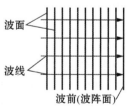

图 2-15　波前、波面和波线

为了从已知某一时刻的波前来确定下一时刻的波前,惠更斯提出惠更斯原理(Huygens' principle),表达如下:波前上的每一点都可以看作是独立的新的波源,发出子波,在其后的任一时刻,所有这些子波的包迹就是该时刻的新的波前。

如图 2-16 所示,设有波动从波源 O 以速度 c 在媒质中传播,已知时刻的波前是半径为 R_1 的球面 S_1,根据惠更斯原理,S_1 面上各点都可以看做发射子波的新的波源,如在 S_1 面上各点以 $r = c\Delta t$ 为半径作一些球形子波,则这些子波的包迹 S_2 即为 $t + \Delta t$ 时刻的新的波前。显然,S_2 是以 O 为中心,以 $R_2 = R_1 + c\Delta t$ 为半径的球面。如果已知平面波在某一时刻的波前 S_1,用惠更斯原理也可以求出下一时刻的新的波前。

惠更斯原理对任何波动过程,不论是机械波还是电磁波都是适用的。

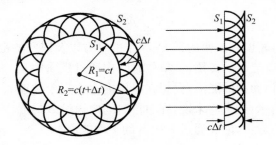

图 2-16   惠更斯原理

2.4   波 的 干 涉   驻 波

2.4.1   波 的 干 涉

前面讨论的是一列波在媒质中传播的情况,如果有几列波同时在媒质中传播,那么情况又怎样呢?

如在水面上不同位置投入两粒小石子,就会出现两列圆形波同时在水面上传播,彼此相遇后不改变各自原来的传播方向,分开后仍是圆形波,就好象彼此没有相遇一样,这个事实说明波的传播是相互独立的,波的特性不会因与另一列波的相遇而有所改变。在相遇区域,每个波引起的振动位移与这个波单独传播时所引起的振动位移是一样的。因此水面上各点的振动位移就是这两列波在各点所引起的振动位移的合成。类似的现象还有像管弦乐队合奏或几个人同时讲话时,我们能辨别出各种乐器或各个人的声音,等等。归结起来,我们得到如下规律:两列波在传播过程中,相遇后仍保持它们各自原有的特性(频率、波长、振幅、振动方向等)不变,好像在各自的传播过程中没有遇到其他波一样。在相遇区域内,任一点的振动为两列波所引起的振动的合成。上述规律称为波的叠加原理(principle of superposition)或波的独立传播原理。

一般地讲,振幅、频率、位相都不同的几列波在某点叠加时的情况是很复杂的。在实际问题中,重要的是振动频率相同、振动方向相同、相位相同或相位差恒定的两个波源所发出的波的叠加。满足这些条件的两列波在空间相遇的区域内,各点都有各自的恒定的相位差,因而出现在空间某些点处振动终始加强,而在另一些点处振动终始减弱或完全抵消的现象,这种现象称为波的干涉(interference of waves)。相应的波源称为相干波源。

相干波源可以用实验方法产生。设有一波源 S 发出球面波,在附近放一障碍物,在其上有两个与 S 等距的小孔 S_1 和 S_2,根据惠更斯原理,可以看作两个同相位的相干波源(图 2-17)。

下面讨论由它们所发出的两列波的干涉。如图 2-18 所示,设相干波源 S_1 和 S_2 的初相相同,且均为零,振动频率为 f,振幅分别为 A_1,A_2,则波源 S_1 发出的波的波动方程为

$$y_1 = A_1 \cos 2\pi \left(ft - \frac{x}{\lambda} \right)$$

这列波在 P 点引起的振动为

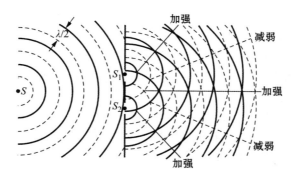

图 2-17　两个相干波的迭加

$$y_1 = A_1 \cos 2\pi \left(ft - \frac{x_1}{\lambda} \right)$$

式中 x_1 为 $S_1 P$ 的距离。同时,波源 S_2 发出的波的波动方程为

$$y_2 = A_2 \cos 2\pi \left(ft - \frac{x}{\lambda} \right)$$

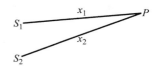

图 2-18　波的干涉

这列波在 P 点引起的振动为

$$y_2 = A_2 \cos 2\pi \left(ft - \frac{x_2}{\lambda} \right)$$

式中 x_2 为 $S_2 P$ 的距离。

　　根据波的叠加原理,P 点的合振动为两个分振动的合成。由谐振动的合成讨论中知道,在分振动振幅一定时,合振动振幅由两个分振动的相位差 $\Delta \varphi$ 来决定

$$\Delta \varphi = 2\pi \frac{x_2 - x_1}{\lambda} \tag{2-16a}$$

　　可见,对于空间给定的点 $\Delta \varphi$ 为一恒量,所以合振动的振幅也是恒量,因此干涉的结果使空间各定点的振幅始终不变,某些点的振动始终加强,某些点的振动始终减弱。

　　根据式(2-4)可知,适合 $\Delta \varphi$ 为 0 或 2π 的整数倍的空间各点合振幅 A 最大,为两个振幅之和,即

$$\Delta \varphi = 2\pi \frac{x_2 - x_1}{\lambda} = \pm 2k\pi \quad (k=0,1,2,\cdots) \tag{2-16b}$$

$$A = A_1 + A_2$$

适合 $\Delta \varphi$ 为 π 的奇数倍的空间各点合振幅 A 最小,为两分振幅之差,即

$$\Delta \varphi = 2\pi \frac{x_2 - x_1}{\lambda} = \pm (2k+1)\pi \quad (k=0,1,2,\cdots)$$

$$A = |A_1 - A_2|$$

把两列波到达 P 点的波程之差 $x_2 - x_1$ 用 Δx 表示,则上述两式可分别化简,得

$$\Delta x = \pm k\pi \quad (k=0,1,2,\cdots) \tag{2-17a}$$

$$\Delta x = \pm (2k+1) \frac{\lambda}{2} \quad (k=0,1,2,\cdots) \tag{2-17b}$$

式(2-17a)、式(2-17b)分别说明:两相干波源同位相时,在两列波叠加的区域里,波程差为零或波长的整数倍的各点振幅最大,波程差为半波长的奇数倍的各点振幅最小。

2.4.2 驻波

驻波(standing wave)是波的干涉现象的特例。它是由两列振幅相同的相干波(coherent wave)在同一直线上沿相反方向传播时叠加而成。图 2-19 是驻波实验的示意图。弦线的一端 A 系在电动音叉上,另一端 B 处有一尖劈,可左右移动以调节 AB 间的距离,弦线通过一滑轮 P 系一砝码 m,使之拉紧。电动音叉振动时,在弦线上激起波动,向右传播,到达 B 点时在 B 点反射,产生反射波向左传播。这样入射波和反射波在同一弦线上沿相反方向传播,它们将互相干涉。移动尖劈至适当位置,可以看到弦线 AB 分段振动,弦线上有些点始终静止不动,而另一些点则振动最强。各点以确定的振幅在各自的平衡位置附近振动,波形既不向左移动也不向右移动,而是驻立原位,因此把它叫做驻波。驻波中始终静止不动的那些点称为波节,振幅最大的那些点称为波腹。

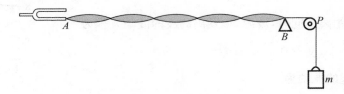

图 2-19　驻波实验

现在用图 2-20 来说明驻波的形成。图中长虚线表示(从左向右)沿 x 轴正方向传播的波,短虚线表示(从右向左)沿 x 轴负方向传播的波,实线表示合成后的波。

当 $t=0$ 时,两波完全重叠,各质点的合振动如图 2-20(a)所示,除了某些点不动外,都达到最大位移。

当 $t=\dfrac{T}{8}$ 时,两列波各前进了 $\dfrac{\lambda}{8}$,彼此错开 $\dfrac{\lambda}{4}$,合成波上原来静止的点仍然不动,其余各点合位移都变小,如图 2-20(b)所示。

当 $t=\dfrac{T}{4}$ 时,两列波各前进了 $\dfrac{\lambda}{4}$,彼此错开 $\dfrac{\lambda}{2}$,这时合成波上各点的位移都为零,如图 2-20(c)所示。

当 $t=\dfrac{3T}{8}$ 时,合成波上各点的位移与 $t=\dfrac{T}{8}$ 时大小相等而方向相反,如图 2-20(d)所示。

当 $t=\dfrac{T}{2}$ 时,合成波上各点的位移与 $t=0$ 时大小相等而方向相反,如图 2-20(e)所示。依次类推。

由图可见,这样两波干涉的结果,有些点始终静止不动,振幅为零,即为波节(图中用"·"号表示),有些点振幅则始终是分振幅的两倍,为最大值,即为波腹(图中用"×"号表示),波节与波腹之间各点的振幅在零与最大值之间。从图中还可以明显地看出两相邻波节或两相邻波腹之间的距离为半个波长,而波腹与邻近波节之间的距离为四分之一波长。这就为我们提供了一种测定波长的方法,只要测得两相邻波节或两相邻波腹之间的距离,就可确定波长。

下面进一步用简谐波的波动方程对驻波进行若干定量描述。把沿轴 x 正方向传播的波表示为

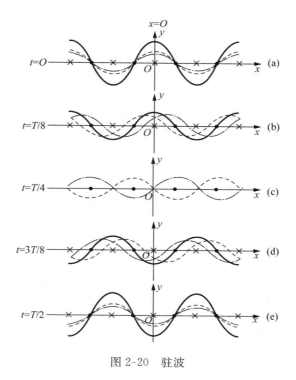

图 2-20 驻波

$$y_1 = A\cos 2\pi\left(ft - \frac{x}{\lambda}\right)$$

把沿 x 轴负方向传播的波表示为

$$y_2 = A\cos 2\pi\left(ft + \frac{x}{\lambda}\right)$$

在两波相遇处各质点引起的位移为两波各自引起的位移的叠加,即合成波为

$$y = y_1 + y_2 = A\cos 2\pi\left(ft - \frac{x}{\lambda}\right) + A\cos 2\pi\left(ft + \frac{x}{\lambda}\right)$$

应用三角关系,上式可化为

$$y = \left(2A\cos\frac{2\pi}{\lambda}x\right)\cos 2\pi f \tag{2-18}$$

式(2-18)称为驻波方程。从方程中可以看出,合成以后各质点都在做频率为 f 的谐振动,而各质点的振幅为 $\left|2A\cos\dfrac{2\pi}{\lambda}x\right|$,即驻波的振幅与位置有关(与时间无关),振幅最小值发生在 $\left|\cos\dfrac{2\pi}{\lambda}x\right| = 0$ 的那些点,因此波节的位置可由

$$\frac{2\pi}{\lambda}x = \pm(2k+1)\frac{\pi}{2} \quad (k = 0,1,2,\cdots)$$

来决定,即

$$x = \pm(2k+1)\frac{\lambda}{4} \quad (k = 0,1,2,\cdots)$$

这就是波节的位置,由此可见两相邻波节之间的距离为

$$x_{k+1} - x_k = \frac{\lambda}{2}$$

即两相邻波节之间的距离为半个波长。

同时,振幅的最大值发生在 $\left| \cos\frac{2\pi}{\lambda}x \right| = 1$ 的那些点,因此波腹的位置由

$$\frac{2\pi}{\lambda}x = \pm k\pi \quad (k=0,1,2,\cdots)$$

来决定,即

$$x = \pm k\frac{\lambda}{2} \quad (k=0,1,2,\cdots)$$

这就是波腹的位置。由此可见,两相邻波腹之间的距离为

$$x_{k+1} - x_k = \frac{\lambda}{2}$$

即两相邻波腹之间的距离也为半个波长。

严格地讲,驻波并不是振动的传播,而是某一有限区域内媒质中各质点都在做稳定的振动,与我们在前面讲的,波是振动的一种传播形式,是能量的一种传播形式相比是不同的。我们把向前传播的波称为行波,以区别于驻波。

驻波在声学、无线电学和光学中都有重要应用。

习题

1. 试指出作谐振动的质点,在怎样的位置时(设向右方向为正方向),

(1) 位移为零。

(2) 位移为最大值。

(3) 速度为零。

(4) 速度为负最大值。

(5) 加速度为零。

(6) 加速度为正最大值。

2. 下面的两个方程分别表示两个谐振动,试说明两者的不同。

(1) $x_1 = \frac{1}{2}\cos\left(\omega t + \frac{3}{2}\pi\right)$

(2) $x_2 = \cos\left(\frac{1}{2}\omega t + \frac{1}{2}\pi\right)$

3. 质点作谐振动时,位移、速度、加速度三者能否同时为零?能否同时为最大值?为什么?

4. 两个同方向、同频率的谐振动合成后的振动是怎样的?它的振幅和初相与原来两个振动的哪些物理量有关?

5. 为了测定某个音叉 C 的频率,另外选取两个频率已知,而且与它接近的音叉 A 和 B,音叉 A 的频率是 800Hz,B 的频率是 797Hz,进行下列的试验:

第一步:使音叉 A 与 C 同时振动,每秒钟听到声音加强二次。

第二步:使音叉 B 与 C 同时振动,每秒钟听到声音加强一次。

根据这样的结果就可以确定音叉 C 的频率,问 C 的频率是多少?

6. 波动方程与振动方程有什么不同?

7. 波动方程 $y=A\cos\left[\omega\left(t-\dfrac{x}{c}\right)\right]$,其中的 $\dfrac{x}{c}$ 表示什么? 如果把它写成 $y=A\cos\left(\omega t-\dfrac{\omega x}{c}\right)$ 的形式,则其中的 $\dfrac{\omega x}{c}$ 又表示什么?

8. 波的强度如何定义? 它与哪些因素有关?

9. 有两个相干波源,在它们连线的垂直平分线上的各点,两波叠加后的合振动是否一定加强? 为什么?

10. 驻波有什么特点? 如已知波源的频率,怎样利用驻波测定波速?

11. 若谐振动方程为 $x=0.1\cos\left(20\pi t+\dfrac{\pi}{4}\right)\mathrm{m}$,求:

(1) 振幅、频率、圆频率、周期和初相。

(2) $t=2\mathrm{s}$ 时的位移、速度和加速度。

12. 一放置在水平桌面上的弹簧振子,振幅 $A=0.02\mathrm{m}$,周期 $T=0.50\mathrm{s}$,当 $t=0$ 时:
(1) 物体在正方向的端点。
(2) 物体在负方向的端点。
(3) 物体在平衡位置,向负方向运动。
(4) 物体在平衡位置,向正方向运动。
求以上各种情况的谐振动方程。

13. 已知一个谐振动的振幅 $A=0.02\mathrm{m}$,圆频率 $\omega=4\pi\mathrm{rad/s}$,初相 $\varphi=\dfrac{\pi}{2}$。

(1) 写出谐振动方程。

(2) 以位移为纵坐标,时间为横坐标,画出谐振动曲线。

14. 设一质点的位移可用两个谐振动的叠加来表示 $x=A\sin\omega t+B\sin2\omega t$。

(1) 写出此质点的速度和加速度表达式。

(2) 此质点的振动是否谐振动。

15. 图 2-21 中两条曲线表示两个谐振动。

(1) 它们哪些物理量相同,哪些物理量不同?

(2) 写出它们的振动方程。

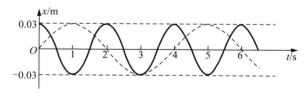

图 2-21

16. 一个质点同时参与两个同方向、同频率的谐振动,它们的振动方程为

$$x_1=4\cos3t \quad (\mathrm{cm})$$

$$x_2=2\cos\left(3t+\dfrac{2\pi}{3}\right) \quad (\mathrm{cm})$$

试用旋转矢量法求出合振动方程。

17. 设某一时刻的横波波形曲线如图 2-22 所示,该横波以 1m/s 的速度沿水平箭头方向传播。

(1)试分别用箭头表明图中 A,B,C,D,E,F,H 各质点在该时刻的运动方向。

(2)画出经过 1s 后的波形曲线。

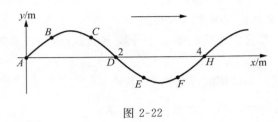

图 2-22

18. 波源作谐振动,其振动方程为 $y=4\times10^{-3}\cos(240\pi t)(\mathrm{m})$,它所形成的波以 30m/s 的速度沿一直线传播。

(1)求波的周期及波长。

(2)写出波动方程。

19. 一简谐波的方程为 $y=A\cos\dfrac{2\pi}{\lambda}(ct-x)$,若 $A=0.01\mathrm{m},\lambda=0.2\mathrm{m},c=25\mathrm{m/s}$。试求 $t=0.1\mathrm{s}$ 时 $x=2\mathrm{m}$ 处的一点位移、速度和加速度。

20. 已知波动方程 $y=2\cos2\pi\left(t-\dfrac{x}{2}\right)(\mathrm{cm})$,试画出 $x=0$ 和 $x=\dfrac{1}{4}\lambda$ 两点的振动曲线,指出两点间的位相差。

21. 一质点在弹性媒质中作简谐振动,振幅为 0.2cm,周期为 $4\pi(\mathrm{s})$。取该质点过 $y_0=0.1\mathrm{cm}$ 处往 y 轴正向运动的瞬时为 $t=0$。已知由此质点振动所激起的横波沿 x 轴正向传播,其波长为 2cm。求此简谐波的表达式。

22. 已知一平面简谐波的波动方程为 $y=5\cos(3t-4x+5)(\mathrm{cm})$。试求:

(1)$t=5\mathrm{s}$ 时,媒质中任一点的位移。

(2)$x=4\mathrm{cm}$ 处质点的振动规律。

(3)波速 c 为多少。

(4)$t=3\mathrm{s}$ 时 $x=3.5\mathrm{cm}$ 处的质点的振动速度 v 为多少?

23. 一平面简谐波沿 x 轴正向传播,波速 $c=8\mathrm{cm/s}$,若 $t=0$ 时的波形曲线如图 2-23 所示。

(1)写出波动方程。

(2)画出 $t=1.25\mathrm{s}$ 时的波形曲线。

24. 平面简谐波如图 2-24 所示,振幅为 5cm,频率为 5Hz,波速为 3m/s,以波源处(坐标原点 O)的质点经平衡位置向正方向运动时作为计时起点。

(1)写出沿 x 轴正方向传播的波动表示式及距波源 20cm 处 A 点振动表达式。

(2)写出沿 x 轴负方向传播的波动表示式及距波源为 20cm 处的 B 点振动表达式。

(3)比较 A,B 两点的相位。

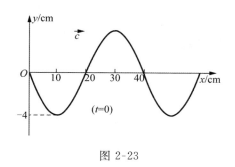

图 2-23

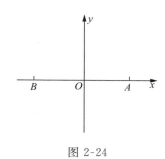

图 2-24

25. 有一波在密度为 800kg/m³ 的媒质中传播,波速为 1 000m/s,波幅为 $1.0×10^{-4}$m,频率为 1 000Hz。求:

(1) 波的能流密度。

(2) 1min 内垂直通过一面积 $S=4×10^{-4}$m² 的总能量。

26. M,N 为两个以同位相、同频率、同振幅振动的相干波源,它们发出的频率为 f、波长为 λ 的两列相干波,M,N 相距 $\dfrac{3}{2}\lambda$,P 为 MN 连线延长线上的一点,试求:

(1) 自 M,N 发出的两列波在 P 处的位相差。

(2) 两波在 P 处干涉的合振幅。

27. 已知两波源 A,B 的振动方向相同,位相差为 π,频率相同为 100Hz,振幅相同为 0.1m,波速相同为 10m/s。AB 相距 15m,P 点距 A 点 20m,并且 $AP\perp AB$ 如图 2-25 所示。求:

(1) 两波在 P 点干涉的结果是加强还是减弱?

(2) P 点的合振幅是多少?

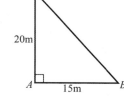

图 2-25

第3章 声和超声

声音是指频率在 20～20 000Hz 能引起人的听觉的机械波。对声音的规律以及人的听觉的研究是物理学科和生命学科的重要课题。

超声是指频率在 20 000Hz 以上的机械波。根据超声的特性研制的现代医用超声仪器为医学临床诊断提供了新的有力工具。

本章在机械振动和机械波研究的基础上,主要介绍声音与听觉的物理基础和超声的物理特性及其在医学上的应用。

3.1 声波

波源所激起的机械波频率在 20～20 000Hz 之间能引起人的听觉,这一范围内的振动称为声振动。声振动在弹性媒质中所激起的机械波称为声波,通常叫做声音。频率低于 20Hz 的机械波称为次声波。像火山爆发、地震、风暴、核爆炸、导弹发射等都能产生次声波。频率高于 20 000Hz 的机械波称为超声波。有些生物如蝙蝠、海豚等能发射和接收超声波。次声和超声虽不能引起人的听觉,但可以用仪器测量到,不论是可闻声还是不可闻声,与人类都有密切关系。

传播声波的弹性媒质可以是固体、液体和气体。声波在固体媒质中具有纵波和横波两种形式,而在液体和气体媒质中通常表现为纵波。声波传播速度决定于媒质的性质和温度,而与声波的频率无关。在 0℃ 和标准大气压下,空气中声速为 332m/s,温度每升高(或下降)1℃,声速约增大(或减小)0.6m/s。液体中的声速要比气体中快,在某些固体中则更快,人体组织中的声速约为 1500m/s(见表 3-1)。

表 3-1　声波在不同介质中的速度(温度均为 20℃)

介质	声速/(m/s)	介质	声速/(m/s)
空气(0℃)	332	脂肪	1 400
空气(20℃)	343	人脑	1 530
水蒸气	494	肌肉	1 570
蒸馏水	1 486	骨密质	3 600
海水	1 519	铜	3 810
血液	1 570	钢	5 050

3.1.1　声压

声波在空气中传播时引起空气质点以一定频率和振幅振动,使空气的压强发生变化。由于空气中的声波是纵波,纵波是疏密波,在稀疏区域,实际压强小于原来没有声波传播时的原始压强;在稠密区域,实际压强则大于原始压强。媒质中有声波传播时的压强与无声波传播时的原始压强之差称为声压(sound pressure)。显然稀疏区声压为负值,稠密区声压为正值。测量声压通常比测量媒质中质点振动的实际位移容易得多,而且通过声压的测量也可以间接求得质点振动速度等其他物理量,所以声压已成为目前人们最为普遍采用的描述声波性质的物理量。

由于媒质中各点声振动的周期性变化,声压也作周期性变化。在最基本的简谐波情况下,由理论推导得声压表达式为

$$p = \rho c A \omega \cos\left(\omega\left(t - \frac{x}{c}\right) + \frac{\pi}{2}\right) \tag{3-1}$$

上式表明,声波在空气中传播时,空气中各处的压强都按余弦函数作周期性变化,形成一个与声波具有同样频率和同样速度的压强波,上式称为声压波动方程。

由上式可知,p 的幅值为 $\rho c A \omega$,即声压幅值

$$p_{\mathrm{m}} = \rho c A \omega \tag{3-2}$$

由谐振动速度方程可知,质点谐振动速度幅值为

$$v_{\mathrm{m}} = A\omega \tag{3-3}$$

所以声压幅值可写成

$$p_{\mathrm{m}} = \rho c v_{\mathrm{m}}$$

通常指的声压往往是指有效声压,即声压有效值,以 p_{e} 表示,与声压幅值 p_{m} 的关系为

$$p_{\mathrm{e}} = \frac{p_{\mathrm{m}}}{\sqrt{2}} \tag{3-4}$$

从式(3-2)、式(3-3)和式(3-4)可见声压幅值或有效值与媒质密度、声速以及声振动速度幅值成正比。

3.1.2　声阻

由式(3-3)可知,在声压(幅值 p_{m} 或有效值 p_{e} 值)一定的条件下,ρc 值越大,声振动速度越小;ρc 值越小,声振动速度幅值越大。媒质密度 ρ 与声速 c 的乘积 ρc 称为声阻,(acoustical impedance),常用符号 Z 表示

$$Z = \rho c \tag{3-5}$$

声阻的单位是牛·秒/米³(N·s/m³),或叫瑞利。声阻是声学中的一个基本概念,是媒质传播声波性质的一个重要物理量。表 3-2 列出几种物质的声阻。

合并式(3-3)、式(3-5)可得

$$p_{\mathrm{m}} = Z v_{\mathrm{m}} \tag{3-6}$$

上式与电学中的欧姆定律 $U = RI$(电压等于电阻乘以电流)形式一样,声压幅值类比于电压 U,声振动速度幅值类比于电流 I,声阻 Z 类比于电阻 R,可以把上式称为声学欧姆定律。

表 3-2 几种物质的声阻

物质	$\rho/(\text{kg}/\text{m}^3)$	$c/(\text{m}/\text{s})$	$Z/(\text{N} \cdot \text{s}/\text{m}^3)$
脂肪	970	1 400	1.36×10^6
肌肉	1 040	1 568	1.63×10^6
脑	1 020	1 530	1.56×10^6
密质骨	1 700	3 600	6.12×10^6
水(20℃)	988.2	1 484	1.48×10^6
空气(20℃)	1.21	343	415

声波在传播过程中,遇到两种媒质的交界面时,会发生反射和折射。反射波强度与入射波强度的比称为强度反射系数,用 α_{ir} 表示。理论证明,强度反射系数 α_{ir} 决定于入射角和两种媒质的声阻大小,在垂直入射的情况下,强度反射系数

$$\alpha_{ir} = \left(\frac{Z_2 - Z_1}{Z_2 + Z_1}\right)^2 \tag{3-7}$$

Z_1,Z_2 分别为第一媒质和第二媒质的声阻,上式表明,两种媒质的声阻差 $|Z_2 - Z_1|$ 越大,反射波越强。临床上应用超声波诊断体内脏器病变,就是根据人体的正常组织与病变组织之间存在着声阻差,超声波射入这两种组织的界面上要产生反射波的原理,由反射波来确定病变的部位与性质。组织之间只要有 0.1% 的声阻差,界面就能产生回波,通过仪器就能够被检测到。

3.1.3 声强

声波和其他波一样,也是能量的传递者。人们能够听见声音,就是由于声源的能量通过声波传到人们的耳朵里的缘故。声强(sound intensity)就是声音的强度,也就是能流密度,即单位时间内通过垂直于声波传播方向的单位面积上的平均能量。因此从式(2-13)可得声强

$$I = \frac{1}{2}\rho c A^2 \omega^2$$

上式表明,声强与振幅的平方、频率的平方、媒质的密度,以及声音的传播速度成正比。声强的单位为 W/m^2,实用中也常用 W/cm^2 表示。超声波由于频率很高,因而可获得几十至几百 W/cm^2 以上的声强。

从上式及式(3-2)、式(3-4)和式(3-5)可以得出声强与声压(幅值或有效值)之间的关系式

$$I = \frac{1}{2}\frac{p_m^2}{\rho c} = \frac{p_e^2}{\rho c} = \frac{p_e^2}{Z} \tag{3-8}$$

上式表明,声强与声压(幅值或有效值)的平方成正比。因此也常用声压来间接地表示声音的强度。

3.2 声强级 声压级 响度级

3.2.1 声强级

人耳所能感受的声音强弱范围是非常大的,如对 $1\,000\text{Hz}$ 的纯音刚刚能觉察到它的存在

的声强为 $10^{-12}\,\mathrm{W/m^2}$，声学中这个值称为"听阈"(threshold of audibility)．人耳所能忍受的最强的声音强度可达 $1\mathrm{w/m^2}$，再高的强度会使人耳产生疼痛的感觉，这个值称为"痛阈"(threshold of feeling)，两者相差 10^{12} 倍，可见人耳能感觉的声强范围是非常宽广的．

基于人的听觉器官对声音刺激的反应是遵从对数规律的，即人耳接收到声波后，主观上产生的响度感觉，并不正比于强度的绝对值，而是更接近于与强度的对数成正比．所以，在声学上普遍采用对数标度来量度声强的等级，这种等级称为声强级(sound intensity level, SIL)，单位用分贝(dB)表示．

在空气中进行声学测量，通常取 $1000\mathrm{Hz}$ 纯音听阈的声强，也就是以 $10^{-12}\,\mathrm{W/m^2}$ 作为参考，记作 I_0，则声强 I 的声强级为 I 与 I_0 之比取以 10 为底的对数再乘以 10，即

$$SIL = 10\lg_{10}\frac{I}{I_0}\,(\mathrm{dB}) \tag{3-9}$$

若一个声音的声强为 $10^{-8}\,\mathrm{W/m^2}$，其声强级 $SIL = 10\lg(10^{-8}/10^{-12}) = 10\lg10^4 = 40\mathrm{dB}$．

表 3-3 列出了几种常见声音声强级的近似值及其相应的声强、声压值．

表 3-3　几种声音的声强级

声音	声强级/dB	声强/$(\mathrm{W/m^2})$	有效声压/$(\mathrm{N/m^2})$	人耳的感觉
微风吹动树叶	10	10^{-11}	6.3×10^{-5}	极轻
低语	40	10^{-8}	2×10^{-3}	轻
交谈(平均)	50	10^{-7}	6.3×10^{-3}	正常
吵闹	70	10^{-5}	6.3×10^{-2}	响
闹市	80	10^{-4}	0.2	响
风镐	100	10^{-2}	2	极响
飞机马达	120	1	20	震耳

3.2.2　声压级

因为声强与声压的幅值或有效值的平方成正比，所以声学上也可以用声压级来表示声音的强度等级．在空气中进行声学测量时，待测声强与参考声强相对于同一媒质空气，因而有

$$\frac{I}{I_0} = \frac{p^2}{p_0^2}$$

p，p_0 分别为待测声压和参考声压的有效值，把上式代入式(3-9)，根据对数性质，则声压级(sound pressure level, SPL)可以写成待测声压和参考声压有效值之比取以 10 为底的对数再乘以 20，这样就得到以分贝数表示的声压级

$$SPL = 20\lg_{10}\frac{p}{p_0}\,(\mathrm{dB}) \tag{3-10}$$

通常取空气中 $1000\mathrm{Hz}$ 纯音听阈的声压有效值 $p_0 = 2\times10^{-5}\mathrm{Pa}$ 作为参考声压．

当待测声波和参考声波相对于同一媒质即空气时，声强级(SIL)与声压级(SPL)的分贝数相同．

3.2.3　响度级

声强和声强级是声音强弱的客观量度，而声音的响度(loudness)是人耳对声音强弱的主

观感觉。由于人耳对不同频率的声音有不同的敏感度。所以不同频率的声音有不同的听阈和痛阈。取频率作为横坐标(对数坐标),取声强(或声强级,或有效声压)作为纵坐标,把听阈随频率变化的关系画成一条曲线,这条曲线称为听阈曲线,如图3-1中最下面的那条曲线。从此曲线可看出人耳对中等频率(1 000～4 000Hz)声音最敏感。把痛阈随频率变化的关系也画成一条曲线,这条曲线称为痛阈曲线,如图3-1中最上面的那条曲线。它表明人耳对不同频率的痛觉敏感也稍有不同,在120dB上下。听阈曲线和痛阈曲线所包围的区域就是人耳的听觉域。实验表明,声音的响度不仅与声强有关,而且与声音的频率有关。不同频率的声音在人耳中可能引起同样的响度感觉,但它们的声强级不一样,在图3-1中把这些不同频率的相同响度感觉的各点连接起来的曲线称为等响曲线(loudness contours)。每一条等响曲线表达了一个响度等级,响度的数量等级称为响度级(loudness level)。响度级的单位是方(phon),它是以频率为1 000Hz的声音作为基准定出的,如频率为1 000Hz、声强级为40dB的声音,其响度级为40方;频率为1 000Hz、声强级为20dB的声音,其响度级为20方。至于其他频率的声音,不管它的声强级为多少,如果它和1 000Hz、40dB的声音等响,它的响度级就是40方。这就是说与某一声音等响的1 000Hz声音声强级的分贝数为该声音响度级的方数。图3-1中给出的等响曲线分别是0方,10方,20方,…,120方。其中听阈曲线即0方的等响曲线,痛阈曲线即120方的等响曲线。

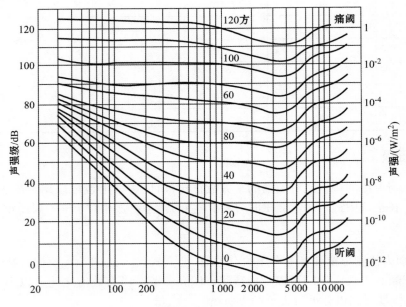

图 3-1　等响曲线

3.2.4　听力曲线

　　耳科检查用的听力计,就是根据测量听阈的原理设计的。电子听力计可以发出各种不同音调(20～20 000Hz)和不同声强级(-10～100dB)的纯音信号。测量病人对各种不同频率的听阈值,绘出病人的听阈曲线——听力曲线,以此与正常人的听力曲线进行比较,藉以检查听力。

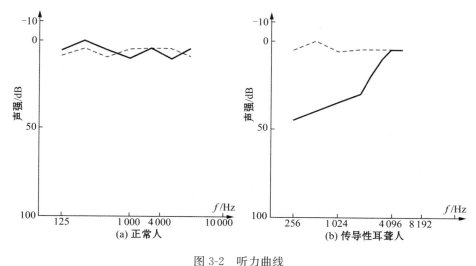

图 3-2　听力曲线

图 3-2 所示为听力曲线,其横坐标(对数坐标)为频率,纵坐标为声强级。图中实线是通过空气传导的听力曲线,虚线是骨传导的听力曲线。图 3-2(a)为正常人的听力曲线;图 3-2(b)为传导性耳聋病人的听力曲线。

值得注意的是此听力曲线的 0dB 并不都是取 10^{-12} W/m^2 作为标准声强的。所谓 0dB 不过是指某一种频率的声音的声强与它的听阈值相等的意思。在听力曲线图上各个不同频率选取各自听阈值(指正常人的统计平均值)作为标准值,定出它们各自的 0dB。对于 1 000Hz 的声音仍取 10^{-12} W/m^2 作为标准值;而对其他频率的声音,则应另取其他相应声强作为标准声强。如此定出各个频率的 0dB 以后,正常人的听力曲线一定会在 0dB 附近,如图 3-2(a)所示。如果测出的听力曲线偏离 0dB 较远,这说明听力欠佳,如图 3-2(b)实线所示。

3.3　多普勒效应

如果波源与观察者相对于媒质都是静止的,观察者接收到的波的频率与波源的频率相同。如果波源或观察者或两者相对于媒质是运动的,观察者所接收到的频率和波源的频率就不同。这一现象与规律首先由奥地利物理学家多普勒发现和总结得出的,所以称为多普勒效应(Doppler effect)。我们站在铁路旁,如一列火车鸣笛飞速行驶,我们可以注意到,当火车向着我们开过来时笛声的声调变高,而在离去时声调变低。飞机飞过我们的头顶时也有同样的现象,这就是声波的多普勒效应。

根据波动与振动的关系,可以知道波源做一次完全振动就沿波的前进方向传出一个完整的波形。因此波源的频率 f 就是单位时间内波源所发出的波的数目。观察者所接收到的频率 f' 就是单位时间内通过观察者所在处的完整波的数目,或者说是单位时间内观察者所接收到的波数。我们将讨论这两个频率 f 和 f' 之间的关系。为简单起见,只讨论波源和观察者在两者的连线上运动时的情形。设波源相对于媒质的速度为 v_s。观察者相对于媒质的速度为 v_0,声波在媒质中的传播速度为 c,它与波源及观察者的速度无关。

下面分四种情况讨论。

(1) 波源和观察者相对于媒质都为静止($v_s=0,v_0=0$)。如图 3-3a 所示(图中所画的各波面都对应相同的振动状态,如都代表密部,而且每隔一个波长画一个波面)。

观察者所接收到的频率 f' 等于单位时间内观察者所接收到的波数。单位时间内原来位于观察者所在处的波面传播了 c 的距离,而波长为 λ,所以单位时间内观察者所接收到的波数即观察者所接收到的频率为

$$f'=\frac{c}{\lambda}=\frac{c}{cT}=f \tag{3-11}$$

即观察者所接收到的频率 f' 与波源的频率 f 相同。

(2) 波源不动,观察者以速度 v_0 相对于媒质运动($v_s=0,v_0\neq0$)。如图 3-3(b)所示。

如观察者在媒质中静止不动,则在单位时间内观察者收到 c/λ 个波,若观察者以速度 v_0 向波源运动,则单位时间内观察者多接收到 v_0/λ 个波。所以单位时间内观察者接收到的波数,即观察者接收到的频率为

$$f'=\frac{c}{\lambda}+\frac{v_0}{\lambda}=\frac{c+v_0}{cT}=\left(\frac{c+v_0}{c}\right)f$$

观察者所接收到的频率 f' 比波源频率 f 大。

若观察者以速度 v_0 离开波源运动,则观察者单位时间内比静止时少接收 v_0/λ 个波,所以观察者接收到的频率为

$$f'=\frac{c}{\lambda}-\frac{v_0}{\lambda}=\frac{c-v_0}{cT}=\left(\frac{c-v_0}{c}\right)f$$

观察者所接收到的频率 f' 小于波源的频率 f。

将以上两式合并,可写为

$$f'=\left(\frac{c\pm v_0}{c}\right)f \tag{3-12}$$

式中加号适用于观察者向着波源运动时的情况,减号适用于观察者离开波源运动时的情况。

(3) 观察者不动,波源以速度 v_s 相对于媒质运动($v_s\neq0,v_0=0$)。如图 3-3c 所示。

当波源以速度 v_s 向观察者运动时,将导致波长的缩短。原因是波源在前进过程中不断地发射出波,已经发射出的波以波速 c 前进,而后继波的波源地点(球面的中心)向前移了,波源前面的波面变得密集,因此波长减小;波源后面的波面变得稀疏,因此波长增大。设波源前进的速度为 v_s,则在每一个振动周期内,波源前进了 v_sT 的距离,也就是在波前进的方向上每一个波长缩短了这段长度。所以通过观察者所在处的波长不再是 $\lambda=cT$,而是

$$\lambda'=cT-v_sT=(c-v_s)T$$

所以单位时间内观察者所接收到的波数,即观察者接收的频率为

$$f'=\frac{c}{\lambda'}=\frac{c}{(c-v_s)T}=\left(\frac{c}{c-v_s}\right)f$$

因此波源向观察者运动时观察者接收到的频率 f' 比波源的频率 f 大。

若波源以速度 v_s 离开观察者运动,则观察者所接收到的波长比 $\lambda=cT$ 增大了 v_sT,即

$$\lambda'=cT+v_sT=(c+v_s)T$$

所以观察者接收到的频率为

$$f'=\frac{c}{\lambda'}=\frac{c}{(c+v_s)T}=\left(\frac{c}{c+v_s}\right)f$$

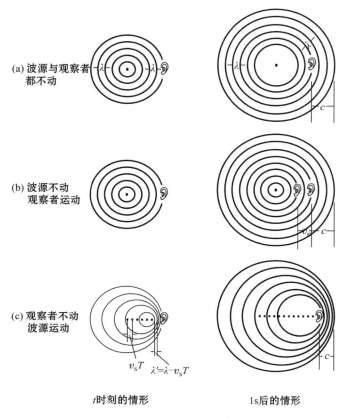

(a) 波源与观察者
都不动

(b) 波源不动
观察者运动

(c) 观察者不动
波源运动

$v_s T$

$\lambda' = \lambda - v_s T$

*t*时刻的情形　　　　　　　　1s后的情形

图 3-3　多普勒效应示意图

此时,观察者接收到的频率 f' 比波源的频率 f 小。

　　将以上两式合并,可写成

$$f' = \left(\frac{c}{c \mp v_s}\right) f \tag{3-13}$$

式中减号适用于波源向着观察者运动时的情况;加号适用于波源离开观察者运动时的情况。

　　(4) 波源和观察者同时相对于媒质运动($v_s \neq 0, v_0 \neq 0$)

　　在波源和观察者同时运动的情况下,观察者接收到的频率 f' 受到两种影响,因而不同于波源的振动频率 f。如果波源和观察者做相向运动时,则为

$$f' = \left(\frac{c + v_0}{c - v_s}\right) f$$

如果波源和观察者作背向运动时,则为

$$f' = \left(\frac{c - v_0}{c + v_s}\right) f$$

以上两式可以合并成一式,即为

$$f' = \left(\frac{c \pm v_0}{c \mp v_s}\right) f \tag{3-14}$$

波源和观察者相向运动时, v_0 前取加号, v_s 前取减号;波源和观察者背向运动时 v_0 前取减号, v_s 前取加号。很容易看出上式取 $v_s = 0$ 就得式(3-12);取 $v_0 = 0$ 就得式(3-13);取 $v_s = 0, v_0 =$

0 就得式(3-11)。

如果波源和观察者运动并不沿着两者的连线,则将运动速度在连线上的分量代入以上各式也可得出正确的结论。

多普勒效应是声学上的重要现象,利用超声波的多普勒效应可以几乎无损伤地测定血液的流速和流量,以及诊断某些心血管疾病。多普勒效应是波动过程的共同特征,不仅机械波有多普勒效应,光波也有多普勒效应。利用光波的多普勒效应可以测量天体的运动速度,研究人造卫星和火箭的运动情况。

3.4　超声波医学应用

3.4.1　超声波的发射和接收

超声波(ultrasonic wave)是频率在 20 000 Hz 以上人耳听不见的机械波,它在工厂、科研的许多方面具有重要的实用价值。在医学上,超声技术的应用也很普遍。超声波由于其频率比一般声波高,因而其产生的方法也与声波不同。

产生超声波的方法很多,最常见的是利用电致伸缩和磁致伸缩效应来产生。一般医用超声波发生器的结构主要有两部分:一部分是高频振荡发生器,应用电子技术获得高频电振荡;另一部分是换能器(通常称探头),其作用是将高频电振荡转换成机械振动传播出去并形成超声波。

常见的换能器有压电式和磁致伸缩式两种。压电式换能器是应用压电晶体(如钛酸钡,石英,酒石酸钾钠等)的电致伸缩效应。电致伸缩效应是压电晶片在交变电场作用下出现伸长或缩短的现象。它使压电晶片以一定频率作机械振动,此振动在媒质中传播便形成了超声波。利用电致伸缩可获得几十 kHz 到几十 MHz 甚至 10^{10} Hz 的超声波。电致伸缩的逆效应是压电效应,在压电晶片上加上某种一定规律的压力或拉力时,压电晶片的两面就出现等量异号电荷,随着压缩和拉伸的交替进行,两面的电荷符号也产生交替的变化,即可产生一个高频电信号,如图 3-4 所示。利用压电效应可接收从研究对象(如生物体的病变部位)所反射回来的超声波。

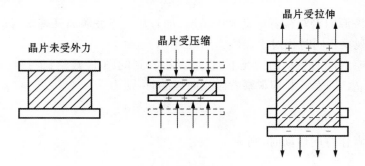

图 3-4　压电效应

磁致伸缩换能器是应用某些铁电体(如镍、镍合金及铁氧体等)的磁致伸缩效应。这些材料在交变磁场作用下会产生伸长和缩短的机械振动,从而发射超声波,磁致伸缩换能器产生的超声波频率不太高,一般约为几十 kHz。利用磁致伸缩的逆效应也能接收超声波。

发射和接收超声波通常共用一个换能器,高频信号发生器发出的高频电信号经换能器发射超声波;接收到的超声波经换能器转换为交变电信号,再经放大等处理后可在显示设备上显示和进行检测。

3.4.2　超声波的特性

超声波由于具有频率高而波长短这一特征,因而具有很多特殊的物理性质。

超声波的最明显的传播特征是方向性好,近似沿直线传播,容易得到定向而集中的超声波束。

超声波在媒质中衰减的情况与其频率以及媒质性质有关。在气体中传播时要比在液体或固体中衰减得快得多,频率越高,衰减越快。据测定,同一超声波在空气中传播时其强度减弱一半所经过的距离要比在液体中缩短约 1 000 倍,超声波能穿过几十米厚的金属,所以超声波对液体和固体的穿透本领很大。

超声波传播过程中也伴随着能量的传递,单位时间内传递的能量,也就是超声波的功率,与频率的平方成正比。超声波频率很高,因此可以产生比一般声波大得多的功率。

3.4.3　超声波对物质的作用

(1) 机械作用:使物质发生激烈的强迫机械振动。媒质质点虽然振幅很小,但可产生很大的振动加速度。

例如 500 kHz、声强为 1.0×10^5 W/m^2 的超声波在水(密度 $\rho = 1.0 \times 10^3$ kg/m^3)中传播(波速 $c = 1.48 \times 10^3$ m/s)到达某点处的声压幅值为

$$P_m = \sqrt{2\rho c I} = \sqrt{2 \times 1.0 \times 10^3 \times 1.48 \times 10^3 \times 1.0 \times 10^5} = 5.4 \times 10^5 \text{N/m}^2 = 5.4 \text{atm}$$

质点振动的振幅

$$A = \frac{P_m}{2\pi f \rho c} = \frac{5.4 \times 10^5}{2\pi \times 5 \times 10^5 \times 1.0 \times 10^3 \times 1.48 \times 10^3} = 1.2 \times 10^{-7} \text{m}$$

质点振动的加速度幅值

$$a_m = A\omega^2 = A(2\pi f)^2 = 1.2 \times 10^{-7} \times (2\pi \times 5 \times 10^5)^2 = 1.2 \times 10^6 \text{m/s}^2$$

可见声压变化达 ± 5.4 大气压,虽然媒质质点振幅只有 1.2×10^{-7} m,而其加速度为重力加速度的 10 万倍。这样激烈的机械作用可把液体中异类粒子(如胶粒微生物,高分子化合物)击碎。

(2) 热作用:由于超声波的能量被媒质吸收而转变为热能,使整个媒质的温度上升。

(3) 空化作用:是超声波在液体中引起的一种重要作用。由于超声波频率高、功率大,所以在液体中传播时引起液体很快、很激烈的声压变化。如上所述,较强的超声波在液体中所产生的声压可达正、负几个大气压,这时液体的稠密和稀疏区将分别受到几个大气压的压力和拉力。液体可以承受巨大的压力,但承受拉力的能力是很差的,特别是在含有杂质或气泡的地方,液体将支持不住这种拉力而发生断裂,产生一些近乎真空的小空穴,而到压缩阶段这些空穴发生崩溃。这时,空穴内部最大可达几万个大气压,同时还产生极高的局部高温及放电等现象。超声波的这种作用叫做空化作用。

此外还有超声波的化学作用,有些学者认为由于空化作用造成的高温、高压和放电是促进化学反应的有利条件。

生物机体对超声波的反应是多种多样的。反应的类型和程度不仅与超声波的频率和强度有关,而且与生物机体本身的结构及功能状态也有关系。在某些情况下,经超声波作用后细胞

完整无缺,而细胞内部发生了急剧变化,例如,微生物对某些抗生素(青霉素)的敏感提高了,致病细菌(如结核杆菌)的毒性降低了,植物的种子缩短了发芽期、增加产量等。强烈的超声波对生物组织可起严重的破坏作用,并可使小动物如水蚤、蝌蚪等很快死去甚至裂成碎块,对大动物则会引起难以医治的溃烂和损伤。

由于超声波有杀菌作用,可用于饮用水、牛乳和罐头等消毒。这种消毒法温度不高、不会影响食物的营养价值,也不会改变味道。

利用超声波的击碎作用可以制成其他方法不能得到的某些胶体或乳浊液。有些药物如樟脑是不溶于水的,经超声处理就成为樟脑乳剂,可供静脉注射用。这种制作乳剂的方法效率高,产品稳定。

用超声波使生物细胞或微生物破裂来取出里面的生物活性物质(如酵素、维生素、细菌的毒素等),在生物制品方面有很大的前途。

3.4.4 超声波在医学上的应用

超声波在医学上的应用主要是诊断和治疗,尤其诊断上用途较多。

在疾病的诊断上使用超声波技术是根据超声波的反射原理。当超声波到达声阻不同的两种媒质界面时,部分能量将被反射回来,形成回波(echo)。显示回波的方式有两大类:一种是用波的幅度大小反映产生回波时刻(即离体表某一深度)的回波强弱,称为幅度调制型;另一种是用光点的强弱来反映产生回波处的回波强弱,称为辉度调制型。A 型诊断仪属于前者,B型、M 型诊断仪属于后者。

1)A 型超声诊断仪

A 型(幅度调制型)显示单声束界面回波的幅度,它所接收信号的强弱是以波幅的高低来表示的,属于一维图像。如图 3—5 所示,根据荧光屏上反射脉冲间的距离,来测量反射组织界面的深度(距离);由回波的强弱(幅度大小)、多少及分布情况来分析、判断组织的物理特性(囊性、实质性、气体等)。

A 型诊断仪又分为单向和双向两种。A 型双向诊断仪是由两个单向 A 型仪组合而成,主要用于颅脑探测脑中线。两个探头分别放在两侧颞部,其中一个探头的回波出现在示波屏的上方,另一个探头的回波倒立地出现在示波屏的下方,两组并列的波形可作对比分析,从而确定脑的中线结构位置,有助于判断是否有脑肿瘤或脓肿等疾病。

2)B 型超声诊断仪

B 型(辉度调制型)能显示声束轴向及声速扫查方向一致的切面声像图,界面回波的强弱是以光点的明暗(辉度)来表示的,能得到比较直观地显示组织切面结构的平面图,属于二维图像,也称为断层声成像技术。

当手持探头在体表移动扫描成像,即探头对准检查部位从左向右在待查截面内平移扫查时,示波管屏上的光点跟着探头也从左向右运动,两者平移速度相等,步调完全一致。如图 3-6 所示,当探头在位置"1"时,在荧光屏上形成进波和出波的光点;当探头移到位置"2"时,超声束正好碰到阴影部位 R 边缘,出现了进波、R 反射波和出波三个光点;同理,探头在位置"3"时出现进波、R 上表面的反射波、R 下表面反射波、出波等四个光点……;当探头连续地从左至右反复扫查时,屏上就出现一幅由许多辉度不同的光点所组成的纵切面声像图。

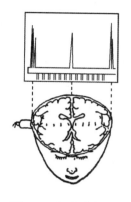

图 3-5　超声诊断原理

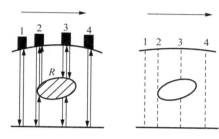

图 3-6　超声切面显像原理图

目前,B 型超声诊断仪的扫描成像的方式,一般都用电子扫描。探头由多个晶片所组成,每个晶片(很小的换能器)称为一个阵元,由它们组成多元线列阵(简称线阵),用电子开关按一定程序自动使它们交替工作。由于控制方式的不同,可分为线阵扫查和扇形扫查。

3) M 型超声诊断仪

M 型诊断仪是一种单轴测量体内各层组织界面相对于体表的距离随时间变化的曲线,用于心脏检查,为单声束超声心动图。它把心脏各层结构的反射信号加在示波管的阴极,以光点显示在屏幕上。当心脏跳动时,这些光点作上下移动,图 3-7 为超声心动图的模拟图。图中 A 为人体前胸壁的反射面;B、C、D、E、F 为心脏中不同深度的 5 个反射面,这 5 个反射面的反射波在荧光屏上分别显示为 b、c、d、e、f 5 个光点。当心脏搏动时前胸壁 A 是不动的;B、C、D、E、F 都上下振动,即它们的深度随时间变化,因此 b、c、d、e、f 也相应地上下移动。若使光点随时间沿水平方向从左向右地匀速运动,就构成了一幅反射面的活动曲线图。

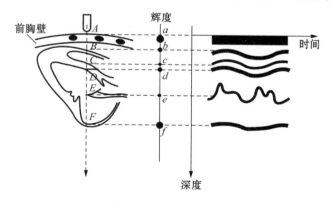

图 3-7　超声心动图

4) 超声多普勒诊断仪

利用多普勒效应对运动的脏器和血流进行探测的仪器,叫做超声多普勒诊断仪(或称 D 型仪)。

目前根据工作方式分为两类:

(1) 连续波超声多普勒法:仅适用于测量外周浅部小血管的流向、流速和监听胎儿心音。

（2）脉冲多普勒法：可对大血管和心脏内血流进行流速、部位和方向的测定，具有距离分辨力，此种超声以间歇式发送。目前发展到和实时切面超声显像相结合，以在切面图像上显示取样部位，便于测量流速、流量和异常血流分布范围及随时间的变化情况。

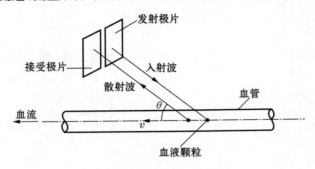

图 3-8　多普勒超声血流计原理

当用连续超声波多普勒效应来测量血流速度时，多普勒超声仪的探头通常有两块换能器，分别用作超声的发射和接收，如图 3-8 所示。接收到的频率与发射时的频率不同，这两个频率的差值简称频移，用 f_d 表示。f_d 的产生由两步完成。第一步，发射超声的声源是静止的，而随血液流动的红细胞作为声波的接收者是运动的，它所接收到的频率为

$$f' = \frac{c + v_0\cos\theta}{c} f$$

式中 c 为超声波在血液中的声速，约为 1500m/s，f 为超声发射的频率，通常为 2～5MHz，θ 为血流方向与超声波束传播方向的夹角。第二步，因超声波在不同声阻界面上会产生回波，所以超声波又从流动着的红细胞反射回来，其回波频率与 f' 相等，该回波又为静止的接收换能器所接收，此时接收到的频率为

$$f'' = \frac{c}{c - v_0\cos\theta} f'$$

于是频移 f_d 为

$$f_d = f'' - f = \frac{c}{c - v_0\cos\theta}\left(\frac{c + v_0\cos\theta}{c}\right)f - f \tag{3-15}$$

则

$$f_d = \frac{2v_0\cos\theta}{c - v_0\cos\theta} f$$

当 $v_0 \ll c$ 时，血流速度 v_0 为

$$v_0 = \frac{c}{2f\cos\theta} f_d \tag{3-16}$$

从上式可见：当红细胞向探头运动时，$0° < \theta < 90°$，f'' 大于 f，$f_d > 0$，为正向频移；当红细胞背离探头运动时，$90° < \theta < 180°$，f'' 小于 f，$f_d < 0$，为负向频移。所以频移 f_d 的大小反映血流速度的大小，而频移 f_d 的正负反映血流的方向。

3.4.5　超声医学新技术

随着电子学、计算机科学、材料学的迅速发展，超声医学出现了许多新的理论、新的方法、新的技术，成为近年来发展最快的诊断和治疗学科之一。

1) 超声诊断、成像新技术

（1）三维成像。

B 型超声、CT、MRI、核医学等二维医学图像，已经成为临床疾病诊断的重要方法。但由于人体脏器结构是三维空间分布，仅仅依靠一幅或几幅二维图像来理解三维结构，仍具有一定的局限性。

三维成像（Three Dimensional Echography，3-DE）是在二维超声切面图的基础上，通过计算机三维重建所获得的立体空间图像。3-DE 的基本原理有三大类：①利用光学原理与系统进行三维成像；②利用光学系统和图像叠加原理进行三维成像；③利用计算机辅助进行三维成像。3-DE 可分为观察非活动脏器的静态 3-DE 和观察活动脏器的动态 3-DE，后者在心脏应用时称为三维超声心动图。3-DE 的基本方法是表面成像和体元成像。分别可在切面图像上描记结构的边缘轮廓，获得结构透明的网络状及表面光滑的薄壳状三维图像，或利用射线投射法对各体元特征进行采样，累计叠加形成多层次透明的三维图像。

3-DE 可以更客观地显示整体空间结构，对某些病灶和解剖结构的定位更加准确。如静态 3-DE 可观察肝内占位性病变、胆囊结石、妇科肿瘤、前列腺肿瘤及胎儿发育状况等，动态三维超声心动图则对诊断瓣膜疾病、房室间隔缺损、血栓形成以及判定心功能等有独到之处。有人将三维图像随时间变化的实时动态序列图像称为"四维图像"，如实时三维超声心动图。

（2）弹性成像。

利用超声激发提取组织有关的弹性参数的成像方法，称为弹性成像（elastography，ESG），亦称组织弹性成像。ESG 反映了组织局部受外力作用时因应力而产生的形变，是从组织的弹性特征中了解组织质地的变化。超声激发方式既可来自于外部给予低频振动（20～1 000 Hz）所激发的组织内部振动，也可来自外界给组织施加一定的静态或半静态压力。对振动或加压前后的回波信号差异用不同的彩色显示，进行对比分析，可获得沿探头轴方向的组织内部应变剖面图，得到应力和应变范围。

ESG 是一种对组织力学特征成像的新技术。根据力的施加方式，分为动态法和静态法两种，适用于任何接收动态或静态压力的组织器官。形变后最软的组织以红色显示，中间者为绿色，最硬者呈蓝色。ESG 目前主要用于检测乳腺癌、前列腺癌、血管内动脉粥样斑块、肝硬化等。

（3）谐波成像。

谐波成像（harmon imaging）又称倍频成像，是指人体回声中非线性传播所形成的声像图，是一种新的结构成像标准模式。通常把振动系统的最低固定频率称为一次谐波（基波），而频率为基波 2 倍的正弦波称为二次谐波（倍频）。非线性传播是指声波在组织中传播遇到不规则界面时发生的畸变，因此谐波成分增多。谐波成像主要分为组织谐波成像和对比谐波成像两种。

谐波成像的优点是可消除基波的干扰和噪声，有效地避免系统主频造成的伪像，获得人体较深部位的细腻图像，如心肌心内膜、血管边界、脏器占位病变及囊性病变的内部回声波等。

2) 超声治疗新技术

（1）高强度聚焦超声治疗。

高强度聚焦超声（High Intensity Focused Ultrasound，HIFU）治疗是将体外低能量密度的超声在生物体内形成高能量密度的聚焦区，产生热效应、空化效应等，达到瞬间杀灭病变组织的目的。

HIFU 治疗的关键是：①要在聚焦区形成足够高的声强,如治疗的超声频率为 2～5MHz,聚焦区声强可达 5 000～15 000 W/cm²;②定位要精确,保证聚焦区落在病变组织区,并应有良好的弹性成像监测。

HIFU 技术已应用于肝癌、乳腺癌、前列腺癌等的治疗,对于前列腺增生、子宫肌瘤等良性病变的治疗、止血、溶栓的治疗也有报道。

(2) 超声血管成形术。

超声血管成形术(Ultrasonic Angioplasty,UA)是一项治疗狭窄性或闭塞性血管疾病的新技术。它的原理是通过导管将超声引入血管腔内,产生机械振动效应和空化效应,引起内爆炸,再加上超声消融或介入性导管抽吸、去除,以达到使粥样斑块破碎、闭塞血管再通和狭窄血管扩张的治疗目的。

(3) 靶向超声。

靶向超声(Targeted Ultrasound,TU)是超声介导靶向治疗技术的新进展,其基本原理是携带靶向药物的微泡造影剂在声场内受到超声作用后,产生机械振动效应和空化效应,使局部细胞通透性增加并导致微血管内皮细胞受损。破碎的微泡造影剂还可定位释放抗体、药物等。能同时发挥靶向性物理破坏和药物转移两项治疗效应。

习题

1. 什么是声压、声阻、声强? 它们之间的关系如何?

2. 声强级和声强有何不同? 关系如何?

3. (1)两个频率相同的声波,一个在 20℃ 的空气中,另一个在 20℃ 的水中,其强度相等,则在水中与在空气中声波的声压幅值之比是多少?

(2)如果这两个声波的声压幅值相等,则在空气中与在水中声波的声强之比是多少?

4. 面积为 $1m^2$ 的窗户开向街道,街道噪声在窗口的声强级为 80dB,问窗口处噪声的功率是多少 W?

5. 如果两列声波的强度级相差 20dB,求该两声波的强度之比,如果一声波的强度比另一个大一倍,则这两个声波的强度级之差为多少?

6. 在同一媒质中传播的两声音的声压幅值的比是 1：2,分别求出:

(1) 它们的声强之比。

(2) 声强级之差。

(3) 声压级之差。

7. 设某人平常说话时声强为 $10^{-7} W/m^2$,低语时为 $10^{-9} W/m^2$。试求此人平常说话时与低语时的声强级之差为多少分贝?

8. 五个相同的喇叭同时广播,比单独一个喇叭广播的声强级大多少分贝? 要再加大同样分贝数的声强级,还需几个相同的喇叭广播?

9. 声强级和响度级有何区别? 有人说 30dB 的声音一定比 10dB 的声音听起来响? 你以为如何? 为什么?

10. 若在同一媒介质中传播的频率为 1 200Hz 和 400Hz 的两声波有相同的振幅,则两声波的声强之比为多少? 它们的声强级之差是多少?

11. 一列火车以 25m/s 的速度在静止的空气中行驶,设机车汽笛的频率为 500Hz,声速是 340m/s,求:

(1) 在机车前和机车后的声波的波长。

(2) 在机车前和机车后的静止的人所听到的声波频率。

(3) 求在另一列以 15m/s 的速度行驶的火车上的一位乘客在与第一列火车相向驶近时和背向驶离时所听到的声波的频率。

12. 骑自行车者以 20m/s 的速度前进,一摩托车以 50m/s 的速度从后驶来,摩托车鸣喇叭频率为 800Hz,如空气中的声速为 350m/s,则骑车者听到的喇叭频率为多少? 如骑车者急刹车停下,则听到的喇叭频率变为多少?

13. 如图 3-9 所示一声源 B 的频率为 343Hz,并以 $v=3$m/s 速度向墙壁 W 匀速运动,求静止观察者 O 听到的拍频。(声速为 340 m/s)

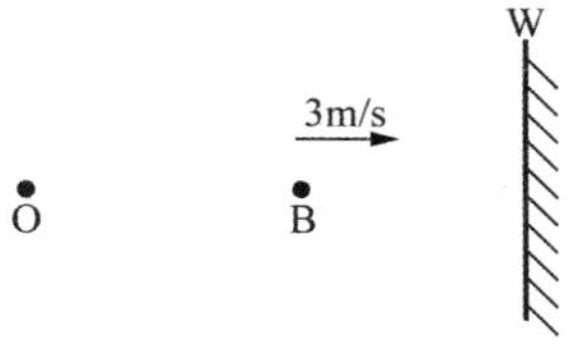

14. 超声波的频率范围如何? 有哪些主要特征? 与物质作用时主要有哪些方式?

15. 什么叫幅度调制? 什么叫辉度调制? 试比较 A,B,M 型三种超声诊断仪的图像所表达的信息有何差异?

图 3-9

16. 说说你知道的最近几年发展起来的超声医学新技术。

第4章 分子动理论

本章从分子运动论的观点阐明气体的一些宏观性质和规律。一切宏观物体都是由大量分子或原子组成的;所有的分子或原子都处在不停的、无规则热运动中;分子之间有相互作用力。分子力的作用将使分子聚集在一起,在空间形成某种规则的分布,而分子的无规则运动将破坏这种有序排列,使分子分散开来。

分子动理论就是从物质的微观结构出发,应用微观粒子运动的力学定律和统计方法,求出微观量的统计平均值,解释和揭示物体的宏观规律的本质。分子动理论及其研究方法对于解释和分析生命现象具有重要的意义。本章所介绍的分子动理论的一些基本知识,也为后面的章节做一个铺垫。

4.1 物质的微观模型

通常宏观物体可分为固态、液态和气态三种。组成这些宏观物体的分子或原子都处在不停息的、无规则的运动之中,物体温度越高,分子无规则运动就越剧烈。大量分子的无规则运动被称为分子的热运动(thermal motion)。一切热现象都是物体内大量分子热运动的集体表现。

生活中许多常见的现象都能很好地说明组成宏观物体的分子之间存在着一定的空隙,例如气体很容易被压缩,又如水和酒精混合后的体积小于两者原有体积之和,这都说明分子间有空隙。不同物质分子间的空隙大小是不同的,对于同种物质的分子来说,在气态时最大,液态时次之,固态时最小。

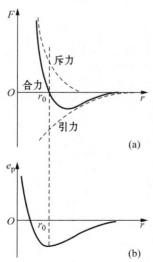

图 4-1 分子力和分子势能

固体和液体的分子聚在一起,能够保持一定的形状,这说明分子之间存在相互吸引力;而固体和液体又很难压缩,即使气体被压缩到一定程度后也会产生强大的反弹力,说明分子之间还存在着斥力。分子间的引力和斥力统称为分子力(molecular force)。根据实验和理论分析,我们可以得到物体分子间作用力 F 与分子间距离 r 的关系式,即

$$F = \frac{C_1}{r^m} - \frac{C_2}{r^n} \tag{4-1}$$

式中:C_1,C_2,m,n 都是正数,根据实验数据确定。式中第一项是正的,代表斥力;第二项是负的,代表引力。m 和 n 都比较大,所以分子力随着分子间距离 r 增加而急剧减小,超过一定作用距离后,作用力实际上可以完全忽略,故属于短程力。

由于 $m > n$,所以斥力的有效作用距离比引力小。分子力 F 与分子间距离 r 的关系如图 4-1(a)所示。当 $r = r_0$(r_0 的数量级约为

10^{-10}m)时,斥力等于引力,$F=0$,分子处于平衡状态。r_0 称为平衡位置。当 $r<r_0$ 时,斥力大于引力,分子力表现为斥力,且随着 r 的减少而急剧增加。当 $r>r_0$ 时,斥力小于引力,分子力表现为引力,且 r 的增大而先增大后减小;当 r 大于分子力的有效作用距离(约 10^{-9}m)时,引力很快趋于零。气体分子间的距离一般情况下是相当大的,因此,气体分子间的引力很小,几乎可以忽略不计。

我们也可用分子势能曲线来描述分子之间的相互作用。图 4-1(b)就是描写分子势能 e_p 与分子中心间距离 r 的关系,当 $r=r_0$ 时,即 $F=0$,分子势能最低,这时分子处于稳定状态。当分子位置偏离 r_0 时,其势能增加,这时分子处于不稳定状态,分子力有使之回到平衡位置的趋势。

4.2 理想气体分子动理论

4.2.1 系统 平衡态

由大量分子组成的物体或物体系称为热力学系统,简称系统。所有系统的宏观状态均可分为平衡态和非平衡态两类。在没有外界影响的条件下,热力学系统的各个部分的宏观性质(如压强、温度等)在长时间里不发生变化的状态称为平衡态(equilibrium state)。反之,则称为平衡态。非所说的是没有外界影响,是指系统与外界之间既无物质交换,又无能量传递(做功和传热)。

平衡态只是一种宏观上的寂静状态,在微观上,分子的热运动是永不停息的,系统的平衡态是一种动态平衡。原来处于非平衡态的气体,最终都会由于分子的热运动和分子间的相互碰撞达到平衡态。

4.2.2 理想气体状态方程

系统在平衡态下,系统的宏观性质就可以用一组确定的状态参量来描述。因此,状态参量实际上就是描述系统平衡态的参量。而状态参量之间通过实验或者理论所确定的函数关系,称为系统的状态方程。

理想气体状态方程为

$$pV=\frac{M}{\mu}RT=\nu RT \tag{4-2}$$

式中 $R=8.314$ J·$mol^{-1}K^{-1}$ 称为摩尔气体常量;μ 是分子量;M 为容器中气体的质量,单位为 kg;容器体积 V 的单位为 m^3;压强 p 的单位为 N·m^{-2} 或 Pa。$\nu=\frac{M}{\mu}$ 是气体的摩尔数。

1 摩尔的任何气体中都含有 N_A 个分子,N_A 称为阿伏伽德罗常数,其值为

$$N_A=6.023\times10^{23}mol^{-1}$$

$$k=\frac{R}{N_A}=1.38\times10^{-23}J·K^{-1}$$,为玻耳兹曼常量。

N 表示单位体积 V 中的气体分子总数,则 n 为容器内单位体积气体分子数,也就是分子数密度,即 $n=N/V$,则

$$\nu=\frac{M}{\mu}=\frac{N}{N_A} \qquad (4\text{-}3)$$

式(4-2)的理想气体状态方程也可以写成

$$pV=NkT \qquad (4\text{-}4)$$

或

$$p=nkT \qquad (4\text{-}5)$$

理想气体实际上是不存在的,它仅仅是为了研究问题方便而对真实气体的近似,是一个理想模型。而实际气体,在压强不太大和温度不太低的范围内,一般可以近似地认为是理想气体。

4.2.3　道尔顿分压定律

对于混合气体,通常把某种组分的气体在相同温度下单独占有混合气体原有体积时的压强。称为该组气体的分压强。若各种成分气体的分子数密度分别为 $n_1, n_2, n_3, \cdots, n_m$,则混合气体的分子数密度为 $n=n_1+n_2+n_3+\cdots+n_m$。

可得混合理想气体的压强为

$$p=p_1+p_2+p_3+\cdots+p_m \qquad (4\text{-}6)$$

即混合理想气体的总压强等于各组分气体分压强之和。此即道尔顿分压定律。

4.2.4　理想气体的压强公式

1) 理想气体微观模型特征

(1) 分子本身占有的空间体积可忽略不计,因为在一般情形分子的线度比分子之间的平均距离小得多。

(2) 分子在不停地运动着,分子之间及分子与容器壁之间不断地进行着弹性碰撞。

(3) 除了碰撞的瞬间外,分子之间、分子与容器壁之间均无相互作用。体系的能量只包括分子运动的动能。

(4) 分子运动遵从经典力学规律。

对理想气体分子体系来说,其中任一个分子的运动状态都是没有特定规则的,但整个体系的整体却呈现出一定的规律性。从大量实验结果总结出适用于包含大量分子的热力学体系,处在平衡态时的所谓等概率假设:

(1) 平衡态时,若忽略重力的影响,处在地面附近容器内的气体,每个分子处于容器包围的空间中任一点的机会(称为概率)是相同的。

(2) 平衡态时,每个分子速度按方向的分布是完全相同的,此即速度方向的等概率假说。

由以上假设可知,速度的每个分量的平方的平均值应该相等,即

$$\overline{v_x^2}=\overline{v_y^2}=\overline{v_z^2} \qquad (4\text{-}7)$$

对容器中共有的 N 个分子求速率的平均值,则有

$$\overline{v^2}=\overline{v_x^2}+\overline{v_y^2}+\overline{v_z^2} \qquad (4\text{-}8)$$

所以

$$\overline{v_x^2}=\overline{v_y^2}=\overline{v_z^2}=\frac{1}{3}\overline{v^2} \qquad (4\text{-}9)$$

上面各式中的 $\overline{v^2},\overline{v_x^2},\overline{v_y^2},\overline{v_z^2}$ 称为统计平均值,只对大量分子的热力学体系才有确定的意义。

2) 理想气体的压强

容器内的气体分子不停地做无规热运动,每时每刻都有大量气体分子与容器壁进行碰撞,其平均效果就表现为器壁受到一个均匀的持续的压力,因为气体处于平衡态时容器壁各处压强相同,因而只需计算某一个器壁处的压强就可以了。

图 4-2 表示一个边长为 a,b 和 c 的长方体容器,装有质量为 m 的分子共 N 个,设其中第 i 个分子的速度为 v_i,其在直角坐标系中的 3 个分量分别为 v_{ix},v_{iy},v_{iz},考虑该分子与 A 面碰撞的沿 x 方向。由于碰撞是完全弹性的,故必以速度 $-v_i$ 被 A 面弹回,其动量增量为

$$\Delta p_i = (-mv_{ix}) - mv_{ix} = -2mv_{ix}$$

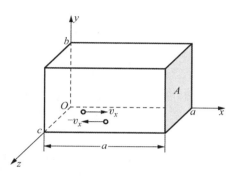

图 4-2　压强公式推导

根据动量定理,动量增量等于碰撞中器壁施于该分子的冲量。由牛顿第三定律,分子施于容器壁的冲量是 $2mv_{ix}$。分子在 x 方向只与容器两侧面碰撞,所以在与 A 面相继发生两次碰撞之间所走过的距离是 $2a$,单位时间内和 A 面的碰撞次数是 $\dfrac{v_{ix}}{2a}$,加在 A 面的总冲量是 $\dfrac{v_{ix}}{2a}2mv_{ix}=\dfrac{mv_{ix}^2}{a}$,这就是该分子加在 A 面的冲力在单位时间内的平均值 F_i,容器内 N 个分子给 A 面的总平均冲力为

$$F_A = \sum_{i=1}^{N} F_i = \sum_{i=1}^{N} \frac{mv_{ix}^2}{a} = \frac{m}{a}\sum_{i=1}^{N} v_{ix}^2 = \frac{Nm}{a}\overline{v_x^2}$$

A 面上所受的压强为

$$p = \frac{F_A}{bc} = \frac{Nm}{abc}\overline{v_x^2} = nm\,\overline{v_x^2} = \frac{1}{3}nm\,\overline{v^2} \tag{4-10}$$

式中 n 为容器内单位体积气体分子数,也就是分子数密度,即 $n=N/V$。

如果令 $\overline{e_k}=\dfrac{1}{2}m\,\overline{v^2}$ 表示气体分子的平均平动能,则上式表示为

$$p = \frac{2}{3}n\,\overline{e_k} \tag{4-11}$$

式(4-11)表示宏观量 p 和微观量平均值 $\overline{e_k}$ 之间的关系,这是大量分子统计平均的结果。表明在平衡态下,单位体积的分子数越多,分子的平均平动动能越大,理想气体的压强就越大。式(4-10)和式(4-11)都是理想气体的压强公式。是气体动理论的基本公式之一。

4.2.5　理想气体的能量和温度

1) 理想气体的能量和温度

由式(4-11)和式(4-5),可得理想气体分子热运动的平均平动动能

$$\overline{e_k} = \frac{1}{2}m\,\overline{v^2} = \frac{3}{2}kT \tag{4-12}$$

上式也是气体分子动理论的基本公式之一。它从微观角度对温度进行了解释:温度是分子热运动剧烈程度的量度。温度越高,物体内部分子热运动越剧烈。由上式可得,理想气体的温度

与气体分子的平均平动动能成正比,而与气体的性质无关。

温度与大量分子的平均平动动能相联系,它不包括整体定向运动动能;温度是大量分子热运动的集体表现,具有统计意义,对于单个分子来说,温度是没有意义的。

2)气体分子自由度

理想气体的分子,我们可以把它们看成是一个个的质点。实际上气体分子具有一定的大小和复杂的结构。除了平动以外,还有转动和分子内部的振动。分子热运动的能量应将这几种能量都包括在内。在这方面,气体分子又不能简单地看成质点。

决定一个物体在空间的位置所需要的独立坐标数目叫做这个物体的自由度(degree of freedom)。气体分子的自由度随分子结构而定。单原子分子一般可当质点处理,自由度为3,这3个自由度是与分子平动相联系的,是平动自由度。对于双原子分子气体,可暂不考虑原子的振动,即认为分子是刚性的。确定它在空间的位置,除了需用三个坐标确定其质点位置的平动自由度外,还需要确定其键轴在空间的方位。确定一直线在空间的方位,可用它与 x,y,z 轴的夹角,但因总有 $\cos^2\alpha+\cos^2\beta+\cos^2\gamma=1$,其中只有2个是独立的。它给出了分子的转动状态,对应的自由度是转动自由度。因此,对刚性双原子分子,自由度为5。其中平动自由度为3,转动自由度为2。对于原子个数多于2个的刚性分子,除了确定质心位置的三个坐标和确定某一键轴的两坐标外,还需要确定整个分子绕该键轴转动的角度和坐标。这后一个坐标也是一个独立的转动自由度。因此,对刚性多原子分子,自由度为6,其中平动自由度和转动自由度各为3。

在常温下,一般不考虑气体分子中原子的振动。但是,当温度很高的时候,分子之间的距离就会发生变化,此时,多原子分子不能认为是刚性的,需要考虑振动自由度。

3)能量均分定理

分子的平均总动能为

$$\frac{1}{2}m\,\overline{v_x^2}=\frac{1}{2}m\,\overline{v_y^2}=\frac{1}{2}m\,\overline{v_z^2}=\frac{1}{3}\left(\frac{1}{2}m\,\overline{v^2}\right)=\frac{1}{3}(\overline{e_k})=\frac{1}{2}kT \qquad (4\text{-}13)$$

上式表明,分子平均平动动能是均匀地分配到每个自由度的。由于大量分子频繁碰撞的结果,各个平动自由度中没有哪一个更占优势,因而,各个平动自由度具有相等的动能,都是 $\frac{1}{2}kT$。

这种能量的分配,在分子有转动的情况下,还可以应用到转动自由度,这就是说,在大量分子频繁碰撞的过程中,平动和转动之间以及各转动自由度也可以交换能量,而且就能量来说,这些自由度中也没有哪个是特殊的,即各自由度的平均动能是相等的。经典统计物理可以更严格地证明,在温度为 T 的平衡态下,物体(气体、液体或固体)分子每个自由度的平均动能都相等,都等于 $\frac{1}{2}kT$。这一结论叫做能量均分定理。

由能量均分定理,如果气体分子有 i 个自由度,则分子的平均总动能为 $\frac{i}{2}kT$。对单原子分子、刚性双原子分子和刚性多原子分子,i 分别为3,5,6。

能量均分定理是一条统计规律,只有对大量分子才成立。就某一个分子来说,每个自由度的能量在和其他分子碰撞过程中都不断变化,不能认为都是 $\frac{1}{2}kT$。

　　从宏观上讨论气体的能量时,常用内能(internal energy)的概念。气体的内能是指它所包含的所有分子的动能和分子间相互作用势能的总和。对于理想气体,由于分子之间没有相互作用,分子间也就没有势能。因此理想气体的内能就是所有分子动能的总和。

4.3　气体分子的统计分布

　　处于热平衡态中的每个气体分子,其运动速度的大小和方向都是随机和偶然的。然而从宏观整体来看,大量分子组成的气体都具有一定的温度和压强,这说明大量这些随机偶然事件存在一定的分布规律,称为统计规律性。对理想气体分子运动状态来说,由于气体分子的量很大,它们之间互相碰撞,各个分子的速度大小和方向都是随机变化和不可预知的,这体现了气体分子运动状态的随机性和偶然性,但气体分子出现各种运动状态的概率有完全确定的分布规律。麦克斯韦在 1859 年首先从理论上用统计方法解决了气体分子运动速率的分布问题,该理论不久后即为实验所证实。

4.3.1　速率分布函数

　　系统中分子的热运动可用统计学的方法进行处理。所谓速率的统计分布,是指在总数为 N 的气体分子中,速率处于 v 到 $v+dv$ 区间内的分子数 dN 有多少,或者每个分子的速率分布在该区间内的概率是多大,或者 dN 占总分子数 N 的百分比 dN/N 是多少,该百分比在各速率区间是不相同的,它是与速率 v 有关的函数,在速率区间足够小的条件下,该百分比还与区间的大小 dv 成正比,即有

$$\frac{dN}{N} = f(v)dv$$

式中 $f(v)$ 称为速率分布函数,即

$$f(v) = \frac{dN}{Ndv} \tag{4-14}$$

　　速率分布函数它表示速率处于 v 附近单位速率区间内的分子占总分子数的百分比。其数值越大,说明分子处于 v 附近单位速率区间内的概率就越大。将上式对所有速率区间积分,可得所有速率区间的分子数占总分子数的百分比,这显然应等于 1,故有

$$\int_0^\infty f(v)dv = 1 \tag{4-15}$$

上式称为速率分布函数的归一化条件。

4.3.2　麦克斯韦速率分布律

　　设气体分子的质量为 m,在平衡状态下,当分子之间的相互作用忽略不计时,麦克斯韦首先从理论上导出了速率分布函数的数学表达式为

$$f(v) = 4\pi \left(\frac{m}{2\pi kT}\right)^{\frac{3}{2}} e^{-\frac{mv^2}{2kT}} v^2 \tag{4-16}$$

式中 k 为玻耳兹曼常量;T 为热力学温度。由上式确定的理想气体分子按速率分布的统计规律,称为麦克斯韦速率分布律。上式表示,对于给定的气体,速率分布函数只与温度有关。麦克斯韦速率分布曲线如图 4-3 所示,它形象地描述了气体分子按速率分布的情况。

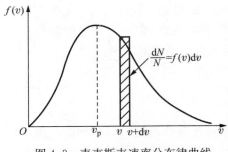

图 4-3　麦克斯韦速率分布律曲线

速率分布曲线形象地表明,具有很大速率或很小速率的分子数较少,中等速率的分子数较多。曲线有一最大值,与之相应的速率 v_p 叫做最概然速率。图 4-3 中的小窄条面积表示速率处于 v 到 $v+dv$ 区间内的分子数占总分子数的百分比,或表示每个分子速率处在该速率区间内的概率大小。曲线下的总面积满足归一化条件,表示处在所有速率区间内的分子数百分比的总和等于 1。

4.3.3　气体分子的三种统计速率

运用麦克斯韦速率分布函数,可以推导出反映分子运动状态的三种速率的统计平均值。

1) 最概然速率

由图 4-4 可见,麦克斯韦分布曲线对应 y 轴峰值的速率称为最概然速率,用 v_p 表示。对于同样的速率间隔 Δv,其中心速率在最概然速率处的分子数目最多。

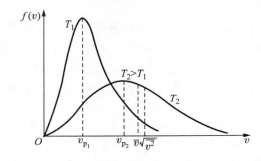

图 4-4　不同温度下的速率分布和麦克斯韦三种统计速率

最概然速率 v_p 由麦克斯韦速率分布函数 $f(v)$ 取极值的条件求得,即

$$\frac{\mathrm{d}f(v)}{\mathrm{d}v}\Big|_{v_p}=0$$

得到

$$v_p=\sqrt{\frac{2kT}{m}}=\sqrt{\frac{2RT}{\mu}}\approx1.41\sqrt{\frac{RT}{\mu}} \tag{4-17}$$

上式表明:v_p 随温度 T 的升高而增大,随分子质量 m 的增大而减小。图 4-4 中两条不同曲线表示同一种分子在不同温度下的速率分布。

2) 平均速率

分子速率的算术平均值称为平均速率。因为 $\mathrm{d}N=Nf(v)\mathrm{d}v$ 如是速率在 $v+\mathrm{d}v$ 区间内的分子数,$v\mathrm{d}N=vNf(v)\mathrm{d}v$ 就是速率在 $v\to v+\mathrm{d}v$ 区间内的分子速率的总和,所以根据平均值的定义,平均速率

$$\bar{v}=\frac{\int v\mathrm{d}N}{N}=\frac{\int_0^\infty vNf(v)\mathrm{d}v}{N}=\int_0^\infty vf(v)\mathrm{d}v \tag{4-18}$$

$$\bar{v}=\sqrt{\frac{8kT}{\pi m}}=\sqrt{\frac{8RT}{\pi\mu}}\approx1.60\sqrt{\frac{RT}{\mu}} \tag{4-19}$$

3) 方均根速率

分子速率平方的平均值的平方根称为方均根速率。与用与平均速率类似，分平方的平均值为

$$\overline{v^2} = \frac{\int v^2 \mathrm{d}N}{N} = \frac{\int_0^\infty v^2 Nf(v)\mathrm{d}v}{N} = \int_0^\infty v^2 f(v)\mathrm{d}v \tag{4-20}$$

$$\sqrt{\overline{v^2}} = \sqrt{\int_0^\infty v^2 f(v)\mathrm{d}v} = \sqrt{\frac{3kT}{m}} = \sqrt{\frac{3RT}{\mu}} \approx 1.73\sqrt{\frac{RT}{\mu}} \tag{4-21}$$

由此可知，平均平动能 $\overline{e_k} = \frac{1}{2}m\overline{v^2} = \frac{3}{2}kT$，和前面推导的式（4-12）相同，这从另一个侧面证明了麦克斯韦速率分布函数的正确性。

气体分子的三种统计速率都是大量分子作热运动的统计规律，它们均与温度 $\sqrt{T}$ 成正比，与分子质量 $\sqrt{m}$ 成反比，其相对大小为 $\sqrt{\overline{v^2}} > \overline{v} > v_p$。

三种统计速率分别应用于不同的研究场合。由于最概然速率是与速率分布曲线中的极大值相对应的速率，因此常被用于讨论分子速率分布的情况。平均速率常用于讨论分子的碰撞，如计算分子运动的平均碰撞次数、平均自由程。方均根速率常用于计算分子的平均平动动能以及用于讨论气体压强和温度的统计规律。

4.3.4 玻耳兹曼能量分布定律

麦克斯韦速率分布律反映了在平衡态下，且没有外力场（重力场、电场等保守力场）作用时气体分子的运动情况。如果分子处在重力场中，或者带电分子处在电场中，分子除了动能之外还具有势能。从麦克斯韦速率分布函数可以看出，指数项中只含有分子的动能部分 $\overline{e_k} = \frac{1}{2}m\overline{v^2}$，而忽略了势能。因此，对一些不可以忽略外力场作用的实际问题，只依靠麦克斯韦速率分布就不能解决。玻耳兹曼把麦克斯韦速率分布函数推广到分子在外力场中运动的情形，用总能量 $e = e_p + e_k$ 代替 e_k（e_p 是保守力场中的势能），总结出分子按能量的分布规律。

对一个系统来说，其中某个分子具有多少能量是偶然的，而构成系统的大量分子在热平衡时，有多少分子处于能量较高的状态，有多少分子处于能量较低的状态，是服从一定的统计规律的，即玻耳兹曼能量分布定律（Boltzmann energy distribution law）：

$$n = n_0 \mathrm{e}^{-\frac{e_p}{kT}}$$

理论和实验证明，上式所表述的规律，是统计物理中适用于任何系统的微观粒子（不考虑相互作用）按能量分布的一个基本定律。玻耳兹曼定律指出，从统计学角度看，粒子处在能量较低状态区间的数目比处在能量较高状态区间的粒子数多，且随着能量的增大，大小相等的状态区间内的粒子数按指数规律迅速地减小。

围绕地球的大气分子在重力场中呈非均匀分布，将大气分子的势能 $e_p = mgh = \frac{\mu}{N_A}g$ 代入上式，则得气体分子（或粒子）在重力场中的密度公式为

$$n = n_0 \mathrm{e}^{-\frac{mgh}{kT}} = n_0 \mathrm{e}^{-\frac{\mu gh}{N_A kT}} = n_0 \mathrm{e}^{-\frac{\mu gh}{RT}} \tag{4-22}$$

式中 n_0 是势能为零处的分子数密度；n 为高度 h 处的分子数密度。很明显，大气分子数密度

随海拔高度的增加按指数规律衰减。

由前述可以知道,气体的压强与分子数密度成正比,即 $p = nkT$,故有

$$p = p_0 e^{-\frac{\mu g h}{RT}}$$

(4-23)

式中 p_0 是海平面的大气压强,p 是海拔高度为 h 处的大气压强。式(4-23)给出了在重力场中大气压强与海拔高度的关系。由此式可知,海拔高度越高,大气压强越低,空气中的氧分压也越低,肺泡内的氧分压也随之下降。由于供氧不足,人体会出现各种症状。例如高山病和航空病,其主要原因是由于大气压强和空气中的氧分压急剧下降肺内缺氧所引起的,解决的办法是提高氧分压。如使用高压氧筒、高压氧仓。

4.4 气体的输运过程

前面讨论的都是气体在平衡态下的性质,实际上,许多问题都涉及到气体在非平衡态下的变化过程。例如,当气体各处密度不均匀时发生的扩散过程,温度不均匀时发生的热传导过程,以及各层流速不同时发生的黏滞现象,就是典型的由非平衡态向平衡态的变化过程。在非平衡态下,气体内部密度、温度、压强、流速等不均匀,由于分子间的频繁碰撞,将发生物质粒子、能量或动量在物体内的迁移现象。系统由非平衡态向平衡态转变的过程,称为输运过程(transport process)。

4.4.1 热传导

在气体中各处的温度不均匀时,热量就会从温度较高的地方传到温度较低的地方,这种现象称为热传导(heat conduction)。假设系统温度沿 x 方向逐渐升高,即在 x 方向存在温度梯度 $\frac{dT}{dx} \neq 0$,在 x_0 处取一截面 dS 垂直于 x 轴,热量将通过 dS 面沿 $-x$ 方向传递。以 dQ 表示在 dt 时间内通过 dS 面沿 x 轴负方向传递的热量,则

$$dQ = -K \left(\frac{dT}{dx} \right) dS dT$$

式中负号表示热量向温度降低的方向传递,与温度梯度的方向相反。式中 $\frac{dT}{dx}$ 表示在 x_0 处的温度梯度,比例系数 K 称为气体的导热系数或热导率,它与气体的性质和所处的状态有关,其单位是 $W \cdot m^{-1} \cdot K^{-1}$。

从分子动理论的观点看,热传导现象的实质是由于分子热运动形成的能量的输运。

4.4.2 扩散

在系统内部,当某种成分不均匀时,该成分将从密度大的地方向密度小的地方迁移,从而使整个系统的成分趋于均匀。这种现象叫气体的扩散(diffusion)。

假设系统中某种气体沿 x 轴方向的密度逐渐增大,即沿 x 轴方向存在密度梯度 $\frac{d\rho}{dx} \neq 0$。用与研究扩散类似的方法,我们在 x_0 处取一垂直于 x 轴的截面 dS。如果在 dt 时间内沿 x 轴负方向穿越 dS 面迁移的气体质量为 dm,通过实验的方法,可以总结出

$$dm = -D\left(\frac{d\varrho}{dx}\right)dSdT$$

式中负号表示质量迁移的方向是密度减小的方向；$\frac{d\varrho}{dx}$ 表示 x_0 处气体的密度梯度；比例系数 D 称为气体的扩散系数。

从分子动理论的观点来看，扩散现象也是分子热运动的结果。由于气体的密度不均匀，当高密度处的分子向低密度处运动时，低密度处的分子同样有相反的运动，因两处分子密度不同，故由高密度处进入低密度处的分子数要多些。扩散现象的宏观效果就是密度逐渐趋于均匀一致的过程，因此扩散过程是质量的运输过程。

4.4.3　透膜输运

生物体内各细胞之间的分子交换主要是通过生物膜（如细胞膜、毛细血管壁）扩散进行，这种分子或离子透过生物膜的运输称为透膜输运。生物体的细胞膜可以让一些分子通过，而另一些分子则不能通过，具有这种性质的膜称为半透膜，通常一切生物膜都是半透膜。

透膜输运是生物体最基本的生理过程。例如，胃黏膜细胞分泌的盐酸透过细胞膜进入胃腔消化食物，而营养物质或药物透过肠黏膜被吸收，再经血液输运并透过毛细血管壁进入组织等，都是物质透过生物膜的运输过程。

肺泡中的空气透过肺泡膜和毛细血管壁与血液交换氧气和二氧化碳；二氧化碳透过细胞膜排出体外。在肺泡与血液间的气体交换是由扩散过程完成的。呼吸时肺泡内 O_2 分压高于静脉中的 O_2 分压，而 CO_2 分压则低于静脉血中的 CO_2 分压，即肺泡内 O_2 分子密度高，而静脉血中 CO_2 分子密度高，因此 O_2 由肺泡向静脉血扩散，而 CO_2 则由静脉血向肺泡扩散。由于肺的呼吸不断在进行，肺泡气的成分保持相对稳定，就使 O_2 和 CO_2 进行扩散的分压差保持恒定，这就是气体交换的动力，故气体可以不断从分压高处向分压低处扩散。

肺换气时 O_2 和 CO_2 的扩散必须通过肺泡上的呼吸膜，呼吸膜的通透性及其面积都会影响气体的交换效率。若发生病理性变化，如肺纤维化、尘肺、肺炎等都会使呼吸膜厚度增加而使对气体的通透性下降。

4.4.4　血液透析

血液透析是一种能代替部分肾功能，清除血液中有害物质，纠正体内电解质与维持酸碱平衡的体外血液透析装置。主要应用于急、慢性肾功能衰竭，急性药物或毒物中毒、顽固性水肿和各种原因引起的肾功能衰竭。

若肾脏因受伤或病变失去功能，就无法调节水分、电解质和平衡酸碱度，造成水肿、高血钾和酸中毒，同时身体内由于新陈代谢所产生的废物也无法排出，累积在体内导致尿毒症，严重的甚至死亡。这时必须借助换肾手术或人工血液透析才能维持生命。血液透析的目的就是让透析器代替人的肾脏的功能，过滤血液中有害的物质。

图 4-5 是透析示意图，血液及透析液分别流经透析器，两者以透析膜隔开，透析液中含有相当于或略低于人体血液正常含量的盐类离子（钠、钙、钾、镁等）以及葡萄糖。利用血液和透析液里物质的浓度差异进行渗透扩散，让血液中的有害物质及多余的水透过透析膜进入到透析液中，由透析液带走，此过程中血液和透析液都不断地流动。这种透析器，它把透析膜做成

非常细小的管子,一个透析器由数千条这样的细管子组成,使用时透析液在细管外流动,血液在细管内流动。血液透析时必须保证绝对安全,因此要加一些监测仪器及安全防护设施。

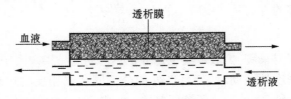

图 4-5　透析示意图

　　血液透析是由血液透析机完成的。图 4-6 是血液透析机中血液透析器的主要构造。血液透析机除了透析器外,一般还要包括两个流路系统,一个是透析液的流路系统,另一个是血液的流路系统,两系统各自独立,在透析器中交会而过。透析时由手臂上的静脉将血液导流到洗肾机,处理后再引流回静脉中。

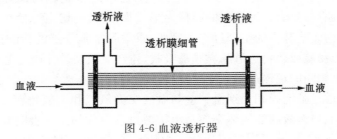

图 4-6 血液透析器

习题

　　1. 生活中哪些现象可以证明气体分子在不断地运动着。

　　2. 两种不同种类的理想气体,分子的平均速率相同,问:

　　(1) 均方根速率是否相同?

　　(2) 分子平均平动动能是否相同?

　　(3) 最概然速率是否相同?

　　3. 装有 20 升氧气的钢瓶,压强为 80atm,温度为 27℃,则钢瓶中氧气的质量是多少?

　　4. 氢气的摩尔质量为 2×10^{-3} kg·mol^{-1},空气的平均摩尔质量为 28.9×10^{-3} kg·mol^{-1}。当温度为 273K 时,分别求出氢分子和空气分子的方均根速率和平均速率。

　　5. 容积为 10L 的容器,装有质量为 20g 的氧气和 30g 的氮气,此混合气体处于平衡态时温度是 20℃,求混合气体的压强和分子数密度。

　　6. 在一封闭容器内,理想气体分子的平均速率提高为原来的 2 倍,则温度和压强分别提高到原来的几倍?

　　7. 质量相等的氧气和氦气分别盛在两个容积相等的容器内。在温度相同的情况下,氧和氦的压强之比和内能之比分别为多少?

　　8. 有 N 个粒子,其速率分布函数如图 4-7 所示。

　　(1) 由 N 和 v_0 求常数 a。

（2）求粒子的平均速率。

9. 在标准条件下氦的方均根速率为 $1.30 \times 10^3 \mathrm{m \cdot s^{-1}}$，试求这时氦的密度是多少？

10. 求速率在与最概然速率 v_p 相差 $0.01 v_p$ 范围内的分子数占总分子数的百分比。

11. 一体系的速率分布函数为 $f(v)$，已知

$$\begin{cases} Nf(v) = (5 \times 10^{20}) \sin \dfrac{\pi v}{10^3} (\mathrm{m^{-1} \cdot s}) & 0 \leqslant v \leqslant 10^3 \\ Nf(v) = 0 & v > 0 \end{cases}$$

，求：

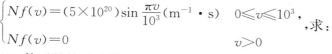

图 4-7

（1）体系的粒子总数。

（2）平均速率。

（3）方均根速率。

12. 一气体的温度 $T = 273\mathrm{K}$，压强 $p = 1.013 \times 10^3 \mathrm{Pa}$，密度 $\rho = 1.24 \times 10^{-2} \mathrm{kg \cdot m^{-3}}$，求：

（1）该气体分子的方均根速率。

（2）求气体的分子量，并确定它可能是什么气体？

13. 体积为 $10^{-3} \mathrm{m^3}$，压强为 $1.013 \times 10^5 \mathrm{N/m^2}$ 的气体分子的平动动能的总和为多少？

14. 高度为海拔约 3 000m 的山上，设大气温度处处相同，均为 10℃。设海平面上的大气压为标准大气压时，试求山上的大气压为多少？ 如果某人在海平面上每分钟呼吸 15 次，则此人在此山上呼吸多少次才能吸人同样质量的空气？（空气的平均摩尔质量为 $28.9 \times 10^{-3} \mathrm{kg \cdot mol^{-1}}$）

15. 有哪几种典型的输运过程，它们宏观上有什么规律，与哪些因素有关，微观上怎样解释其本质。

16. 什么是热传导现象，热传导现象的实质是什么？

17. 为什么说扩散过程也是质量的运输过程？

18. 血液透析的重要功能是什么？哪些人需要做血液透析？

第5章 液体表面现象

液面下厚度约等于分子引力的有效作用距离(数量级为 10^{-9} m)的一层液体叫做液体的表面层。本章主要介绍表面层内的张力,弯曲液面下的附加压强,以及表面活性物质等概念。它们是了解肺泡呼吸生理和血管气体栓塞等的物理基础。

5.1 表 面 张 力

从许多现象可以观察到:液体的表面如同张紧的弹性薄膜,有收缩的趋势。例如,某种昆虫能在水面上跳跃;将一根钢针轻轻地放在水面上,虽然它的密度比水大许多倍,但能把水面压出一条小沟而不下沉。荷叶上的露珠以及小滴水银等呈球形,是因为同体积的各种形状的物体中,球面的表面积为最小,所以液滴呈球形是液面收缩的必然结果。

下面简单的实验可使我们确信液体表面有收缩的趋势。如图 5-1 所示,在一金属丝环上系一根细线,然后把它浸没在肥皂液中,取出后,环上就形成一层肥皂液膜,细线以任意形状处于液膜之中,把液膜分隔成两部分。在细线的一侧用烧红的钢针刺破液膜,则细线因另一侧液面的收缩而张成弧形。上述实验,如用闭合细线圈取代细线,则当刺破线圈中的液膜时,由于圈外液面的收缩,而使细线圈张成圆形。

图 5-1　液体的表面张力

以上实验表明,在液体表面有一沿着液面具有收缩趋势的张力存在,这种力叫做表面张力(surface tension)。

5.1.1 表面张力系数

表面张力的大小可以用表面张力系数 α 来描述。如图 5-2 所示,设想在液体上作一分界线 MN,把液面分成(1)和(2)两部分,则两部分液体之间有相互作用的拉力,与固体棒或弹性膜受外力时内部任一截面两侧之间互相作用的拉伸应力类似,f_1 表示液面(1)对液面(2)的拉力,f_2 表示液面(2)对液面(1)的拉力,f_1,f_2 与液面相切,并且与分界线 MN 垂直,大小相等,方向相反。这就是液面上相接触的两部分表面相互作用的表面张力。因此,表面张力的方向是与液面相切并垂直于所选取的分界线或周界线的。实验表明,表面张力的大小与液面的分界线或周界线的长度 l 成正比,即

$$f = \alpha l \tag{5-1}$$

式中 α 称为表面张力系数。根据式(5-1)可以给出表面张力系数的一个定义:表面张力系数等于液面单位长度分界线上的表面张力。在 SI 制中,α 的单位为 N/m。

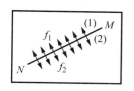

图 5-2　表面张力的方向

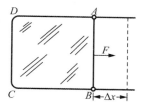

图 5-3　表面张力与表面能

下面从外力做功的角度给出表面张力系数 α 的另一定义。如图 5-3 所示,在一金属线框中形成液膜,长为 l 的 AB 边是可以在两邻边 AD,BC 上滑动的。液膜因存在表面张力而有收缩的趋势,而使 AB 边保持不动,必须加一个外力 F,大小与表面张力相等,方向相反。考虑到实际液膜有两个表面,所以 $f = 2\alpha l$。设想外力使 AB 边向外移动一距离 ΔX,则在这个移动过程中,外力 F 所做的功为

$$\Delta A = F\Delta x = 2\alpha l \Delta x = \alpha \Delta S$$

式中 $\Delta S = 2l\Delta x$ 是在 AB 边移动过程中液膜表面的增量。上式可写成

$$\alpha = \frac{\Delta A}{\Delta S} \tag{5-2}$$

由式(5-2)可见,表面张力系数的另一定义为:表面张力系数等于液面增加单位表面积时外力所做的功。

还可以从能量的角度给出表面张力系数 α 的定义。由于在移动 AB 边过程中,外力 F 始终与液面给 AB 边的力大小相等、方向相反,因而外力所做的功 ΔA 完全用来克服表面张力,从而转变为液膜表面层的能量,或者说转变为液膜的表面能。也就是说,液膜所增加的表面能 ΔE,即为外力所做的功 ΔA,所以

$$\Delta E = \Delta A = \alpha \Delta S$$

$$\alpha = \frac{\Delta E}{\Delta S} \tag{5-3}$$

由式(5-3)可见,表面张力系数的又一定义为:表面张力系数等于液面增加单位表面积时所增加的表面能,由后两个定义,α 的单位便是 J/m^2。

5.1.2　表面活性物质

(1) 表面张力系数 α 与液体性质有关。密度小,容易蒸发的液体 α 较小。如 20℃时,水的 α 为 72.8×10^{-3} N/m,酒精为 22.3×10^{-3} N/m。

(2) 表面张力系数 α 还与温度有关,一般说来,温度越高,α 越小。

(3) 表面张力系数 α 还与相邻物质的化学性质有关,如在水与苯的界面,水的 α 是 33.6×10^{-3} N/m;水与醚为界的情况下,α 为 12.2×10^{-3} N/m。

(4) 表面张力系数 α 还与液体内的杂质有关,有的杂质可使表面张力系数减小,而有的杂

质可使表面张力系数增大。能使液体表面张力系数减小的物质称为表面活性物质(surfactant)。常见的有肥皂、胆盐、蛋黄素,以及醚、酸、醛、酮等有机物质;能使液体的表面张力系数增大的物质称为表面非活性物质 。常见的有氯化钠、糖类(单糖、双糖)、金属氧化物、淀粉等。

表 5-1 列出了一些液体在一定温度下的表面张力系数的值。

表 5-1   几种液体的表面张力系数

液体	温度/℃	α 值/10^{-3}N/m 或 J/m^2
酒精	20	22.3
乙醚	20	17.0
甘油	20	63.1
橄榄油	20	32.0
肥皂液	20	25.0
水银	18	490.0
牛奶	20	50.0
胆汁	20	48.0
血浆	20	60.0
正常尿	20	60.0
黄疸病人尿	20	55.0
水	0	75.6
水	20	72.8
水	60	66.2
水	100	58.9

5.2   弯曲液面内外的压强差

液滴、水中的气泡、肥皂泡、人体肺泡内壁复盖的一层黏液等,它们的液面都是弯曲的。有的弯曲液面是凸液面,如水滴;有的弯曲液面是凹液面,如水中的气泡。由于表面张力的存在,弯曲液面的内外压强是不相等的,存在压强差,称为附加压强。

下面讨论弯曲液面的附加压强与表面张力系数及液面曲率半径的关系。

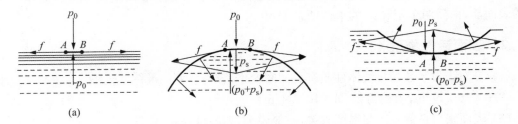

图 5-4   弯曲液面的附加压强

设在液体的表面上考虑一个小面积 AB,则沿 AB 的四周,AB 以外的表面对 AB 有表面张力的作用。力的方向与周界垂直,而且沿周界处与表面相切。

如果液面是水平的,如图 5-4(a)所示,则表面张力也是水平的,因而当 AB 面平衡时,沿周界的表面张力互相抵消,这时液体表面内外的压强相等,而且等于表面上的外加压强 p_0。

如果液面是弯曲的,则 AB 的周界上的表面张力不再是水平的,其方向如图 5-4(b)、(c) 所示。平衡时,表面张力 f 有一个合力指向液体的内部或外部,视曲面的凹凸而定。在凸液面的情况下,如图 5-4(b)所示,表面张力的合力指向液体内部,AB 好像紧压在液体上而使液体受到一附加压强 p_s,因此在平衡时,液面内的压强必大于液面外的压强,即附加压强为正的。在凹液面的情况下,如图 5-4(c)所示,表面张力的合力指向液体外部,AB 好像被拉出液面,因此在平衡时,液面内的压强将小于液面外的压强,即附加压强为负的。

5.2.1　球形液面内外的压强差

首先研究液面是球形的简单情况下的内外压强差,即球形液面的附加压强。

如图 5-5 所示,设在球形液面上考虑一周界为圆形的小面积 ΔS 的周界取一微段 $\mathrm{d}l$,则作用在 $\mathrm{d}l$ 上的表面张力为

$$\mathrm{d}f = \alpha \mathrm{d}l$$

式中 α 为表面张力系数。

$\mathrm{d}f$ 可以分解成平行于轴线 OC 方向的分力,为

$$\mathrm{d}f_1 = \sin\varphi \mathrm{d}f = \alpha\sin\varphi \mathrm{d}l$$

和垂直于轴线 OC 方向的分力,为

$$\mathrm{d}f_2 = \cos\varphi \mathrm{d}f = \alpha\cos\varphi \mathrm{d}l$$

因 $\mathrm{d}f_2$ 具有轴对称性,故垂直于轴线 OC 方向的各个分力 $\mathrm{d}f_2$ 的合力为零。而平行于轴线 OC 方向的各个分力 $\mathrm{d}f_1$,因方向相同,所以它的合力为

$$f_1 = \int \mathrm{d}f_1 = \int \alpha\sin\varphi \mathrm{d}l = \alpha\sin\varphi \int \mathrm{d}l = \alpha\sin\varphi 2\pi r$$

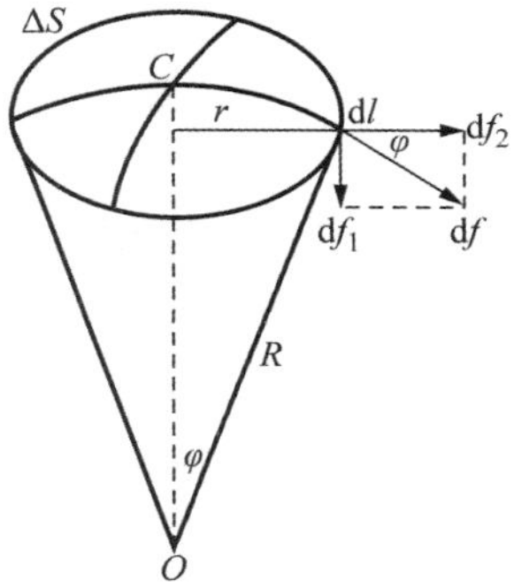

图 5-5　球形液面内外的
压强差

将 $\sin\varphi = \dfrac{r}{R}$ 代入上式得

$$f_1 = \frac{2\pi\alpha r^2}{R}$$

以半径为 r 的圆面积来除此力 f_1,即可得球形液面的附加压强

$$p_s = \frac{f_1}{\pi r^2} = \frac{2\pi\alpha r^2}{\pi r^2 R} = \frac{2\alpha}{R} \tag{5-4}$$

可见,表面张力系数 α 越大,球的半径 R 越小,附加压强 p_s 就越大。

弯曲液面下附加压强的存在使肥皂泡内的空气压强比泡外的空气压强大,由于肥皂泡有两个表面,所以泡内外压强差是 $p_s = 4\alpha/R$。可见泡的半径越小,泡内外压强差越大。我们可以做一个简单的实验来验证这个结论。如图 5-6 所示,在一个玻璃管的两端吹成两个大小不同的肥皂泡,由于大小泡内的压强不同而产生了压强差,以致小肥皂泡就把它里面的空气压入大肥皂泡之内,从而使小泡变得更小,而大泡变得更大。

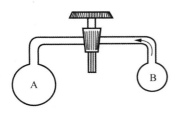

图 5-6　附加压强的实验

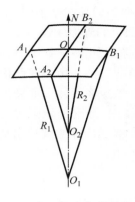

图 5-7　任意弯曲液面
内外的压强差

5.2.2　任意弯曲液面内外的压强差

　　现在我们来研究任意弯曲液面的附加压强,如图 5-7 所示,在弯曲液面上任取一点 O,过 O 点作液面的法线 ON,包含法线 ON 的平面在液面上截出的曲线称为正截口,$A_1 B_1$ 和 $A_2 B_2$ 是一对互相垂直的正截口,R_1 和 R_2 为这一对正截口的曲率半径。可以证明,任意弯曲液面的附加压强公式为

$$p_s = \left(\frac{1}{R_1} + \frac{1}{R_2} \right) \tag{5-5}$$

式(5-5)称为拉普拉斯公式。显然,球形液面的附加压强计算公式 $p_s = \dfrac{2\alpha}{R}$ 是上式在 $R_1 = R_2 = R$ 时的特殊情形。对于柱形液面,因为 $R_1 = R, R_2 = \infty$,所以附加压强 $p_s = \dfrac{\alpha}{R}$ 。

5.3　肺泡的表面张力

　　肺中有数以亿计的肺泡(图 5-8a)。这是许多平均直径为 250 微米(μm)的微小空气囊,通过呼吸道与大气相通。正常成人因呼吸,肺泡每天平均收缩和扩张约 15 000 次。肺泡间布满了充有血液的毛细血管,空气中的氧和血液中的二氧化碳在这里进行交换。肺泡壁的张力由肺泡内壁上一层含有表面活性物质的液体的表面张力与壁组织的弹性所共同引起,而前者更为主要。肺泡内表面活性物质的主要成分是二软脂酰卵磷脂,以单分子层形式覆盖于肺泡内壁,具有调节肺泡内壁液层的表面张力的作用。

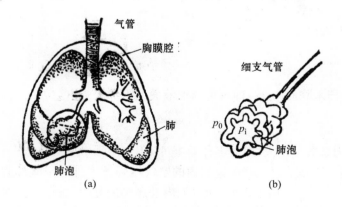

图 5-8　肺与肺泡

　　我们可以把肺泡近似地看做有微小出入口的、由液体包围的球形小气泡。设肺泡内的压强为 p_i,肺泡外即胸膜腔的压强为 p_0,如图 5-8(b)所示,肺泡的半径为 R,肺泡内壁上液体的表面张力系数为 α。则根据 $p_s = p_i - p_0 = \dfrac{2\alpha}{R}$,而有

$$p_s R = (p_i - p_0)R = 2\alpha \tag{5-6}$$

由上式可见,对此由液体所包围的气泡,其内外压强差与半径的乘积必须等于表面张力系数的 2 倍,气泡才能处于平衡,不然将胀破或萎缩。

吸气时,横膈下降,胸廓扩大而使肺泡外即胸膜腔压强 p_0 下降,而肺泡内压强 p_i 降低较 p_0 为小(见图 5-9),所以肺泡内外压强差 p_s 将增大,同时随着吸气过程的进行,空气进入肺泡,肺泡半径 R 增大,如果此时表面张力系数 α 不变,则上式平衡条件将不能满足。但是由于吸气时肺泡表面积增大,表面活性物质分子层较为稀疏,浓度减小,从而增大了表面张力系数 α,可使上式平衡条件得以满足,肺泡不致胀破。

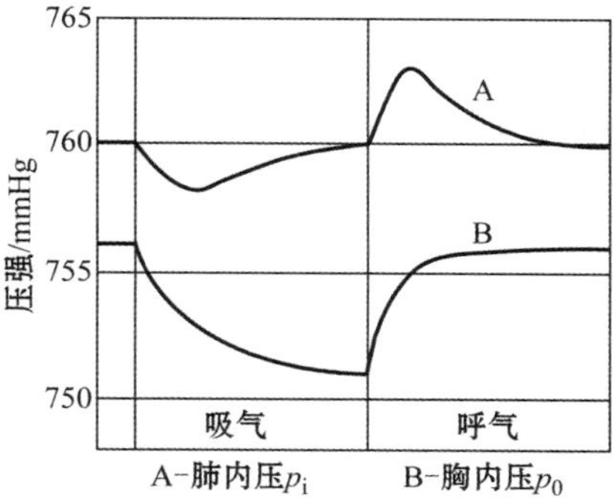

呼气时,横膈上升,胸廓缩小而使肺泡外即胸膜腔压强 p_0 上升,而肺泡内压强 p_i 升高较 p_0 为小(见图 5-9),所以肺泡内外压强差 p_s 减小,同时随着呼气过程的进行,空气被排出肺泡,肺泡半径 R 减小,如果此时表面张力系数 α 不变,则上式平衡条件也将不能满足。但是由于呼气时肺泡表面积缩小,表面活性物质分子层较为密集,浓度增加,从而降低表面张力系数 α,可使上式平衡条件得以满足,肺泡不致萎缩。

图 5-9　呼吸时肺内压与胸内压的变化

由此可见,肺泡表面张力以及表面活性物质的调节作用对于呼吸过程的重要意义。

5.4　毛细现象　气体栓塞

5.4.1　液体和固体接触处的表面现象

液体和固体接触处,通常发生润湿和不润湿两种现象。

如在洁净的玻璃板上放一滴水,水将沿玻璃面向外扩展,附着在玻璃上,形成薄层;在玻璃容器中注入水,在器壁附近的水面将上升而使液面呈凹形,这时我们说水润湿玻璃(图 5-10)。如在玻璃板上放一小滴水银,它将近似呈球形,能在玻璃上滚动而不附着在上面;在玻璃容器中注入水银,在器壁附近的水银面将下降而使液面呈凸形,这时我们说水银不润湿玻璃(图 5-11)。

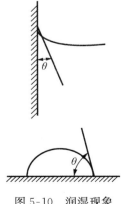

图 5-10　润湿现象

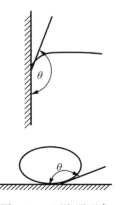

图 5-11　不润湿现象

润湿与不润湿决定于液体和固体的性质,同一种液体能润湿某些固体的表面但不能润湿另一些固体的表面。例如水能润湿玻璃但不能润湿石蜡;水银不能润湿玻璃但能润湿洁净的锌和铜。

通常用接触角 θ 来描写润湿和不润湿现象。在液体与固体接触处,作液体表面的切线与固体表面的切线,这两切线通过液体内部所形成的角度 θ 称为接触角。θ 为锐角时($\theta < 90°$)液体润湿固体,$\theta = 0°$ 时叫做完全湿润;θ 为钝角时($\theta > 90°$)液体不润湿固体,$\theta = 180°$ 时叫做完全不润湿。

润湿和不润湿现象可应用于制药。如在制剂工作中,为增加疗效,常常在药物中加入适当的物质以降低接触角,用以增加药物在涂布表面的润湿程度。也可应用于选矿,如泡沫浮洗矿石,就是利用矿物细末与水不润湿而砂石与水润湿的道理使矿粒与砂石分开。

5.4.2 毛细现象

将很细的管子插入液体中,如果液体润湿管壁,管内液面会上升,如果液体不润湿管壁,管内液面会下降,这种现象称为毛细现象(capillarity)。能够发生毛细现象的管子称为毛细管。现在研究毛细现象的成因及液面升降高度与哪些因素有关。

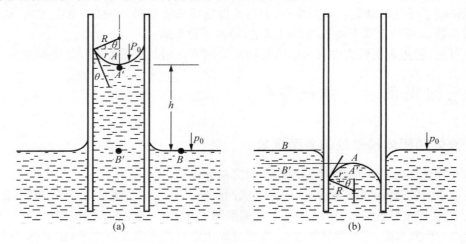

图 5-12　毛细现象
(a) $\theta < 90°$ 液体上升　　(b) $\theta > 90°$ 液体下降

下面讨论液体润湿管壁的情形。当毛细管刚插入液体中时,由于接触角度 $\theta < \pi/2$,管内液面为凹液面,附加压强为负值,即凹液面下方 B' 点的压强 $p_{B'}$ 小于上方大气压 p_0,而在平液面处与 B' 点同高的 B 点压强 p_B 等于大气压 p_0,即 $p_{B'} < p_B$。根据流体静力学基本原理,流体静止时同高两点的压强应相等,因此液体不能平衡而要在毛细管中上升,直至 $p_{B'} = p_B$ 时为止(图 5-12a)。

设毛细管的截面是半径为 r 的圆形,管内凹液面可看作半径为 R 的球面,则 $R = r/\cos\theta$,如液体密度为 ρ,表面张力系数为 α,液柱上升高度为 h。由图可见,A 点的压强为大气压 p_0,从 A 点到 A' 点压强减小 $p_S = \dfrac{2\alpha}{R} = \dfrac{2\alpha}{r/\cos\theta} = \dfrac{2\alpha\cos\theta}{r}$,从 A' 点到 B' 点压强增大 $\rho g h$,所以 B' 点的压强为 $p_0 - 2\alpha\cos\theta/r + \rho g h$,它应与 B 点的压强 p_0 相等,即

$$p_0 - \frac{2\alpha\cos\theta}{r} + \rho gh = p_0$$

因而

$$\frac{2\alpha\cos\theta}{r} = \rho gh$$

最后得到

$$h = \frac{2\alpha\cos\theta}{\rho gr} \tag{5-7}$$

　　上式说明毛细管中液面上升的高度与表面张力系数成正比,与毛细管的半径成反比。这一关系可用来测定液体的表面张力系数。

　　在液体不润湿管壁的情况下,用同样的方法可以证明,这时式(5-7)仍适用。由于接触角 $\theta > \pi/2$,此时 h 为负值,表示管中液体不是上升,而是下降(图 5-12b)。

　　毛细现象在日常生活中经常遇到,如棉花或棉布的吸水,灯芯吸引灯油,土壤提取地下的水,等等。毛细现象在生理学中也有很大作用,因为植物和动物的许多组织,都是以各种各样的管道连通起来的。

5.4.3　气体栓塞

　　液体在润湿情况下在细管中流动时,如果管中出现气泡,液体的流动就要受到阻碍,气泡多时将发生阻塞,这种现象称为气体栓塞(aero-embolism)。

　　气体栓塞现象可用表面张力所引起的附加压强解释。图 5-13(a)表示细管中有一液滴,如果液滴左右两端空间的气体压强相等,那么它的左右两端是对称的凹液面,曲率半径相等,因表面张力而出现的附加压强也相等。如果使左端空间气体的压强略为增加[图 5-13(b)],附着在管壁的液滴并不移动,只是使凹液面的形状改变,左端的曲率半径变小,右端的曲率半径变大,即向左的附加压强变大,而向右的附加压强变小,这两个附加压强之差产生一个向左的压强作用在液滴上,企图恢复液滴原来的形状并阻止其流动。如再增大左端空间的压强,则弯曲液面的形变更剧烈,只有在液滴两端的压强差达到一定限度 Δp 时,液滴才开始移动。Δp 值与液体的表面张力系数及细管半径等因素有关。图 5-13(c)表示一连串液滴之间形成多个气泡的情形。如果推动一个液滴,两端的压强差要超过 Δp,则推动 n 个液滴压强差必须超过 $n\Delta p$(图中为四个液滴,$n=4$)。很细的管内如果有了大量的气泡,即使两端的压强差大到几个大气压液体也不能流动,而发生栓塞现象。

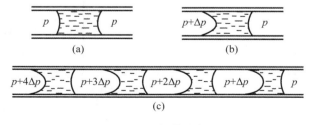

图 5-13　气体栓塞

　　临床输液时,要经常注意防止输液管中出现气体栓塞现象。静脉注射时,应特别注意不能在注射器中留有气泡,以免在微血管中发生栓塞。此外,人体的血液中溶有一定量的气体,其溶解度与压强成正比,如果气压突然降低,气体将析出成气泡,因此人从高压环境进入到低压环境时,如潜水员从深海上升到水面,或患者和医务工作者从高压氧舱中出来,都必须有适当的缓冲时间,否则在高压时溶于血液中的过量气体,因压强突然降低而释放出来,若微血管中血液析出的气泡过多,会造成血管栓塞而危及生命。

习题

1. 液体表面张力系数如何定义? 表面张力系数与哪些因素有关?

2. 什么是附加压强? 在球形凸液面的情况下,液面内与液面外压强哪里大? 在球形凹液面的情况下,液面内与液面外压强哪里大?

3. 拉普拉斯公式表明哪些物理量之间的关系?

4. 简述肺泡内壁液体中表面活性物质在呼吸过程中的作用。

5. 何谓接触角? 何谓润湿与不润湿?

6. 为什么毛细管插入水中时,管子里的水面会升高,插入水银中时,管子里的水银面会降低?

7. 试述微血管中气体栓塞的成因。

8. 如图 5-14 所示。用金属框测定肥皂液的表面张力系数时,测得重物 A 和滑动横杆 B 的重量共 0.64g,横杆长 8cm,试计算肥皂液的表面张力系数。

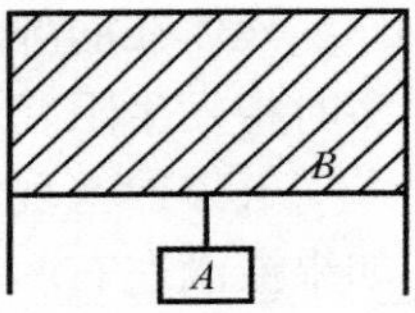

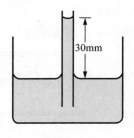

图 5-14

9. 已知水的表面张力系数 $\alpha = 7.3 \times 10^{-2} \, \text{N/m}$,大气压强 $p_0 = 1.0 \times 10^5 \, \text{Pa}$($g = 10 \, \text{m/s}^2$)。

（1）计算空气中直径为 $2.0 \times 10^{-5} \, \text{m}$ 的水滴内的压强;

（2）计算湖面下 10m 深处直径为 $2.0 \times 10^{-5} \, \text{m}$ 的气泡的压强。

10. 计算将一肥皂泡从半径为 R 吹到 $2R$ 所需的功(肥皂液的表面张力系数为 α)。

11. 在内半径 $r = 0.3 \text{mm}$ 的毛细管中注水(如图 5-15 所示),水在管下端形成向外凸的球面。其曲率半径 $R = 3 \text{mm}$,如管中水的上表面的曲率半径等于管的内半径,水的表面张力系数 $\alpha = 7.3 \times 10^{-2} \, \text{N/m}$。求管中水柱的高度 h。

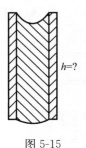

图 5-15

图 5-16

12. 把一个半径为 R 的液滴,分散成 8 个半径相同的小液滴,需做功多少(设液体表面张力系数为 α)?

13. 一个半径为 $1 \times 10^{-4} \, \text{m}$、长为 0.2m 的玻璃管,一端封闭,水平浸在水的表面下,管中空气全部保留在管内,浸入的深度可忽略,水面上的气压为 $1.12 \times 10^5 \, \text{N/m}^2$,水的表面张力系数

为 $7.3 \times 10^{-2} \mathrm{N/m}$，问水进入管内的长度为多少？管中空气的压强为多大？

14. 平桌面上有两个相同的器皿，分别放入水银和水，并使两液面同高。然后各插入直径为 8 毫米的竖直玻璃细管，求：两根细管中水银和水的液面高度差（$\alpha_{水银} = 490 \times 10^{-3} \mathrm{N/m}$，$\alpha_水 = 73 \times 10^{-3} \mathrm{N/m}$）。

15. 图 5-16 中，玻璃毛细管直径为 1mm，水在毛细管里上升了 30mm，如果管子缓慢地竖直下降，直到管子顶端离烧杯里的水面为 20mm 时（此时水充满毛细管，但不溢出）。求此时管中液面的曲率半径是多少？

16. 将一半径为 R 的玻璃毛细管插入水银中，其下端在液面下 16cm 处。设在完全不润湿的情况下，管中液面比周围液面低 4cm，如图 5-17(a)所示，若毛细管位置不变，从上端向管内充气，使其下端形成一半径为 $2R$ 的球形液面，如图 5-17(b)所示，求此时管内压强比大气压高多少（$g = 10 \mathrm{m/s^2}$）？

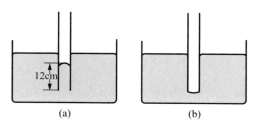

图 5-17

第6章 电 学

电运动是一种普遍存在的物质运动形式。生命现象所伴随的生物电,在揭示生命本质及研究人体生理或病理过程中占有重要地位。

本章主要阐明电学中与医学有关的一些基本理论,并简单介绍它们在医学上的应用。

6.1 真空中的静电场

电量不变的静止电荷产生的场称为静电场。

6.1.1 库仑定律

1) 电荷

电荷是物质的一种属性。通过大量实验的研究和对物质结构的认识,人们逐步认识到电荷只有两种,即正电荷和负电荷。

电荷的大小称为电量,它的单位是库仑,用 C 表示。电子是目前实验观测到的带有最小负电荷的粒子,其电量为 $e=1.602\times10^{-19}$C。在自然界中所观察到的电荷均为基本电荷 e 的整数倍。这也是自然界中的一条基本规律,表明电荷是量子化的。直到现在还没有足够的实验来否定这个规律。

大量实验证明,在一个孤立系统中,电荷从物体的一部分转移到另一部分,但整个系统所具有的正、负电荷电量的代数和保持不变,这一性质称为电荷守恒定律。它是物理学的基本定律之一。

点电荷:带电体本身线度比它到其他带电体间的距离小得多时,带电体的大小和形状可忽略不计,这个带电体称为点电荷。点电荷同质点一样,也是一个理想模型。

2) 库仑定律

法国物理学家库仑(C. A. Coulomb)首先对电力作了定量的研究。1785 年,库仑通过著名扭秤实验,总结出真空中两个静止的点电荷间相互作用的基本规律:在真空中两个静止点电荷间的相互作用电力,其方向沿两点电荷的连线,同种电荷相斥,异种电荷相吸,其大小与两点电荷的电量 q_1 和 q_2 的乘积成正比,与它们之间距离的平方成反比。

$$F=k\frac{q_1q_2}{r^2}r_0 \tag{6-1}$$

这就是库仑定律。矢量 F 表示 q_2 对 q_1 的作用力,r 是两点电荷间的相对矢径,r_0 表示由 q_2 到 q_1 方向的单位矢量,k 为比例系数,在 SI 制中,$k=$ 8.987 5$\times10^9$N・m^2/C^2,令 $k=\dfrac{1}{4\pi\varepsilon_0}$,$\varepsilon_0=8.854\,1\times10^{-12}$ C^2/(N・m^2)

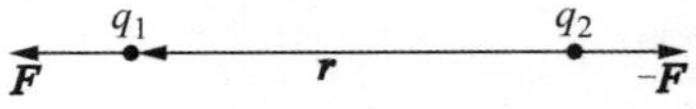

图 6-1 点电荷间相互作用力

式中 ε_0 称为真空介电常数(又称真空电容率)。由此可将库仑定律可表示成如下形式,即

$$F = \frac{1}{4\pi\varepsilon_0} \frac{q_1 q_2}{r^2} r_0 \qquad\qquad (6\text{-}2)$$

当空间有多个点电荷存在的时候,实验表明,其中每个点电荷所受的总静电力应等于所有其他点电荷单独作用的静电力的矢量和,这称为静电力的叠加原理。

6.1.2　电场和电场强度

1) 电场

关于电力是如何通过真空从一个电荷作用于另一个电荷的,历史上曾经出现过两种观点。其一是超距作用观点;其二是近距作用观点。按超距作用的观点,假设真空中突然出现两个点电荷 q_1 和 q_2,它们之间瞬间发生电力相互作用,而不需要任何时间。而按近距相互作用的观点,它们之间要过一段时间才发生相互作用。理论和实验都证明近距作用的观点是正确的,电力是通过一种中间物质来传递的,这种中间物质就是电场。在真空中它以光速 c 来传递电力间的相互作用,电力又称为电场力。产生电场的电荷称为源电荷,若源电荷静止,且电量不变,则产生的电场为静电场。本节主要讨论静电场的一些基本性质。

2) 电场强度

为了定量分析电场,引入试验电荷 q_0。作为试验电荷,q_0 的电量必须很小,以避免由于它的引入而影响源电荷的分布,从而使源电荷原来所激发的电场不能保持原状。其次,q_0 的几何尺寸也要足够的小,使其能精细地反映电场中各点的电场性质,当它被放到电场中时。其实试验电荷就是一个电量很小的点电荷。

实验表明 F 的大小与 q_0 成正比,而比值 F/q_0 则与试验电荷无关,是一个仅由源电荷的电场所决定的。我们把这个客观物理量称为电场强度,用矢量 E 和 F 来描述电场,即

$$E = \frac{F}{q_0} \qquad\qquad (6\text{-}3)$$

在 SI 制中,电场强度的单位为 V/m(伏特/米)或 N/C(牛顿/库仑)。

必须强调,电场是一个客观实体,与是否引入试验电荷无关,引入试验电荷的目的只是为了检验电场的存在和描述电场的性质。

3) 点电荷的场强

利用式(6-2)和式(6-3)可以得到,点电荷 q 在其周围某点产生的场强为

$$E = \frac{F}{q_0} = \frac{1}{4\pi\varepsilon_0} \frac{q}{r^2} r_0 \qquad\qquad (6\text{-}4)$$

E 的指向与电荷的正负有关。

4) 场强叠加原理

如果电场由一组点电荷 $q_1, q_2, \cdots, q_n$ 所组成的点电荷系产生,因为试验电荷 q_0 在电场中任一点 P 所受的电场力 F 等于各个点电荷各自对 q_0 的作用力 $F_1, F_2, \cdots F_n$ 的矢量和。由式(6-3)可得该点的场强为

$$E = \frac{F}{q_0} = \frac{F_1}{q_0} + \frac{F_2}{q_0} + \cdots + \frac{F_n}{q_0} = E_1 + E_2 + \cdots + E_n \qquad\qquad (6\text{-}5)$$

式中 $E_1, E_2, \cdots, E_n$ 分别表示这些点电荷各自在 P 点所产生的场强。由此可见,一组点电荷产生的电场在某点的场强,等于各个点电荷单独存在时所产生的电场在该点的场强的矢量和。

这叫做场强叠加原理。

如果电荷是连续分布的,则可将带电体上的电荷分成许多无限小的电荷元 dq,每个电荷元都可当做点电荷处理,于是任一电荷元在空间给定点所产生的场强可由下式给出:

$$d\boldsymbol{E} = \frac{1}{4\pi\varepsilon_0}\frac{dq}{r^2}\boldsymbol{r}_0 \qquad\qquad (6-6)$$

式中 r 表示电荷元 dq 指向给定点的位矢 $\boldsymbol{r}$ 的大小,$\boldsymbol{r}_0$ 表示其单位矢量。根据场强叠加原理,带电体在给定点所产生的总场强 $\boldsymbol{E}$ 可用积分求出,即

$$\boldsymbol{E} = \int d\boldsymbol{E} = \frac{1}{4\pi\varepsilon_0}\int\frac{dq}{r^2}\boldsymbol{r}_0 \qquad\qquad (6-7)$$

当电荷分别分布在体积、面积或线段上时,电荷元可分别表示为

$$dq = \rho dV \qquad (体积)$$
$$dq = \sigma dS \qquad (面积)$$
$$dq = \lambda dL \qquad (线段)$$

其中 ρ,σ,λ 分别为电荷的体密度、面密度和线密度。这样,分布在一定体积 V、面积 S 或线段 L 上的电荷所产生的场强可分别用积分来求解。

6.1.3　高斯定理

1)电场线

为了形象地描述电场在空间的分布情况,引入电场线的概念。在电场里画一列曲线,使曲线上每一点切线的方向与这点的场强方向一致;并规定在电场中任一点处,通过垂直于场强 E 的单位面积的曲线条数等于该点处 E 的量值,即用曲线的疏密程度描绘各点场强 E 的大小,这样的曲线就称为电场线。如图 6-2 表示几种带电体周围的电场线分布。

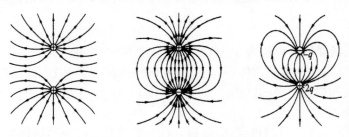

图 6-2　几种带电体周围的电场线

因为电场中每点的电场强度都有确定的方向,所以任意两条电场线都不会相交;静电场线起自正电荷或无穷远,止于负电荷或无穷远,因而静电场中的电场线不形成闭合回路。

2)电通量

我们定义通过电场中任意曲面的电场线条数为通过该面的电通量,用 Φ 来表示。

如图 6-3 所示,在匀强电场 E 中任取一面积为 dS 的面积元,该面积元的法线方向 $\boldsymbol{e}_n$ 与场强 E 之间夹角为 θ。$dS_\perp$ 为 dS 在垂直于匀强电场方向的投影面积,即 $dS_\perp = \cos\theta dS$。依据电场线的定义,通过面积元 dS 的电通量为

$$d\Phi = EdS_\perp = E\cos\theta dS$$

定义面元矢量 $d\boldsymbol{S}$,其大小由 dS 表示,方向由 $\boldsymbol{e}_n$ 表示。则由矢量点积的定义,通过面元 $d\boldsymbol{S}$

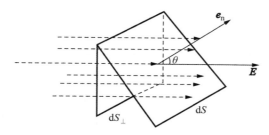

图 6-3 电通量的计算

的电通量为

$$d\Phi = E dS_\perp = E\cos\theta dS = \boldsymbol{E} \cdot d\boldsymbol{S} \tag{6-8}$$

从式(6-8)可以看出,如果面元 d$\boldsymbol{S}$ 定义为和图 6-2 中相反的方向,通过 d$\boldsymbol{S}$ 时电通量为负值。因此,电通量是一代数量,可以取正值、负值或零。具体取值,由 $\boldsymbol{E}$,d$\boldsymbol{S}$ 以及 $\boldsymbol{E}$ 与 d$\boldsymbol{S}$ 的夹角决定。

对于非匀强电场中的电通量我们不讨论了。

3)高斯定理

德国物理学家高斯(K. F. Gauss)给出了电场中通过任一封闭曲面的电通量与该曲面所包围的源电荷之间的定量关系,即在真空中任何封闭曲线的电通量等于该曲面所包围的所有电量代数和的 $1/\varepsilon_0$ 倍。如果电荷分布是多个分立的点电荷,则有

$$\oiint_S \boldsymbol{E} \cdot d\boldsymbol{S} = \frac{1}{\varepsilon_0} \sum_{i=1}^{n} q_i \tag{6-9}$$

如果电荷分布是连续体分布,则有

$$\oiint_S \boldsymbol{E} \cdot d\boldsymbol{S} = \frac{1}{\varepsilon_0} \iiint_V \rho dV \tag{6-10}$$

式中封闭曲面 S 简称为高斯面;ρ 为电荷体密度;V 是以 S 为边界的空间体积。

高斯定理反映了静电场是有源场这一事实。如封闭曲面内含正电荷,则电通量为正,有电场线出来;如封闭曲面内含负电荷,则电通量为负,有电场线进入。这说明电场线发自正电荷终止于负电荷,在没有电荷的地方不中断。具有这种性质的场称之为有源场。

高斯定理从理论上阐明了电场与电荷的关系,并且在源电荷分布具有一定对称性的条件下,提供了根据源电荷分布来计算场强的方法。常见的具有高对称性的电荷分布有:

(1)球对称性:如点电荷、均匀带电球面和均匀带电球体(或电荷体密度仅与空间点到球心的距离有关的带电球体)。

(2)柱对称性:如均匀带电直线、均匀带电柱面和均匀带电柱体(或电荷体密度仅与空间点到柱体对称轴的距离有关的带电柱体)。

(3)平面对称性:如无限大均匀带电平面和无限大均匀带电平板(或电荷体密度仅与空间点到平板对称面的距离有关的带电平板)。

6.1.4 电势

和重力、重力场一样,静电力是保守力,静电场是保守力场。

　　1) 电势能

　　静电场与重力场同是保守力场。与物体在重力场中具有重力势能一样,电荷在静电场中也具有电势能(electric potential energy),以 W 表示。电势能的改变是通过电场力对电荷所做的功来度量的,因此有

$$W_a - W_b = A_{ab} = \int_a^b q_0 E dl \tag{6-11}$$

式中,W_a,W_b 分别表示试探电荷 q_0 在起点 a 和终点 b 的电势能,单位是焦耳(J)。电势能是相对量。A_{ab} 是从点 a 移动到 b 点的过程中电场力所做的功。对于分布在有限区域的场源电荷,通常规定无限远处电势能为零,即 $W_\infty = 0$。于是试探电荷 q_0 在该场中 a 点所具有的电势能在量值上即等于 q_0 从 a 点移至无限远处时电场力对其所做的功。

$$W_a = \int_a^\infty q_0 E dl \tag{6-12}$$

W_a 为正,表明在此过程中电场力做正功,反之表示电场力做负功。

　　2) 电势和电势差

　　电势能是属于带电粒子和静电场这个相互作用系统共有的性质,电势能不仅与静电场有关还与试探电荷 q_0 有关。由式(6-11)可以得到

$$\int_a^b E dl = \frac{W_a}{q_0} - \frac{W_b}{q_0} \tag{6-13}$$

式中 $\int_a^b E dl$ 完全由静电场本身的性质决定,仅与静电场的空间分布有关,与带点试探电荷 q_0 无任何关系。因此,W_a/q_0 也仅与静电场的空间分布有关。可以用 $V_a = W_a/q_0$ 来描述静电场在空间 a 点的性质,V_a 称为 a 点的电势,则

$$V_a - V_b = \int_a^b E dl \tag{6-14}$$

　　与电势能一样,描述静电场性质的电势也存在零点(参考点)任意选择的问题。若设 b 点为电势的零点,即 $V_b = 0$,则空间任意点(如 a 点)的电势为

$$V_a = \int_a^b E dl \tag{6-15}$$

　　按照定义,静电场中任一点 a 的电势 V_a 等于将单位正点电荷从 a 点沿连接 a,b 两空间点的任意路径移动到 b 点(电势零点)时作用在单位正点电荷上的静电场力做的功。

　　电势是标量,有正、负之分,单位为 V(伏特)。用电势 V 来描述电场时,静电场是一个标量场。对于电势零点的选择,通常约定:① 在理论计算时,对有限空间区域内分布的带电体,选无限远为电势零点;② 在实际应用中,取大地、仪器外壳等为电势零点。

　　静电场中两点间电势之差称为电势差或电压。

$$V_{ab} = V_a - V_b = \int_a^b E dl \tag{6-16}$$

　　电势差与电势不同,它是一个与参考点的位置选择无关的绝对量。

　　3) 电势叠加原理

　　任意带电体的静电场中某点的电势等于各个电荷元单独存在时的电场在该点电势的代数和。这就是电势叠加原理(superposition principle of electric potential)。根据这一原理,如果知道单个点电荷电场电势的计算方法,就可以计算出任意带电体电场的电势。

（1）点电荷电场中的电势。

真空中一个点电荷 q 的电场中距其为 r_a 的一点 a 处的电势，可以根据电势的定义式 (6-15) 来计算。由于式 (6-15) 中积分路径可以任意选择，为计算方便，我们选择沿点电荷 q 的电场线方向积分，即 $dl = dr$，将点电荷 q 的场强代入式 (6-15) 中即得

$$V_a = \int_a^\infty E \cdot dl = \int_{r_a}^\infty \frac{q}{4\pi\varepsilon_0 r^2} dr = \frac{q}{4\pi\varepsilon_0} \int_{r_a}^\infty \frac{dr}{r^2} = \frac{q}{4\pi\varepsilon_0 r_a} \tag{6-17}$$

显然，当场源电荷 q 为正时，其周围电场的电势为正；当场源电荷 q 为负时，其周围电场的电势为负。点电荷电场中的电势是以点电荷为中心呈球对称分布。如果并不是单一的点电荷，而是一个由许多点电荷组成的点电荷系，那么对于某点 a 处的电势，有

$$V_a = \sum_i V_{ai} = \sum_i \frac{q}{4\pi\varepsilon_0 r_{ai}} \tag{6-18}$$

（2）连续分布电荷电场中的电势。

对于连续分布电荷电场中某点 a 处的电势，电势叠加原理同样适用，只是此时需将式 (6-18) 中的求和运算替换为积分运算。则有

$$V_a = \int dV = \int \frac{dq}{4\pi\varepsilon_0 r} \tag{6-19}$$

式中 dq 为电荷连续分布带电体中足够小的电荷元，称为微元；r 为电荷元 dq 到 a 点的距离。

6.1.5　电偶极子电场的电势

两个相距很近的等量异号电荷 $+q$ 和 $-q$ 所组成的带电系统叫做电偶极子（electric dipole）如图 6-4 所示。从负电荷到正电荷作一矢量 l，称为电偶极子的轴线，轴线长度 l 与一个电荷的电量 q 的乘积叫做电偶极子的电偶极矩，简称电矩（electric moment）。电矩是一个矢量，以 P 表示，即 $P = ql$，电矩的指向是从负电荷到正电荷。

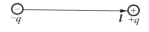

图 6-4　电偶极子

研究真空中电偶极子电场的电势，对了解极性分子间的相互作用和心电图波形的形成等问题都是必需的。现在我们讨论电偶极子电场中任意一点 a 的电势，如图 6-5 所示。设 a 点到 $\pm q$ 的距离分别为 r_1 和 r_2，到偶极子中心 O 的距离为 r。显然，a 点的电势就是

$$U = k\frac{q}{r_1} + k\frac{-q}{r_2} = kq\frac{r_2 - r_1}{r_1 r_2}$$

由于 r_1, r_2, r 都远大于 l，从图中可以看出

$$r_2 - r_1 \approx l\cos\theta$$

$$r_1 r_2 \approx r^2$$

θ 为电偶极子中心到 a 点的连线与轴线间的夹角，它表示 a 点所在的方位。将此两式代入前式，可得 a 点电势为

$$U = k\frac{ql\cos\theta}{r^2} = k\frac{P\cos\theta}{r^2} \tag{6-20}$$

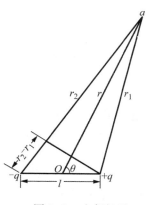

图 6-5　电偶极子
电场的电势

由此可见，该电势与电偶极矩 P 成正比，与 r^2 成反比，还与方位有关。r 一定时，在偶极子电矩指向的延长线上的电势最大，$U = k\frac{P}{r^2}$；在偶极子中垂线上的电势为零；在逆电矩方向的延长线上电势

最小,$U = k\dfrac{-P}{r^2}$。很容易看出,电偶极子中垂线,把电偶极子电场分为两个半区,$+q$ 所在半区各点电势为正; $-q$ 所在半区各点的电势为负。

6.2　直流电路

大小和方向都不随时间变化的电流称为稳恒电流,又称直流电。把直流电源接在电路中,该电路叫做直流电路(direct current circuit)。本节讨论直流电路中的基本规律 —— 基尔霍夫定律以及电容器在直流电路中的充电和放电过程。

6.2.1　基尔霍夫定律(Kirchhoff's law)

电路结构形式是多种多样的。欧姆定律可解决一些简单电路的问题。如果电路比较复杂,例如是由几个回路组成的,通过串并联公式也不能归结为单回路电路,则需要用基尔霍夫定律来解决。

1) 基尔霍夫第一定律

我们把三条或三条以上通电导线的会合点称为支点或节点,如图 6-6 所示电路中的 A 点和 D 点。基尔霍夫第一定律就是关于节点电流的定律。根据电流连续性原理,所有流向节点的电流总和应该与所有从节点流出的电流总和相等。如果规定流向某节点的电流为正,自该点出的电流为负,那么,会合在节点的电流强度的代数和等于零,即

$$\sum I = 0 \tag{6-21}$$

这就是基尔霍夫第一定律的数学表达式。一般来说,若电路中有 n 个节点,就可以写出 n 个方程式,但彼此独立的方程式只有 $(n-1)$ 个。如图 6-6 电路中,对 A 点而言,有

$$I_1 - I_2 - I_3 = 0$$

或　　　　　　$$I_1 = I_2 + I_3$$

对于 D 点,也能写出同一方程。所以,对图 6-6 的例子而言,独立的节点电流方程是一个而不是两个。

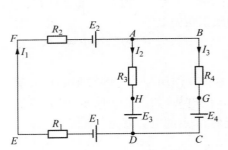

图 6-6　基尔霍夫定律举例

在实际问题中,各支路电流的方向往往事先无法确定,可以对每一支路任意假定一个电流方向来进行计算,如果计算结果的值为正,说明实际电流方向与假定的电流方向相同;如果计算结果为负,说明实际电流方向与假定的方向相反。

2) 基尔霍夫第二定律

基尔霍夫第二定律是关于回路电压的定律。我们先用电势升降的观点来进行分析。在图 6-6 所示电路的 $ABCDA$ 回路中,从 A 点出发,按顺时针方向绕回路一周,总电势降落应等于零,即

$$I_3 R_4 + E_4 - E_3 - I_2 R_3 = 0 \tag{6-22}$$

这里,因在 R_4 上电流从 B 流向 G,从 B 到 G 有电压降 $I_3 R_4$,而 R_3 上的电流从 A 流向 H,故从 H 到 A 有电压升 $I_2 R_3$,即有电压降 $-I_2 R_3$。将式(6-22)移项,可得

$$I_3 R_4 - I_2 R_3 = E_3 - E_4$$

此式表明,闭合回路中所有电阻上电压降的代数和等于所有电动势的代数和,即

$$\sum IR = \sum E \tag{6-23}$$

这就是基尔霍夫第二定律的数学表达式。用基尔霍夫第二定律列出回路电压方程,应在回路选定后规定一个回路绕行方向(顺时针方向或逆时针方向),并约定:

（1）若某电阻上电流方向与回路绕行方向相同,IR 取正;相反则取负。

（2）电动势的方向为从负极经电源内部到正极。若电动势方向与回路绕行方向相同,E 取正;相反则取负。

按此约定,对图 6-6 所示电路中回路 $ADEFA$,则可列出方程

$$I_2 R_3 + I_1 R_1 + I_1 R_2 = -E_3 - E_1 + E_2$$

对于每一个回路都可以写出一个方程式,应该注意,并非按所有回路写出的方程都是独立的,如图 6-6 有三个闭合回路 $ABCDA$,$ADEFA$ 和 $BCEFB$。由这三个回路写出的三个方程中只有两个是独立的,另一个可由这两个方程联立得到。为了避免重复,要求每一次选择回路时至少包含一条在已采用的回路中所没有的新支路。

应用基尔霍夫方程组解题时,所列独立方程的个数(包括第一和第二方程)应等于所求未知数的个数。

例 6-1　在图 6-7 所示电路中,$E_1 = 8V$,内阻 $r_1 = 1\Omega$,$E_2 = 12V$,内阻 $r_2 = 2\Omega$,$R = 2\Omega$,求各支路中的电流强度。

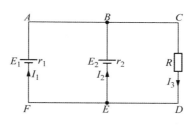

图 6-7　电路举例

解　有内阻的电源可看为一无内阻的电源与此内阻串联。假定电路中各电流方向如图中所示,根据基尔霍夫定律

对节点 B　　　　　　　　　　$I_1 + I_2 - I_3 = 0$

对回路 $ABEFA$　　　　　　$-I_2 r_2 + I_1 r_1 = -E_2 + E_1$

对回路 $BCDEB$　　　　　　$I_3 R + I_2 r_2 = E_2$

将已知数代入,整理后得

$$I_1 + I_2 - I_3 = 0$$
$$I_1 - 2I_2 = -4$$
$$2I_2 + 20I_3 = 12$$

解此方程组得

$$I_1 = -1.03A$$
$$I_2 = 1.48A$$
$$I_3 = 0.45A$$

I_2,I_3 为正值,表示实际电流方向如图中所示;I_1 为负值,表示实际电流方向与图中方向相反,即从 A 流向 F。

6.2.2　电容器在直流电路中的充电和放电过程

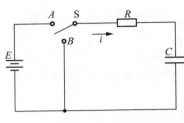

图 6-8　电容器充放电电路

当电容器的极板带有一定量的电荷时,电容器两端就出现相应的电压,此电压 $u_C = \dfrac{q}{C}$,C 为电容器的电容量;q 为电容器所带的电量。电源向电容器的极板输送电荷,使电容器积累电荷、建立电压的过程称为充电过程。而电容器释放电荷、电压降低的过程称为放电过程。

1) 充电过程

当图 6-8 中开关 S 从 B 掷向 A 时,电源开始通过电阻 R 向电容器充电,电路中的电流就是充电电流 $i_充$,根据基尔霍夫第二定律,有

$$i_充 R + u_C = E \tag{6-24}$$

所以

$$i_充 = \frac{E - u_C}{R} \tag{6-25}$$

当 S 刚掷向 A 的瞬间,电容器上尚无电荷积累,故 $u_C = 0$,这时充电电流 $i_充 = \dfrac{E}{R}$。此后,电容器极板上的电荷 q 逐渐增加,电容器两端的电压也逐渐升高,而加在电阻 R 上的电压随之减少,所以电路中的电流逐渐减少。当 u_C 上升至 E 时,$i_充 = 0$,电路中无电流通过,充电过程结束。电容器的隔直流作用就是指的这种状态。

下面讨论充电过程中 u_C 和 $i_充$ 的变化规律。因为

$$i_充 = \frac{\mathrm{d}q}{\mathrm{d}t} = C\frac{\mathrm{d}u_C}{\mathrm{d}t}$$

将此式代入式(6-24),得

$$RC\frac{\mathrm{d}u_C}{\mathrm{d}t} + u_C = E$$

$$\frac{\mathrm{d}u_C}{\mathrm{d}t} = \frac{E - u_C}{RC}$$

为求解此微分方程,首先分离变量,把上式写成

$$\frac{\mathrm{d}u_C}{E - u_C} = \frac{\mathrm{d}t}{RC}$$

两边积分得

$$-\ln(E - u_C) = \frac{t}{RC} + A$$

式中 A 为积分常数,其值可由起始条件决定:当 $t = 0$ 时(充电开始时刻),$u_C = 0$,代入上式得:$A = \ln E$,所以

$$-\ln(E - u_C) = \frac{t}{RC} - \ln E$$

$$\ln\frac{E - u_C}{E} = -\frac{t}{RC}$$

写成指数形式,为

$$\frac{E-u_C}{E} = \mathrm{e}^{-\frac{t}{RC}}$$

整理后得

$$u_C = E(1 - \mathrm{e}^{-\frac{t}{RC}}) \tag{6-26}$$

这就是电容器充电过程中,电容器两极板间电压与时间的关系式。把式(6-26)代入式(6-25),即得充电电流与时间的关系式

$$i_充 = \frac{E}{R}\mathrm{e}^{-\frac{t}{RC}} \tag{6-27}$$

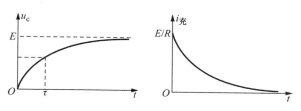

图 6-9　电容器充电时 u_C 和 $i_充$ 变化曲线

从式(6-26)与式(6-27)可以看出,在充电过程中,电容器上的电压随时间逐渐上升,充电电流随时间逐渐下降,其上升和下降的规律与指数函数 $\mathrm{e}^{-\frac{t}{RC}}$ 有关。当 $t=0$ 时,$u_C=0$,充电电流最大,其值为 $\frac{E}{R}$;当 $t \to \infty$ 时,$u_C=E$,$i_充=0$,充电过程才真正结束。根据式(6-26)和式(6-27)可画出充电过程中 u_C 和 $i_充$ 的变化曲线,如图 6-9 所示。

从式(6-26)可以看出,RC 乘积越大,u_C 上升越慢,并且

当 $t=RC$ 时　　　　　　　　$u_C = E(1 - \mathrm{e}^{-1}) = 0.623E$

当 $t=3RC$ 时　　　　　　　$u_C = E(1 - \mathrm{e}^{-3}) = 0.950E$

当 $t=5RC$ 时　　　　　　　$u_C = E(1 - \mathrm{e}^{-5}) = 0.993E$

可见,电容器上电压由零增长到最大值的 63.2% 所需的时间为 $t=RC$,而当 $t=(3 \sim 5)RC$ 时,充电过程基本完成,因此 RC 的乘积反映了充电的快慢,而且它具有时间的量纲,称之为时间常数,用 τ 表示,即

$$\tau = RC$$

当 R 的单位为欧姆 Ω,C 的单位为法拉(F)时,τ 的单位为秒(s)。不同时间常数对充电快慢的影响如图 6-10 所示。时间常数越大,电容器充电越慢,这是因为在同样的电压下,电容器的容量越大,容纳的电量就越多,电阻越大,使电量送入电容器的速率越小,因而导致充至一定电压所需时间越长。

2) 放电过程

在图 6-8 所示电路中,电容器充电结束后,将开关 S 从 A 掷向 B,这时电容器将通过电阻放电。我们仍用研究充电过程的方法,只是此时不存在外电源,所以

$$i_放 R + u_C = 0$$

$$RC\frac{\mathrm{d}u_C}{\mathrm{d}t} + u_C = 0$$

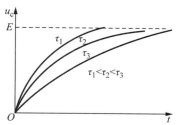

图 6-10　时间常数 τ 与充电时
u_C 变化快慢的关系

分离变量,得

$$\frac{\mathrm{d}u_C}{u_C} = -\frac{\mathrm{d}t}{RC}$$

两边积分

$$\ln u_C = -\frac{t}{RC} + A$$

因为 $t = 0$ 时，$u_C = E$，代入上式得

$$A = \ln E$$

$$u_C = E\mathrm{e}^{-\frac{t}{RC}} \tag{6-28}$$

因为

$$i_{\text{放}} = -\frac{u_C}{R}$$

可得

$$i_{\text{放}} = -\frac{E}{R}\mathrm{e}^{-\frac{t}{RC}} \tag{6-29}$$

式中负号表示放电电流与图中标出的方向相反，也就是与充电电流的方向相反。从式(6-28)和式(6-29)可知，在放电过程中，电容器两端电压和放电电流都各自从其最大值 E 和 $\dfrac{E}{R}$ 按指数规律衰减到零。图 6-11 表示放电过程中电容器两端电压及放电电流的变化情况。放电的快慢同样由时间常数 $\tau = RC$ 决定，其中 R 为放电回路的电阻，时间常数越大，放电越慢。

从上面分析可知，在充电或放电过程中，电容器上的电压不能突变，只能逐渐变化。在充放电刚开始的瞬间，电容器两端的电压仍是原来的数值，随后才逐渐升高或降低。

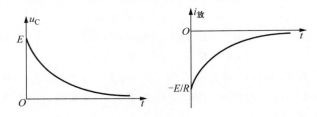

图 6-11 电容器放电时 u_C 和 $i_{\text{放}}$ 变化曲线

3）除颤器

心脏纤维性颤动(心房或心室纤颤)是临床上一种心律失常现象，可使用心脏除颤器，将高能电脉冲输入心脏，以消除心脏纤颤。

除颤器是利用电击的方法使心脏除颤的，除颤电极可直接放在心脏上，或用大面积的电极板放在胸廓上，其工作原理如图 6-12 所示。除颤器实际上是一个电容器充放电电路。由高压变压器输出的高电压经整流装置后，作为除颤电路的直流高压电源。当开关 S 与 1 相接时，直流高压电源通过电源电阻 R_S 对电容 C 充电。电容器上储存的电能 $W = \dfrac{1}{2}CU^2$，式中 U 为电容器两极板间电压。当开关 S 扳向位置 2 时，电容器 C 上的电能就通过电感 L 和电极板对人体心脏放电(电击)。根据实验和临床证明，在放电回路中串接电感 L 比单纯 RC 放电电路的除颤效果好，且对人体组织损伤小。实验指出，心脏除颤放电时间以 4~10ms 效果为好。由此，适当选择 L 和 C 的数值，即可满足除颤的需要。

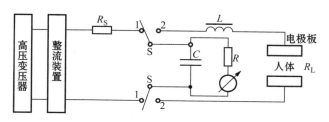

图 6-12 电容充放电直流除颤器工作原理图

体外除颤所用的电能较大,一般在 40~400 焦耳(J)范围内。医学上电能的单位常用瓦特·秒(W·S),可用与电容器 C 并联的高压直流电压来反映瓦特·秒的量值。根据需要,控制电容器的充电时间就可得到所需要的电能大小。如电容器 C 的电容量是 $16\mu F$,需要充电到 $400 W \cdot S$,由电能的计算公式,可得电容器上的电压

$$U = \sqrt{\frac{2W}{C}} = \sqrt{\frac{2 \times 400}{16 \times 10^{-6}}} \approx 7 kV$$

若所需电能为 $100 W \cdot S$,电容器上的电压也要 3kV 以上。因此,由于心脏除颤复律时加于人体的是直流高压,操作时要特别注意。此外,给患者电击转复时,必须使电极板与患者紧密接触,使之处于良好导电状态,否则由于接触电阻增大,放电时一部分电能将损耗于皮肤,造成皮肤损伤,且达不到应有的除颤效果。

6.3 带电粒子输运过程中的电动势

带电粒子输运过程中产生的电动势,是了解生物电的物理基础。

6.3.1 接触电势差

1) 脱出功和脱出电势

金属中的自由电子在金属内部自由运动,但一般不容易从金属表面挣脱出来,这个事实表明,在靠近金属的表面,电子受到了阻止它们逸出表面的阻力。这种力的存在可作如下解释:由于电子的热运动,总有一些电子具有足够的动能,克服正离子库仑力的作用而逸出金属表面,这样,一方面由于金属缺少了电子,另一方面由于逸出的电子对金属的感应作用,使得金属中电荷重新分布而在表面出现与逸出电子等量的正电荷。逸出的电子受到此正电荷的吸引以至大多数不能远离金属,在金属表面附近形成一层电子气,电子气与金属表面的正电荷形成电偶层,如图 6-13 所示。

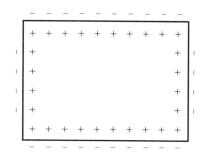

图 6-13 金属表面的电偶层

电偶层的电场指向金属外部,因而阻止金属中其他电子逸出。如果电子从金属逸出,就必须克服此电场力做功,这个功称为脱出功 φ。从电偶层方向可知,金属表面层外的电势低于金属表面层内的电势。设表面层外的电势为零,表面层内的电势为 U,则电子逸出金属所需脱出功 $\varphi = eU$(e 为电子电量的绝对值),U 就称为脱出电势。

电子脱出不同的金属所需脱出功不同。也就是说不同金属的脱出电势不同。对大多数的

纯金属来说,其数值在 3～4.5V 之间,个别金属如铂的脱出电势超过 5V。

根据以上讨论可知,电子必须具有大于 φ 的动能才会逸出金属表面,飞向自由空间。在室温下,金属内自由电子运动的平均动能低于脱出功,因此只有极少数动能较大的电子才能离开金属。但是如果我们给金属加热,使电子运动的平均动能大于金属的脱出功,就可以使大量电子脱离金属,这种现象称为热电子发射。许多电子器件如示波管、X 射线管等的电子流就是用热电子发射的方法产生的。

2) 接触电势差

当两种金属 A,B 紧密接触时,在接触处的两侧就出现电势差,这个电势差叫做接触电势差(contact potential difference)。接触电势差的大小随着接触金属的不同而异,一般是从十分之几伏到几伏。

接触电势差产生的原因如下:

(1) 相接触的两种金属中的自由电子的脱出功不同。

(2) 相接触的两种金属内部的自由电子密度不同。

下面具体分析这两种原因。

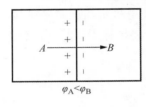

图 6-14　接触电势差

先假设两种金属 A,B 的自由电子密度相同,金属 A 的脱出功小于金属 B 的脱出功,即 $\varphi_A < \varphi_B$。在此情况下,电子从金属 A 脱出迁移到 B,要比从金属 B 迁移到 A 容易。因此,由金属 A 迁移到金属 B 中的电子数目,将大于由金属 B 迁移到金属 A 中的电子数目,使金属 B 中有过多的电子,而金属 A 中缺少电子,因而在接触处就出现了电偶层,如图 6-14 所示。因为 A 的电势高于 B 的电势,在接触处就有从 A 到 B 的电场 E,这电场一方面阻止从 A 到 B 的电子流,而另一方面又加强从 B 到 A 的电子流,也就是和由于脱出功不同而引起的作用相反。当这两种相反的作用达到动态平衡时,接触处两侧累积的过剩电荷达到最大值,不再继续增加,形成一定的接触电势差 U'_{AB}。可以证明

$$U'_{AB} = U_B - U_A \tag{6-30}$$

式中 U_B,U_A 分别为金属 A,B 的脱出电势。

产生接触电势差的另一原因是由于金属 A 和 B 的自由电子密度不同,因而有电子从密度大的金属向密度小的金属扩散,从而在两者间建立电势差。理论证明,由此产生的电势差 U''_{AB},即

$$U''_{AB} = \frac{kT}{e} \ln \frac{n_A}{n_B} \tag{6-31}$$

式中 k 是玻耳兹曼常数($k = R/N$,R 为普适气体常数,N 为阿伏加德罗常数,$k = 1.38 \times 10^{-23}$J/K),e 是电子电量的绝对值,n_A 和 n_B 分别为两种金属中能够参与扩散过程的电子密度。

由此得出,两种不同金属间的接触电势差为

$$U_{AB} = U'_{AB} + U''_{AB} = U_B - U_A + \frac{kT}{e} \ln \frac{n_A}{n_B} \tag{6-32}$$

两种金属接触时,U''_{AB} 远小于 U'_{AB},因此,两种金属间的接触电势差主要由这两种金属的脱出电势之差所决定。

6.3.2 温差电动势

在如图 6-15 所示的两种不同金属线组成的闭合回路中,当接触点 1 与接触点 2 的温度 T_1 与 T_2 不相等时,电路中就出现电流。这说明电路中存在着电动势,这个电动势叫做温差电动势(thermoelectromotive force),这种现象叫做温差电现象,也叫塞贝克效应(Seebeck effect)。这样由两种不同金属所接成的电路称为温差电偶(thermocouple)。

根据接触电势差的产生原理,温差电动势的产生是不难理解的。图 6-15 所示闭合回路中,在高温接触点 1 处和低温接触点 2 处,接触电势差别分为

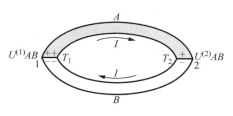

图 6-15 温差电偶

$$U_{AB}^{(1)} = U_B - U_A + \frac{kT_1}{e}\ln\frac{n_A}{n_B}$$

$$U_{AB}^{(2)} = U_B - U_A + \frac{kT_2}{e}\ln\frac{n_A}{n_B}$$

式中 U_A,U_B 分别为金属 A 与金属 B 的脱出电势。如果 $U_A < U_B$,$n_A > n_B$,则 $U_{AB}^{(1)}$ 和 $U_{AB}^{(2)}$ 都是正值,即在两接触点处,金属 A 的电位都高于金属 B 的电位。又因 $T_1 > T_2$,故 $U_{AB}^{(1)} > U_{AB}^{(2)}$。回路中的电动势 E 应等于 $U_{AB}^{(1)}$ 和 $U_{AB}^{(2)}$ 之差,即

$$E = U_{AB}^{(1)} - U_{AB}^{(2)} = \frac{k}{e}(T_1 - T_2)\ln\frac{n_A}{n_B} \tag{6-33}$$

回路中的电流 I 将从接触点 1,经过金属 A,通过接触点 2,再经过金属 B 回到接触点 1,如图中所示。

当接触点的温度相差不很大时,实验结果与上式相符。两种金属构成的温差电偶中,温差电动势的大小为每度十万分之几伏,例如由铜和铁构成的电路中,两接触点的温度差为 1℃ 时,产生的电动势为 5.2×10^{-5} V。

温差电现象的应用可分三个方面,温差电温度计、温差发电器和温差致冷器。温差电温度计的原理如图 6-16 所示。如果使温差电偶的低温端 C 保持温度不变,那么流过电流计中的电流将只与接点 H 接触处的温度有关,电偶两端的温差越大,电偶的温差电动势就越大,流过电流计电流也越大,所以可用电流计的指针直接指示 C 和 H 两点间的温度差。如果 C 端温度已知,就不难算出 H 端接触处的温度。利用温差电偶测量温度的范围很宽,约为 -200℃ 到 $2\,000$℃;温差电偶的热容量很小,因此可以很快地测出温度;灵敏度也很高,可以测出 10^{-4}℃ 的温度差。更可贵的是其大小和形状可以任意改变,因而可测量小孔温度、昆虫体温及植物叶的温度。医学上常用温差电温度计测皮肤温度、血液温度和肌肉温度以及用于连续自动记录体温。实际上常将许多温差电偶串联起来制成温差电堆(如图 6-17 所示),由于温差电堆的总电动势等于各个电偶的电动势的总和,因而可将灵敏度提得更高。

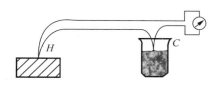

图 6-16 温差电温度计

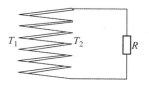

图 6-17 温差电堆

　　温差发电器的结构原理就是将几十对或几百对同样的温差电偶串联起来,一端加热,另一端保持一定温度,在负载上就可得到电流。热端有的是利用废热加热,有的利用太阳能加热,也有的利用原子能加热。例如有一种人造卫星上的电源,就是用放射性同位素钋作热源,对由27对 Pb 和 Te 组成的温差电堆发电器加热。

　　温差电致冷器是利用塞贝克效应的逆效应,在温差电堆回路中通入直流电后,在温差电堆的两端间形成温差。若使一端维持常温,则可使另一端温度下降而致冷。温差电致冷器在医学上的应用越来越广。一个典型的例子是显微切片冷冻台,医院病理活检广泛使用冷冻组织切片,目前大部分使用压缩的二氧化碳来冷冻,这对于战地医院或农村医院来说很不方便。温差电显微切片冷冻台通电两分钟后,台面温度可达 $-20℃$,台重较轻,便于携带,使用方便。温差电致冷器已广泛用于眼科做白内障手术和皮肤科摘取疣瘊等手术。优良的致冷器降温可达 $-75℃$ 以下。

6.3.3　生物电

　　生物电现象是一切生物机体中普遍存在的电现象,如活组织的细胞膜内外,大多存在着电势差,这种电现象在神经和肌肉细胞中最为显著。在静息状态中,细胞内部的电势比外部约低 85mV,受刺激时,此电势可突然变高。生物电现象是生命活动的基本过程之一。它的研究对我们认识和揭露生命状态的本质,具有重大的意义。

　　1) 能斯脱电位

　　细胞膜内外的电势差是由于细胞内外液体存在着离子浓度差以及细胞膜对不同离子的渗透性不同而引起的。为了说明此电势的产生,我们先讨论一种简单的情况。图 6-18 中半透膜分隔开的(1)、(2)两部分为两种不同浓度的 KCl 溶液。设半透膜只让 K^+ 离子通过而 Cl^- 离子通不过。由于(1)部分的 K^+ 离子浓度大于(2)部分的 K^+ 离子浓度,所以由(1)到(2)的 K^+ 离子数目要比由(2)到(1)的数目多,而 Cl^- 离子不能通过半透膜,所以(2)部分很快就有过多的正离子,电位也变得较高,而(1)部分则出现过多的负离子而电位变得较低。这些过剩的正、负离子集中在膜两侧,建立起电势差 $U=U_1-U_2$ 和电场 E。这电场阻碍正离子由(1)到(2)扩散,而加速正离子由(2)到(1)扩散。扩散很快达到动态平衡,此时两个方向扩散的离子数目相等,即由浓度差而引起的 K^+ 离子由(1)到(2)的扩散与由电势差引起的由(2)到(1)的扩散互相抵消。达到平衡时的电位差称为能斯脱(Nernst)电位。由理论推导得能斯脱电位为

$$U=U_1-U_2=-\frac{RT}{ZF}\ln\frac{C_1}{C_2} \tag{6-34}$$

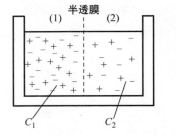
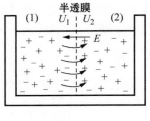

图 6-18　能斯脱电位的形成

如用常用对数,则

$$U = -2.3 \frac{RT}{ZF} \lg \frac{C_1}{C_2} \tag{6-35}$$

此式称为能斯脱方程式。式中 C_1 和 C_2 分别是(1)和(2)部分中 K^+ 离子的浓度(以单位体积的摩尔数为单位);R 是普适气体常数;F 是法拉第常数(等于 96 500C/mol);Z 是离子的原子价;T 是绝对温度。

细胞膜也是一个半透膜,细胞膜内外存在着一些离子,其中比较重要的是 Na^+,K^+ 和 Cl^- 离子,它们可以不同程度地透过细胞膜,还有一些其他离子,它们不能透过细胞膜,因此在讨论细胞膜内外电势差时不加考虑。细胞膜内外各离子的浓度如表 6-1 所示,现计算平衡时细胞膜内外的电势差。

根据式(6-35),由于细胞静息时 K^+ 离子通透性较强,将人的体温 $T = 273 + 37 = 310K$,$Z = 1$,以及表 6-1 中 K^+ 离子的浓度 C_1 与 C_2 代入,可得

$$\begin{aligned}
U &= -2.3 \times \frac{RT}{ZF} \lg \frac{C_1}{C_2} \\
&= -2.3 \times \frac{8.31 \times 310}{1 \times 96\,500} \lg \frac{0.141}{0.005} \\
&= -0.089V \\
&= -89mV
\end{aligned}$$

即膜内电势比膜外电势低 89mV。当人体细胞处于静息状态时,实际测得膜内外的跨膜电势差为 $-85mV$,稍高于平衡时 K^+ 离子所要求值。说明静息状态下似应有少量的 K^+ 离子由膜内向膜外扩散,而事实上在静息状态下膜内外的离子浓度保持不变,因此认为存在着一种机制,能主动地将 K^+ 离子从膜外送回到膜内,这种机制称为钾泵;对 Na^+ 离子也同样存在着起主动传输作用的钠泵。有关钾、钠泵理论还有待于进一步研究。

表 6-1 细胞膜内和膜外各离子浓度(moL/L)

离子种类	细胞膜内浓度 C_1		细胞膜外浓度 C_2	
K^+	0.141		0.005	
Na^+	0.010	0.151	0.142	0.147
Cl^-	0.004		0.103	
(其他)$^-$	0.147	0.151	0.044	0.147

2) 动作电位

神经和肌肉细胞的细胞膜对 K^+ 和 Na^+ 离子的通透性是可以改变的。当神经细胞受到刺激时,细胞膜会改变其对 Na^+ 离子通透性的限制而使 Na^+ 离子通过,大约在 0.2ms 时间内细胞膜对 Na^+ 离子的通透性比对 K^+ 离子大 100 倍,Na^+ 离子起主要作用。Na^+ 离子由细胞膜外进入膜内,使膜内电势由 $-85mV$ 升为 $+60mV$。以后,细胞膜又使 Na^+ 离子不能通透,则此时 K^+ 离子又起主要作用。K^+ 离子向外扩散直至恢复原来平衡电势 $-85mV$ 为止,这种细胞电位的变化称为动作电位。

动作电位可以是在某一部位产生,然后传播到另一部位,若动作电位沿神经纤维传播,就形成神经冲动的传导。

6.4　交　流　电　路

交流电(alternating current)与直流电不同,交流电的电压或电流的大小及方向均随时间作周期性的变化。交流电路和直流电路的基本特性是一样的,但是,由于交流电具有不断随时间变化这一新的因素,因此便发生了一些新的现象和规律。本节主要讨论交流电路的一些基本性质。

6.4.1　正弦式交流电

电流和电压按正弦规律随时间变化的交流电称为正弦式交流电。正弦式交流电的电流和电压变化的瞬时值用正弦函数表示为

$$i = I_m \sin(\omega t + \varphi) \tag{6-36a}$$

$$u = U_m \sin(\omega t + \varphi') \tag{6-36b}$$

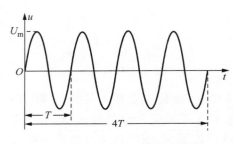

图 6-19　正弦交流电的波形

式中的 U_m 和 I_m 是交流电压和电流的最大值,又称幅值;ω 是角频率;$(\omega t + \varphi)$ 或 $(\omega t + \varphi')$ 称为交流电的相位,φ 或 φ' 是 $t = 0$ 时的相位,称为初相位。图 6-19 是初相位为零的正弦交流电的波形。一般交流电仪表指示的都是交流电的有效值(用 I 或 U 表示)而不是幅值。所谓有效值是根据在相同条件下,利用交流电与直流电的热效应相等的方法来确定的,如果交流电通过一电阻在一定时间内所产生的热效应,与直流电通过同一电阻在相同时间内所产生的热效应相等,则此直流电压或电流的大小就是该交流电电压或电流的有效值。

设在 dt 时间内,交流电流通过电阻 R 所产生的热量

$$dQ = i^2 R dt = (I_m^2 \sin^2 \omega t) R dt$$

则在一个周期 T 内所产生的热量为

$$
\begin{aligned}
Q &= \int_0^T I_m^2 R \sin^2 \omega t \, dt \\
&= \int_0^T I_m^2 R \frac{1}{2}(1 - \cos 2\omega t) \, dt \\
&= \frac{I_m^2 R}{2} \int_0^T (1 - \cos 2\omega t) \, dt \\
&= \frac{I_m^2 R}{2} \left(t - \frac{\sin 2\omega t}{2\omega} \right) \Big|_0^T \\
&= \frac{I_m^2 R}{2} T
\end{aligned}
$$

而直流电流 I 在同一时间 T 内,在该电阻上产生的热量

$$Q = I^2 R T$$

根据有效值定义,当两者的热量相等时,这个直流电流 I 的数值就是该交流电流 i 的有效值,则

$$I^2RT = \frac{I_m^2}{2}RT$$

所以有效值

$$I = \frac{I_m}{\sqrt{2}} = 0.707I_m \tag{6-37a}$$

同理,我们可以得出交流电压的有效值

$$U = \frac{U_m}{\sqrt{2}} = 0.707U_m \tag{6-37b}$$

日常所用的市电 220V,就是指交流电压的有效值,其幅值为 $220\sqrt{2}V \approx 310V$。

6.4.2　仅有电阻的交流电路

平时我们使用的白炽灯、电烙铁、电炉等这些用电器都可以认为是电阻性负载。图 6-20 (a)是一个纯电阻负载的交流电路。设加于电阻的电压为

$$u = U_m \sin\omega t \tag{6-38}$$

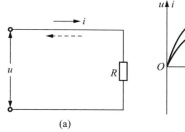

图 6-20　纯电阻负载的交流电路

根据实验证明,每一瞬间电阻两端的电压和流经电阻的电流的关系,仍然符合欧姆定律,即

$$i = \frac{u}{R}$$

代入上式得

$$i = \frac{U_m}{R}\sin\omega t = I_m \sin\omega t \tag{6-39a}$$

式中

$$I_m = \frac{U_m}{R} \tag{6-39b}$$

如将等式两边的最大值各除以 $\sqrt{2}$,则得有效值之间的关系:

$$I = \frac{U}{R} \tag{6-39c}$$

由此可见,在纯电阻电路中欧姆定律既适用于瞬时值,也适用也适用于有效值或最大值。此外由式(6-38)与式(6-39a)可知,电压和电流是同位相的,如图 6-20(b)所示。

6.4.3　仅有电容的交流电路

电容器的介质是绝缘的,直流电流不能通过。但在交流电源的作用下,由于电压是交变的,对电容器交替地进行充放电,电路中也就形成了交变的电流。如果加在图 6-21(a)所示的纯电容两端的交流电压为

$$u = U_m \sin\omega t \tag{6-40}$$

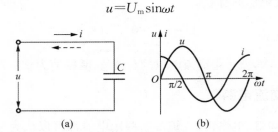

图 6-21　纯电容的交流电路

则 $u_C = u$,而电容器上所带的电量为

$$q = Cu_C = Cu = CU_m \sin\omega t$$

电路中电流为

$$i = \frac{\mathrm{d}q}{\mathrm{d}t} = \omega CU_m \cos\omega t = I_m \sin\left(\omega t + \frac{\pi}{2}\right) \tag{6-41a}$$

式中

$$I_m = \omega CU_m$$

比较电流 i 和电压 u,可以看出:在纯电容电路中,电流与电压的位相关系是电流 i 比电压 u 的位相超前 $90°\left(\dfrac{\pi}{2}$弧度$\right)$,或者说电压 u 比电流 i 滞后 $90°$,如图 6-21(b)所示。

从式(6-41a)中还可以看出电流与电压的幅值之间的关系为

$$I_m = \omega CU_m = \frac{U_m}{\dfrac{1}{\omega C}} = \frac{U_m}{X_C} \tag{6-41b}$$

如将等式两边各除以 $\sqrt{2}$ 则得有效值之间的关系为

$$I = \frac{U}{X_C} \tag{6-41c}$$

其中

$$X_C = \frac{1}{\omega C} = \frac{1}{2\pi fc} \tag{6-41d}$$

X_C 称为电容器的容抗(capacitive reactance),它是表示电容器对电流阻碍作用的一个物理量。当 f 的单位为 Hz(赫兹),C 的单位为 F(法拉)时,容抗 X_C 的单位为 Ω(欧姆)。

从式(6-41c)可以看出,通过电容器的电流有效值 I 等于电压有效值 U 和容抗 X_C 的比值。容抗越大,电流就越小。而容抗的大小决定于电容 C 和频率 f 式(6-41d),并且和它们成反比关系。这是因为电容越大,在一定的电压下,能充入的电荷量就越多,电流就大,因此显得容抗就小。另一方面,频率越高,电压变化越快,电流也就大,因此容抗也越小;反之,小电容、低频时,电容对电流的阻碍作用就大,即容抗大。而对直流电($f=0$)所呈现的容抗为∞,可视为开路。

6.4.4　仅有电感的交流电路

当线圈本身电阻很小时,我们可将它忽略,而作为只有电感 L 的理想元件。在如图 6-22(a) 的电感电路中,当交流电流通过线圈时,在线圈的两端将产生感应电压来阻止电流的变化。如果通过电感中的交流电流为

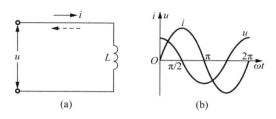

图 6-22　纯电感的交流电路

$$i = I_m \sin\omega t \tag{6-42}$$

则所产生的自感电动势为

$$e_L = -L\frac{\mathrm{d}i}{\mathrm{d}t} = -LI_m\omega\cos\omega t$$

为了克服线圈的自感电动势,外加在线圈两端的电压 u,必须与自感电动势 e_L 大小相等而方向相反,即

$$u = -e_L = LI_m\omega\cos\omega t = LI_m\omega\sin\left(\omega t + \frac{\pi}{2}\right)$$

$$= U_m \sin\left(\omega t + \frac{\pi}{2}\right) \tag{6-43a}$$

比较电压和电流的位相关系可见:在纯电感电路中,电压 u 比电流 i 超前 $90°\left(\dfrac{\pi}{2}\text{弧度}\right)$,或者说电流 i 比电压 u 滞后 $90°$,如图 6-22(b)所示。由式(6-43a)得

$$U_m = \omega L I_m = X_L I_m \text{ 或 } I_m = \frac{U_m}{X_L} \tag{6-43b}$$

如果将等式两边各除以 $\sqrt{2}$,则得有效值之间的关系为

$$I = \frac{U}{X_L} \tag{6-43c}$$

其中

$$X_L = \omega L = 2\pi f L \tag{6-43d}$$

X_L 称为感抗(inductive reactance)。当 f 的单位为 Hz(赫兹),L 的单位为 H(亨利)时,感抗 X_L 的单位为 Ω(欧姆)。

感抗是表示电感线圈对电流阻碍作用的一个物理量,它和交流电频率 f、电感 L 成正比。这是因为频率越高,电流变化越快,感应电压越高;电感 L 大,感应电压也高,因而对电流的阻碍作用也大,即线圈的感抗大。反之,低频率、小电感所呈现的感抗也就小。而对直流电(即 $f=0$)来讲,感抗为零,可将它视为短路。

6.4.5　电阻、电感、电容串联的交流电路

在一些实际电路中,通常电阻、电感、电容在电路中都存在,只不过在某些情况下其

中的一项或两项很小,可以忽略。现在考虑电阻、电感、电容都存在,而且是串联的情况,如图 6-23(a)所示。现在我们用矢量图示法来求电流与电压的关系。对于电阻、电感和电容的串联电路来说,电路中的电流是相同的。在图 6-23(b)中用横线代表电流的有效值 I,电阻上电压 IR 与电流 I 同位相,所以也应该在横线上,电感电压 IX_L 因超前电流 $90°$,画成垂直向上,电容上电压 IX_C 因落后电流 $90°$而垂直向下,这三个电压的矢量和应等于电源电压 U,即

$$U=I\sqrt{R^2+(X_L-X_C)^2}=IZ \tag{6-44a}$$

上式和欧姆定律相似,说明电压和电流有效值(或最大值)之间的关系。式中 $Z=\sqrt{R^2+\left(\omega L-\dfrac{1}{\omega C}\right)^2}$ 叫做电阻的阻抗(impedance)。由图 6-23(b)还可得到电压和电流的位相差为

$$\varphi=\arctan\frac{\omega L-\dfrac{1}{\omega C}}{R} \tag{6-44b}$$

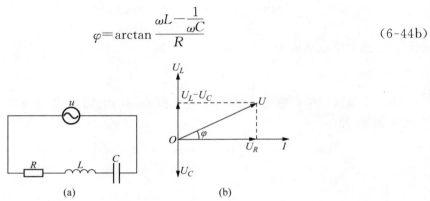

图 6-23　电阻、电感、电容串联的交流电路

对于给定的电路,如果 $X_L>X_C$,φ 为正,则电压超前电流,这时称电路为电感性的;如果 $X_L<X_C$,φ 为负,则电压落后电流,这时称电路为电容性的;如果电路中 $\omega L-\dfrac{1}{\omega C}=0$,则 $\varphi=0$,$Z=R$,该电路称电阻性的。这时 R,L,C 串联电路中的阻抗最小,电流最大,外加电压与电路中电流同位相,把这种状态称为谐振状态。谐振的条件是

$$\omega L-\frac{1}{\omega C}=0$$

即

$$\omega L=\frac{1}{\omega C}\quad \omega=\frac{1}{\sqrt{LC}}$$

因为 $\omega=2\pi f$,所以

$$f=\frac{1}{2\pi\sqrt{LC}} \tag{6-45}$$

式(6-45)指出 R,L,C 串联电路的固有频率 f 的大小仅由电路本身参数 L 和 C 确定。当外加电源的频率等于固有频率时,该电路就发生谐振。

6.5　电磁波谱

6.5.1　电磁波谱

电磁波的波长范围极宽,通常根据电磁波在真空中的不同波长,把电磁波按照波长(或频率)的顺序排列成谱,称为电磁波谱(electromagnetic spectrum),如图 6-24 所示。

各种电磁波的产生方式不同,与物质的相互作用也各不相同。本节对红外线、紫外线和微波的应用作一简单介绍。

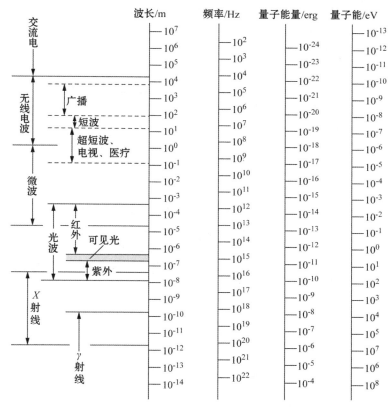

图 6-24　电磁波谱

6.5.2　红外线和紫外线

从电磁波谱可知,可见光范围大约是 400～760nm,紫外线(ultraviolet ray)是波长在 400nm 以下直到几个 nm 的电磁辐射,而红外线(infrared ray)的波长在 760～3×10^{4}nm 范围内。红外线和紫外线都是肉眼看不见的,它们的存在以及强度大小只能用仪器来测定。常用的检测仪器有:辐射计、热电堆、光电池或光电管及特制的照相底片等。

红外线具有显著的热效应,它被物体吸收后能使分子热运动的动能增加,但不会引起分子的电离或激发,因此常用来加热物体或进行干燥。红外线的治疗作用也是以它的热效应为基础的。当身体组织受到红外线照射时,局部温度升高,引起血管舒张,血流加速,促进组织的代谢,对各种神经炎、关节炎、循环障碍等疾病有一定疗效。

紫外线被物体吸收后能引起分子或原子的电离或激发,产生化学反应或发光现象,它的生物效应主要是由于光化作用产生的。

和医学有关的紫外线生物效应有四种,如图 6-25 所示。

(1) 灭菌作用:细菌受紫外线照射后,由于体内的蛋白分子受到光化作用的破坏而死亡。紫外线杀菌效率最好的波长约在 250nm 附近。

(2) 抗佝偻作用:紫外线有抗佝偻作用。一般认为这是由于皮肤中的 5-去氢胆固醇分子受紫外线作用后变为维生素 D_3,后者可以促进骨骼的钙化。抗佝偻作用的最有效波长约在 280nm 附近。

(3) 红斑作用:皮肤在受到紫外线照射后 1～8 小时内会发生红斑。这种反应的快慢和程度的轻重视照射量的大小和被照射者的敏感程度而异。能产生红斑作用的紫外线波长范围约在 290～330nm 之间。

(4) 对眼睛的刺激作用:无论红外线或紫外线对眼睛都有损害作用。红外线能使水晶体发生混浊,引起白内障;紫外线可以引起电光性眼炎。因此,凡是经常与这些射线接触的人如玻璃工、电焊工等都应该注意防护。

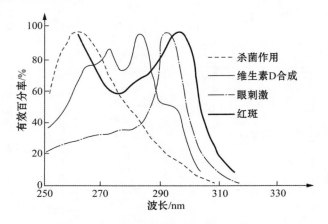

图 6-25 紫外线照射四种效应的相对百分率

许多对可见光透明的物体,对红外线或紫外线都有强烈的吸收作用。例如,普通玻璃能够完全吸收紫外线和波长在 2 000nm 以上的红外线。因此所有研究紫外线用的透镜、棱镜以及紫外线光源的灯罩都必须用能够透过紫外线的石英、萤石或特殊的玻璃制造。气体中的臭氧是波长在 180nm 以下的紫外线的良好吸收体,地球上的生物就是因为得到大气中臭氧的保护而免于受到太阳辐射中的短波紫外线的伤害。水能强烈吸收红外线,实际上 1cm 厚的水层就可以把射入的红外线完全吸收掉,因此常用水层来吸收显微镜光源或幻灯光源中的红外线。生物组织对紫外线吸收也很强烈。280～300nm 的紫外线在皮肤的表面即被完全吸收。近红外线(即波长接近可见光区的红外线,760～1 600nm)能穿透皮肤约 1mm 左右,远红外线(1 600nm 以上)穿透力比近红外线更低。

太阳是地球上红外线和紫外线的最大来源。在大气层透明度最好时,大地光谱的紫外线波长可以达到 290nm 附近。但是由于利用太阳光要受到各种条件的限制,因此在利用红外线或紫外线作物理治疗或科学研究时,常常采用人工光源。

红外线人工光源主要是利用热辐射。一种方法是利用由电流加热的电阻丝。这类光源由于温度较低(约 800℃),发出的红外线波长较长,穿透力较差。另一种常用的红外线光源是和一般照明白炽灯泡相似的特制充气钨丝灯泡,温度约达 3 000℃,所产生的红外线有较强的穿透力。

医疗上目前用得较多的紫外线光源是水银蒸气灯,利用在水银蒸气中放电时所产生的紫外线。水银蒸气灯有低压的(水银蒸气压强为 0.01mmHg)和高压的(150~400mmHg)两种。在低压灯的光谱中,几乎有 70% 的能量集中在波长为 254nm 的射线上,因此主要用于杀菌(如手术室消毒)。高压灯的主要能量集中在 303nm,313nm 和 365nm 的波长上,红斑作用较强,适于做治疗照射用。

6.5.3　热像图

由于生理或病理的原因,人体体表的温度并不是完全一样的。例如,浅表静脉上面的温度是 35℃,外侧胸动脉上面是 34℃。内乳动脉上面是 32℃,而乳癌上面的温度则可以达到 36.5℃。表面辐射的能量和它的温度有关。利用灵敏的红外线探测器扫描体表,就可以按照各点辐射能量的大小作出体表的温度分布图,叫做热像图(thermograph)。这种方法常用于乳腺癌的普查。热像图还用于检查烧伤、冻伤以及植皮手术后皮肤生长的情况。

6.5.4　微波

微波(microwave)一般指频率从 300MHz~300GHz 之间的电磁波,其相对波长在 1mm~1m 之间。微波虽在电磁波谱中只占很窄的一段,但由于其特殊的性质,目前已作为一种新技术、新能源、新治疗手段在许多领域得到迅速发展。

微波既然是某一特定范围的电磁波,当然具有电磁波所共有的一些基本属性。如微波的产生和传播服从电磁场基本规律,传播速度为光速等。但它又具有区别于低频波段电磁波的许多特殊属性,例如:①微波具有直线传播特性;②辐射损耗和其他损耗显著加强,普通传输线已不再适用,必须使用特殊结构的传输线如同轴线和波导等传输元件;③在微波波段由于电路和元件的几何尺寸接近于工作波长,电路中电阻、电感、电容元件也失去低频电路中的明确概念和含义。导线中电压和电流不但与时间有关,而且与传输线上位置有关,也就是说低频电路理论已不再适合于微波电路,要用电磁场理论和微波技术来解释、计算、解决微波电路中出现的问题。

微波在传播过程中遇到不同材料时,会产生反射、吸收和穿透现象。它取决于材料本身的几个主要特性,如材料的介电常数、介质损耗系数、比热、形状和含水量的大小等。微波作用在金属表面时,与光线从镜子上反射相似,微波能量几乎全部被反射回来,极少被导体吸收。因此对病人进行微波治疗时,人体内不能有金属埋藏物,如骨螺钉,埋藏式心脏起搏器……否则在金属埋藏物附近的组织会同时受到入射波和反射波的作用,有可能产生过热现象。当微波作用在绝缘体上时,绝大部分微波能量可以透过,而少量被反射和吸收,以至于反射和吸收部分可以忽略不计,有些医用辐射器的前罩和外套就是用这种物质制成。

当微波作用在吸收介质时,微波显著地被吸收,特别是含水和脂肪的物品,会不同程度地吸收微波能量,并转化为热。生物体及人体中均含有大量水分和离子,在接收微波辐射后会产生热效应和其他生物效应。在微波能量所传播到的范围内,一切带电的质点都跟随着微波的频率作摆动或振动,故运用微波加热是均匀的,而且热效应是几乎内外同时发生,一般能深入到皮肤以内 3~5cm。用其他方法热疗时,如红外线、蜡疗,热量是由皮肤开始的,层层向里传导。表皮温度高,里层温度低,而且传导速度很慢。

目前在医学上微波已由理疗发展为治癌、止血、烧灼内腔息肉等多种应用。

在缺乏防护条件下,大剂量辐射会对人体产生损伤。人体与微波辐射源(如微波炉)距离很近时,可以受到过量的辐射能量而诉说头昏、睡眠障碍、记忆力减退、心动过缓、血压下降等。研究发现,当人眼靠近微波炉泄漏处约 30cm,微波漏能达 1mW/cm^2 时,会突然感到眼花,眼底检查见视网膜黄斑部上方有点状出血。人体最容易受到微波伤害的部位是眼睛。如果眼睛较长时间受到超过安全规定的微波辐射,视力会下降,甚至引起白内障。为了保障使用者的健康,国际电工委员会和我国有关部门规定,在微波炉门外 5cm 处,测得微波的泄漏不得超过 5 mW/cm^2。

由于观察和实验方法不同,各国制定的微波安全剂量标准有很大差异,我国目前规定受微波辐射强度为 50μW/cm^2,(以每天暴露 8 小时计算)。超过时间界限者,日最大允许量为 400μW·h/cm^2。

6.6 生物电信号与检测系统

6.6.1 生物信号

在临床诊断、治疗、护理及医学研究中都需要从人体或动物体身上采集生物医学信号,例如心电、脑电、脉搏、血压等生理参数。生物医学信号可分为两类:一类是人体或动物体内的电信号,即生物电。要采集这类信号,通常是用生物医学电极;另一类是人体或动物体内的非电学量的信号,要采集并感知这类信号,就要依靠生物医学换能器(transducer),所谓"换能",就是把非电学量的信号转换为电信号。电极和换能器统称为传感器。无论是哪一类信号,它们都在一定的幅度、一定的频率内改变,表 6-2 列出了一些常见的生物医学信号。

表 6-2 常见的生物医学信号

生理参量	幅度范围	频率范围/Hz
心电(体表电极)	10μV~5mV(典型值 lmV)	0.0580~100
脑电(头皮电极)	10μV~200μm(典型值 50~V)	0.5~100
肌电图	20μV~1mV	10~5 000
细胞内电极	-100μV~$+200\mu$V(典型值 100μV)	DC~2 000
眼电图	0.05~5mV	DC~20
胃电图	(典型值 20mV)	0.05~20
血压(动脉)	30~300mmHg	DC~20
脉搏波	可变	0.1~20
血流量	0.05~200mL/s	DC~50

6.6.2 生物信号检测系统

检测系统通常是用来获取生物信号的生理指标的装置。虽然根据检测的生理指标的不同,各种仪器各有其特点,但大体上都具有如图 6-26 所示的传感器、放大和处理、显示和记录三个组成部分。

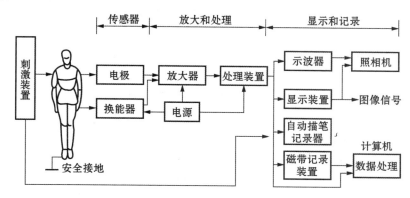

图 6-26　生物电信号测量仪器构成原理图

1)传感器

传感器的作用是采集人体产生的生物信号。生物电可用电极采集,一般需要用一对电极,把生物电引出来,送到放大器的输入端进行放大。但是对于生物体的许多非电性生理参数,必须采用各种生物医学换能器把这些非电性生理信号转换为电信号,然后送入放大器。

近年来换能器的发展很快,新方法、新品种不断出现,种类繁多。换能器的工作原理是应用物理、化学的效应,例如利用有些晶体的压电效应和逆向压电效应做成心音换能器,以测量心音等。

2)放大和处理

放大和处理部分是把由换能器或电极传来的微小信号加以放大,并滤去那些不需要的信号或噪声。由表 6-2 可见,生物电信号的主要频带从直流到数百或数千赫,基本上在低频或超低频范围。一般的多级放大器中的阻容耦合,不能允许频率较低的生物电信号通过。因此通频带从零开始的直流放大器在生物电信号测量领域中得到广泛的应用,差分放大器就具有这样的频带特性。由于生物电信号属于微小信号,幅度一般较低,这就要求放大器具有精确和稳定的放大倍数,在信号的整个频带内,放大倍数应当均匀,在信号的幅度范围内,也应当有良好的线性。又因为生物体内各种现象都是互相联系的,在传感器感受和变换过程中,往往有多种物理或化学的现象与待测信号混杂在一起,因此必须从多种现象中提取待测信号,并排除其他不需要的信号或噪声。

3)显示和记录器

显示和记录部分是将经过放大和处理后的信号以图像或数字的形式显示和记录下来。在某些场合下,还会附加刺激器,它可以发出电脉冲来激发生物体的活动,如引起动作电位等。

习题

1. 电偶极子电场中某一点的电势与哪些因素有关? 指出电势大于零、等于零、小于零的区域。

2. 真空中,半径为 R 的均匀带电薄圆盘电荷面密度为 σ,试求圆盘轴线上任意点的电场强度。

3. 求无限长均匀带电圆柱面内外的场强分布,已知圆柱半径为 R,单位长度圆柱面带电量为 λ。

4. 有两个同心的金属球面,大球半径为 R_1,小球半径为 R_2;若大球面带正电荷 Q,小球面带负电荷 $-Q$。试分别求大球面外、两球面间、小球面内的场强和电势分布。

5. 将一"无限长"带电细线弯成如图 6-27 所示的形状,设电荷均匀分布,电荷线密度为 λ,$1/4$ 圆弧 AB 的半径为 R,试求圆心 O 点的场强。

6. 带电细线弯成半径为 R 的半圆形,如图 6-28 所示。电荷线密度为 $\lambda = \lambda_0 \sin\varphi$,式中 λ_0 为一常数,φ 为半径 R 与 x 轴所成的夹角,试求环心 O 处的电场强度。

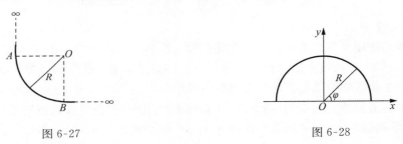

图 6-27　　　　　　　　　　　　　　　图 6-28

7. 在真空中一长为 L 的细杆,杆的电荷均匀分布,其电荷线密度为 λ,在杆的延长线上,距杆的一端距离为 d 的一点,有一电量为 Q 的点电荷,如图 6-29 所示。试求该点电荷所受的电场力。

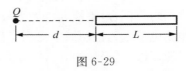

图 6-29

8. 有两个点电荷,带有等量异号的电荷,电量为 10^{-9}C,相距 0.01mm,求电偶极矩的大小和方向。

9. 电偶极子的 $q = 3 \times 10^{-7}$C,轴线 $l = 0.02$mm,求电偶极子中垂线上距轴线中点为 30cm 的 P 点的电势。若 P 点在电偶极子电矩指向的延长线上或在逆电矩的延长线上时,其电势又各为多少? (设 P 点离电偶极子中心的距离均为 30cm)

10. 如图 6-30 所示电路中,$E_1 = 6$V,$E_2 = 0.7$V,$R_2 = 10$kΩ,使 $I_b = 0$ 时,电阻 R_1 的值应为多大?

11. 如图 6-31 所示电路中,$E_1 = 1.5$V,$E_2 = 1$V,$R_1 = 50$Ω,$R_2 = 75$Ω,$R = 70$Ω,求通过 R 的电流。

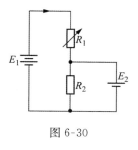

图 6-30

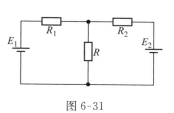

图 6-31

12. 如图 6-32 所示电路中，$E_1 = 10V$，$E_2 = 15V$，$R_1 = 2\Omega$，$R_2 = 5\Omega$，$R_3 = 3\Omega$，$r_1 = r_2 = 1\Omega$，求通过 R_3 的电流强度。

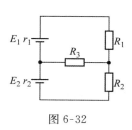

图 6-32

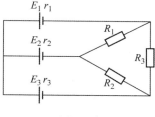

图 6-33

13. 如图 6-33 所示电路中，$E_1 = 6V$，$E_2 = 4.5V$，$E_3 = 2.5V$，$r_1 = 0.2\Omega$，$r_2 = 0.1\Omega$，$r_3 = 0.1\Omega$，$R_1 = 0.5\Omega$，$R_2 = 0.5\Omega$，$R_3 = 2.5\Omega$，求通过电阻 R_1，R_2，R_3 的电流。

14. 三个电池如图 6-34 所示连接，它们的电动势及内阻分别为 $E_1 = 1.3V$，$E_2 = 1.5V$，$E_3 = 2V$，$r_1 = r_2 = r_3 = 0.2\Omega$，外电阻 $R = 0.55\Omega$，求各电池中的电流，并指明方向。

15. 电容器充电过程遵从什么规律？充放电的快慢决定于什么？为什么电容器两端的电压不能突变？

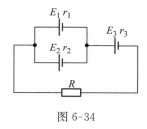

图 6-34

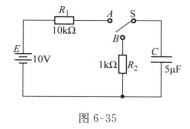

图 6-35

16. 如图 6-35 所示 RC 充电电路中：

(1) 求电容器充电和放电时间常数 $\tau_充$ 和 $\tau_放$。

(2) 当 $3\tau_充$ 和 $5\tau_充$ 时，电容器两端的电压各为多大？

(3) 画出充电和放电时电容器两端电压 u_C 的波形。

17. 试分析如图 6-36 和如图 6-37 电路中当 S 接通后，A 点、B 点、P 点的电势变化情况，用图表示。

图 6-36　　　　　　　　　　　　　　　　图 6-37

18. 如图 6-38 所示电路中：

（1）当开关 S 掷向 1，电容 C 经 3ms 充电到 9.5V，求 R_1 的阻值；

（2）当电容器充电完成后，将开关 S 掷向 2 的瞬间，电容 C 放电电流为 1mA，求 R_2。

19. 说明接触电势差产生的原因，并写出其表达式。

20. 说明温差电动势的产生和能斯脱电位的形成。

21. 说明容抗 X_C 和感抗 X_L 的物理意义，它们的大小与哪些因素有关？在 50Hz 的交流电路中，线圈的 $X_L = 500\Omega$，电容的 $X_C = 1000\Omega$，求 L 和 C 的大小。

22. 今有 100Ω 的电阻、100mH 的电感、100μF 的电容三个元件，问：

（1）它们对 100Hz 交流电的阻碍作用哪个最大？哪个其次？哪个最小？

（2）它们对直流电的阻碍作用哪个最大？哪个其次？哪个最小？

23. 将一个 40μF 的电容器接在频率为 50Hz 的交流电路上，通过电容器的电流为 200mA，求电容器两端的电压为多少伏？

24. 有一扼流圈，它的电感为 12.7H，电阻很小可忽略不计，接在频率为 50Hz、电压为 220V 的交流电路上，通过扼流圈的电流为多少毫安？

25. 如图 6-39 所示串联交流电路中，电流有效值为 5A，求 U_{ab}，U_{bc}，U_{cd} 和 U_{ad} 的有效值及 U_{ad} 与电流的位相差。

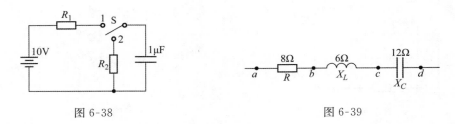

图 6-38　　　　　　　　　　　　　　　图 6-39

26. 已知由电阻 $R = 40\Omega$，感抗 $X_L = 90\Omega$ 和容抗 $X_C = 60\Omega$ 组成的串联电路接在电压 $U = 220$V 的交流电源上。试求：

（1）电路的阻抗；

（2）电路中的电流；

（3）$R，L，C$ 两端的电压各为多大？

27. 将一个 5Ω 电阻，50mH 的自感线圈接上 50V，1 000Hz 的交流电源，计算电路中的电流强度。若将电源改为 50V 直流电源，则电流强度变为多大？

28. 什么是微波？说明微波在传播过程中被反射、吸收以及其诱发热效应时的特点。

第7章 波动光学

以光的波动性为基础研究光的本性及其在媒质中的传播规律的光学分支称为波动光学。本章主要讨论光在传播过程中所表现的干涉（interference）、衍射（diffraction）和偏振（polarization）等现象及其规律。

7.1 光的干涉

干涉现象是波动的基本特征之一。若两个波源是相干波源，即若它们的振动方向相同，频率相同，相位相同或相位差恒定，则它们所发出的波在空间相遇就产生干涉。对机械波来说，相干条件比较容易满足，但对于光波来讲，即使两个光源强度、形状、大小等完全相同，相干条件还是不能满足，这是由于光源发光本质的复杂性所决定的。例如在热光源中，大量分子和原子在热能激发下，从正常状态跃迁到激发态，当从激发态返回正常态的过程中，都将辐射电磁波。每个分子或原子的发光时间极短，大约只持续 10^{-8} s，相应光波波列的长度约 3 m，而且各个分子或原子的激发参差不齐，一列列光波的发射都是偶然的，彼此之间没有联系，即使在同一时刻，各分子或原子所发出光波的频率、振动方向和相位也各不相同，所以两个独立光源的光波是不能满足相干条件的。同一光源的不同部分所发出的光束，也不能满足相干条件。只有从同一光源同一部分发出的光，通过某些特殊装置分成两个次级光束，在光源中可能发生的任何变化都在两个光束中同样出现，这样两束光就符合相干光的条件。

7.1.1 双缝干涉

1801 年，杨氏（T. Young）首先用实验方法研究了光的干涉现象。如图 7-1(a)所示，在单色平行光源前放一狭缝 B，B 前又放有与 B 平行而且等距离的两狭缝 L_1 和 L_2，两缝之间距离很小。从 B 发出的光波到达 L_1 和 L_2 时，由惠更斯原理可知，L_1 和 L_2 可看作子波波源，这两个子波波源来源于同一狭缝 B，构成了相干光源，它们与狭缝 B 的距离相等，因而是同相位的。

从 L_1 和 L_2 所发出的光在空间叠加产生干涉现象，可在光屏 O 上获得一系列稳定的明暗相间的干涉条纹（interference fringe）。这些条纹都与狭缝平行，条纹间的距离彼此相等，如图 7-1(c)所示。在图 7-1(b)中，设 L_1，L_2 间距离为 a，L_1 和 L_2 到光屏的距离为 D，且 $a \ll D$。令 A 为屏上任意一点，并令 $MA = x$，由 L_1 和 L_2 发出的光到达 A 点的几何路程差为

$$\Delta = r_2 - r_1$$

由于两缝间距离 a 很小，有

$$\Delta \approx a\sin\theta$$

在观察到干涉条纹的情况下，θ 角很小，

$$\sin\theta \approx \tan\theta = \frac{x}{D}$$

于是
$$\Delta = \frac{ax}{D}$$

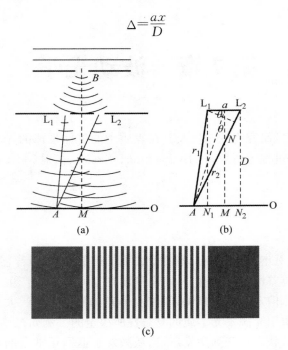

(a)   (b)

(c)

图 7-1   双缝干涉

(a) 双缝干涉实验   (b) 干涉条件的推导   (c) 双缝＋干涉条纹

如果 Δ 为波长的整数倍,两束光在 A 点相互加强,因此在 A 点形成明条纹的条件为

$$\frac{ax}{D} = \pm k\lambda \quad k = 0,1,2,3,\cdots \tag{7-1}$$

即各级明条纹离 M 点的距离为

$$x = \pm k \frac{D\lambda}{a} \quad k = 0,1,2,3,\cdots \tag{7-2}$$

显而易见, A 点形成暗条纹的条件为

$$\frac{ax}{D} = \pm(2k+1)\frac{\lambda}{2} \quad k = 0,1,2,3,\cdots \tag{7-3}$$

即各级暗条纹离 M 点的距离为

$$x = \pm(2k+1)\frac{D\lambda}{2a} \quad k = 0,1,2,3,\cdots \tag{7-4}$$

两相邻明条纹或暗条纹的间距

$$\delta x = \frac{D\lambda}{a} \tag{7-5}$$

可见干涉条纹是等距离分布的。

当以各种波长的混合光(白光)作为光源时,由于各种波长光加强的位置不同,除了 $k=0$ 的零级亮条纹为白色亮条纹外,其余各级是从紫到红的彩色亮条纹。白光干涉的这一特点提供了判断零级干涉条纹的方法,在干涉测量中常用到。

7.1.2   光程与光程差

上节讨论的干涉现象中,两相干光束始终在同一媒质(空气)中传播,光振动叠加时,它们的相位差决定于两相干光束间的几何路程差。现在讨论光线经过不同媒质时所产生的干涉现象。

实验指出，单色光经过不同媒质时，频率不变，而速度要发生变化。设 c 和 v 为给定的单色光在真空中和某种媒质中的速度，n 为该媒质的折射率，则

$$v = \frac{c}{n}$$

设 λ 和 λ' 分别为该单色光在真空中和在此媒质中的波长，则

$$c = f\lambda \qquad v = f\lambda'$$

于是

$$\lambda' = \frac{\lambda}{n}$$

因为媒质对真空的折射率总是大于 1，光进入媒质后，其波长就要变短。在折射率为 n 的媒质中，如果光通过的几何路程为 x，其间的波数为 $\frac{x}{\lambda}$，而在真空中，包含同样波数的几何路程为 $(x/\lambda')\lambda = nx$。也就是说，光波在该媒质中经过几何路程 x 所产生的相位差，相当于在真空中经过几何路程 nx 所产生的相位差。我们将 nx 称为光程。

图 7-2 中，S_1，S_2 为两个同相位的相干光源，P 点与 S_1，S_2 的距离相等，其中一束光只经过空气，另一束光还经过厚度为 x，折射率为 n 的媒质，这两束光到达 P 点的几何路程都是 d，而光程则分别为 d 和 $(d-x) + nx$，光程差为 $(n-1)x$。

采用光程概念之后，我们就可以把光在不同媒质中的传播都折算为光在真空中的传播。两束相干光从某一同相点算起到相遇点处，经过不同光程所引起的相位差可用光程差来表述，即

$$相位差 = 2\pi \frac{光程差}{\lambda} \tag{7-6}$$

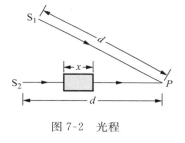

图 7-2　光程

7.1.3　薄膜干涉

肥皂泡和水面上的油膜在白光照耀下呈现出彩色，这也是一种光的干涉现象，即从薄膜上、下表面反射的光的干涉。

在图 7-3 中，薄膜的厚度为 d，折射率为 n，假定薄膜的两边都是空气。一束单色光波 SA 入射到薄膜表面的 A 点，其中一部分光 AP 被表面反射，大部分光透过界面进入薄膜内部。当这部分光到达下表面 B 点时，又有部分光 BC 被反射，此部分光到达上表面 C 点时，其中大部分光 CQ 经折射而回到薄膜上方的空气。AP 和 CQ 两束光来自同一光束 SA，因此它们是相干的。

现讨论比较简单的情况，即光线垂直于薄膜入射。这样，经过薄膜从下表面的反射光比上表面的反射光多走了光程 $2nd$。由于光波从光疏媒质进入光密媒质时，反射光波的相位要发生 π 相位突变，相当于减少（或增加）半个波长的光程，称为半波损失。而光波从光密媒质进

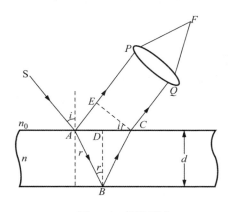

图 7-3　薄膜干涉

入光疏媒质时没有半波损失。因此两反射光波相遇时光程差为

$$\Delta = 2nd + \frac{\lambda}{2}$$

根据干涉加强和减弱的条件,当

$$2nd + \frac{\lambda}{2} = k\lambda \quad k = 1,2,3,\cdots \tag{7-7}$$

时,干涉加强,而当

$$2nd + \frac{\lambda}{2} = (2k+1)\frac{\lambda}{2} \quad k = 0,1,2,3,\cdots \tag{7-8}$$

时,干涉减弱。

　　当薄膜各处厚度不一样时,各处加强和减弱的情况不同,形成与厚度相对应的亮暗条纹。若用白光照射,不同波长的光干涉加强和减弱的位置不同,因而形成彩色条纹。

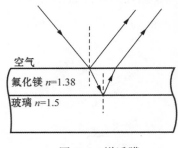

图 7-4　增透膜

利用光的干涉原理,可以在光学元件的透光表面镀上一层适当材料厚度均匀的透明薄膜,减少元件表面对一定波长范围内的光的反射,而增加透射光的比例,这种镀在光学元件表面的薄膜叫做增透膜。如图 7-4 所示,在玻璃的表面镀一层厚度为 d 的氟化镁,其折射率为 1.38,而玻璃的折射率为 1.50。由于光在增透膜上、下表面反射时都有半波损失,所以当光波垂直入射时,返回空气的两束光波之间的光程差 $\Delta = 2nd$,如果

$$\Delta = 2nd = (2k+1)\frac{\lambda}{2} \quad k = 0,1,2,3,\cdots \tag{7-9}$$

则两束反射光为相消干涉,反射光减弱,相应地透射光增强。

　　从式(7-9)可看出,增透的效果是对一定波长而言的,所以增透膜有很强的波长选择性。利用这一原理可制成对光谱特定波段作选择透射的干涉滤光器。同理,若上下表面两束反射光相长,则出现反射光增强。通常此现象也称为增反。

7.2　光的衍射

　　光波能够绕过障碍物向它后面传播的现象叫做光的衍射(或绕射)(diffraction of light)。光的衍射和光的干涉一样,也是光的波动过程的基本特征。在图 7-5 中,R 是一个可以调节宽度的狭缝,从光源 S 发出的光线穿过缝之后,在光屏上呈现条形光斑。如果缩小狭缝的宽度,使穿过它的光束变得更狭窄,则屏上光斑也随之变窄,但是当狭缝缩小到 0.1mm 以下时,屏上光斑不但不变窄,反而增宽了,而且光斑的亮度分布也发生了变化,由原来的均匀分布变成一系列明暗条纹(单色光源)或彩色条纹(复色光源),光斑的边缘也失去明显的界限,变得模糊不清。可见光会绕过障碍物前进而产生衍射现象。

　　光的衍射现象可以用惠更斯—菲涅耳原理予以解释。

　　根据惠更斯原理,光波到达狭缝时,通过缝的波阵面上各点作为新的波源,向各个方向发出子波。菲涅耳发展了惠更斯原理,进一步假定:从同一波阵面上各点所发出的子波经传播在空间相遇时,可以相互叠加而产生干涉。从而说明了衍射图样的由来。

　　依照光源、衍射孔(或缝)、屏三者的相互位置,可以把衍射分成菲涅耳衍射和夫琅和费衍

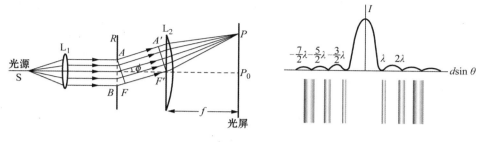

图 7-5　单缝衍射装置和衍射图样

射。图 7-6(a)为菲涅耳衍射。在这种衍射中,光源 S 和显示衍射图样的屏与衍射孔(缝)R 之间的距离是有限的;若把光源和屏移到无限远处,这时的衍射叫做夫琅和费衍射,如图 7-6(b)所示。在实验室中,常把光源放在透镜 L_1 的焦平面上,并把屏幕 C 放在透镜 L_2 的焦平面上见图 7-6(c),则到达衍射孔(或缝)的光和衍射光都能满足夫琅和费衍射的条件,所以这也是夫琅费和衍射。

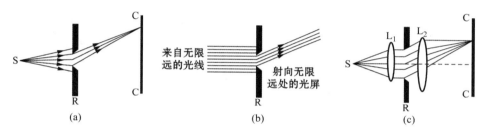

图 7-6　菲涅耳衍射与夫琅和费衍射

7.2.1　单缝衍射

现讨论夫琅和费单缝衍射,其装置如图 7-5 所示。

当平行光的波阵面到达宽度为 a 的单缝 AB 时,波阵面上各点都是新的波源,向各个方向发射子波(衍射光)。图中画出了平行于透镜 L 主轴的光线会聚在主焦点 P_0,其他各个方向的平行光线也都会聚在焦平面其他相应的位置上。其中与主轴成 φ 角的平行光线,经透镜会聚在 P 点。

在透镜成像的实验中,一束波阵面垂直于透镜主轴或副轴的平行光经过透镜后,会聚在焦平面上相互加强而产生亮点。这一事实说明,相位相同的平行光线(垂直于主轴或副轴的平面上各点发出的同相位光)经过透镜而会聚一点时,相位仍然是相同的,而有一定相位差的平行光线经透镜而会聚一点时,仍保持原来的相位差,即透镜不会带来附加相位差。

下面用菲涅耳波带法来说明单缝衍射图样的形成。图 7-7 中与入射光线成 φ 角的平行衍射光束的两条边缘光线到达与光线垂直的平面 AF 的光程差为

$$BF = a\sin\varphi$$

图 7-5 中 P 点处条纹的明暗完全决定于图 7-7 所示光程差 BF 的量值。菲涅耳提出将波阵面分割成许多等面积的波带的方法,即在光程差 BF 间作若干平行于 AF 的平面,使相邻两平面间的距离等于入射光波长的一半。这些平面同时把波阵面 AB 分成 AA_1,A_1A_2,A_2A_3,

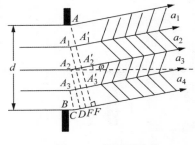

图 7-7 菲涅耳波带

A_3B 相等面积的半波带。这样相邻两个半波带上的任意两个对应点(例如 AA_l 半波带上的 A 和 A_1A_2 半波带上的 A_1)所发出的光线到达 P 点的光程差总是 $\dfrac{\lambda}{2}$,即相位差总是 π。结果任何两个相邻半波带所发的光线在 P 点将完全相互抵消。因此,对应于某给定角度 φ,如果 BF 是半波长的偶数倍,即单缝可以分成偶数个半波带时,经透镜会聚后在屏上将出现暗条纹;如果 BF 是半波长的奇数倍,即单缝可以分成奇数个半波带时,屏上将出现明条纹。即当 φ 满足

$$a\sin\varphi = \pm 2k\frac{\lambda}{2} \quad k=1,2,3,\cdots \tag{7-10}$$

时,P 点出现暗条纹。而当 φ 满足

$$a\sin\varphi = \pm(2k+1)\frac{\lambda}{2} \quad k=1,2,3,\cdots \tag{7-11}$$

时,P 点出现明条纹。

在以上两式中,对应于 $k=1,2,3,\cdots$ 分别称为第一级暗(或明)条纹、第二级暗(或明)条纹、第三级……两个第一级暗条纹中间有中央明条纹(即零级明条纹)。对任意衍射角 φ 来说,AB 一般不能恰巧分成整数个半波带,亦即 BF 不等于 $\dfrac{\lambda}{2}$ 的整数倍,此时,衍射光束经透镜聚焦后,形成屏幕上亮度介于最亮和最暗的中间区域。衍射图样的光强分布如图 7-5 所示,大部分光强都集中在中央明条纹内,其他各级明条纹的光强随着级数的增大而逐渐减小。这是由于 φ 角越大,分成的半波带数越多,未被抵消的半波带面积也就越小所致。

7.2.2 圆孔衍射

如图 7-8 所示,当单缝衍射实验装置中的狭缝换为小圆孔时,光源发出的光经过小圆孔后,将产生如图 7-9 所示的图样,在中央亮斑的周围是一些明暗相间的同心圆环。这种衍射圆环也可用菲涅耳波带法解释。计算结果指出,圆孔衍射图样,第一暗环的倾角 φ(与通过圆孔中心的法线的夹角)满足下列公式

$$d\sin\varphi = 1.22\lambda \tag{7-12}$$

式中 d 为圆孔的直径;λ 为波长。衍射图样的光强分布如图 7-9 所示。中心亮斑上面分布的光能量占通过圆孔总光能量的 84% 左右。

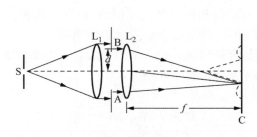

图 7-8 圆孔衍射

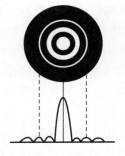

图 7-9 爱里斑

　　应该指出的是,这样的衍射图样在近代物理学中具有更为深刻的意义。例如,令高速的电子束通过一个圆孔时也能看到与光的圆孔衍射类似的衍射图样,从而使人们确实地看到电子(及一切微观粒子)具有波动性。任何望远镜、显微镜等光学仪器的物镜总有一定的孔径,光线通过它们也有衍射现象,因此,即使像差已完全校正或消除,也得不到真正的点像,因为在点像处呈现的是衍射图样。如果物体上相距很近的两点所对应的中央亮斑距离很近,以至于大部分重叠时,这两点就分辨不清了。通过公式(7-12)可知,物体上相距很近的两点通过物镜是否能分辨,与光波波长及物镜的孔径有关,即光学仪器的分辨率受到仪器的孔径和所用光波波长的制约。

7.2.3　衍射光栅

　　光栅(grating)由许多相互平行的狭缝所组成。一般是在光学玻璃上刻画出许多等宽等距离的平行细痕,被刻过的地方不透光,未刻过地方成为透光的狭缝。精密光栅每厘米的狭缝数通常为数千条,也有的达万条以上。设缝的宽度为 a,相邻狭缝间的不透明部分的宽度为 b,它们的和,即 $(a+b)$,称为光栅常数(图 7-10)。

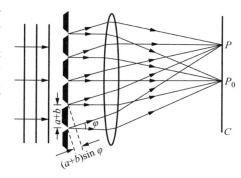

图 7-10　光栅衍射

　　单色光入射到光栅时,通过每一狭缝的光要产生衍射,这些衍射光波彼此之间又要发生干涉,因此经过透镜会聚于屏上的衍射条纹应看做是衍射和干涉的总效果。

　　如图 7-10 所示,一束波长为 λ 的平行单色光垂直照射在光栅上,通过光栅中每一狭缝的光向各个方向发射。经透镜聚焦于屏幕上不同的位置,为了讨论通过光栅所形成的干涉条纹,我们考虑与光栅的法线成一定角 φ 的平行光。当两相邻光束间的光程差等于波长的整数倍时,即

$$\Delta=(a+b)\sin\varphi=\pm k\lambda \quad k=0,1,2,\cdots\cdots \tag{7-13}$$

屏幕上将因互相加强而出现明条纹。式中 $k=0$,为中央明条纹;$k=1$,为左右两侧的一级明条纹……其他地方光振动全部抵消或部分抵消,实际光强很小。当光栅狭缝总数很大时,明条纹极其细窄而明亮,它们之间实际近似为一暗区,如图 7-11(a)所示。

　　光线通过光栅时,除各光束间的干涉外,每一狭缝的光还要产生衍射,每一单缝衍射形成如图 7-11(b)所示的光强分布。屏上各点的光强应为两种作用的总效果,如图 7-11(c)所示

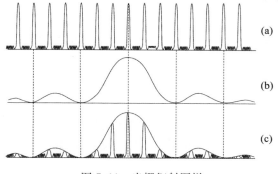

图 7-11　光栅衍射图样

如果用白光垂直照射光栅,除中央明条纹仍为白色外,不同波长光的各级明条纹的位置不同,这就是光栅的色散作用。图 7-12 中 V_1,V_2,V_3 分别为最短波长光的明条纹,R_1,R_2,R_3 分别为最长波长光的明条纹,从 V 至 R 为由短波向长波方向排列的光栅光谱(spectrum)。由于各级光谱的宽度随着级数的加大而增宽,较高级数的光谱会出现级与级部分重叠的现象。

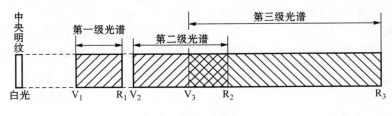

图 7-12　光栅光谱

光栅可以用作光谱仪的色散元件。测量发光物质的光栅光谱中各谱线的波长和相对强度,可以确定发光物质的成分及含量,分析物质的结构。

7.3　光的偏振　双折射

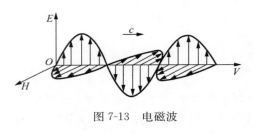

图 7-13　电磁波

光的干涉和衍射现象揭示了光的波动性质,但对波动的方式却没有说明。麦克斯韦(Maxwell)在电磁理论中指出光波是电磁波的一种,电场强度 E 的振动方向和磁场强度 H 的振动方向及传播方向(即波速方向)三者相互垂直(图 7-13 所示),所以得出光波是横波的结论。实验表明,光对物质的作用(例如感光作用和生理作用)主要是由电场引起的,磁场的作用极小,所以通常把电场 E 的振动方向作为光的振动方向。本节讨论的光偏振现象有力地说明了光波是横波。

7.3.1　光的偏振　起偏与检偏

光的振动矢量 E 限于某一确定方向的光称为平面偏振光,简称偏振光(polarized light)。图 7-14(a)表示电场矢量在纸内及电场矢量垂直于纸面的偏振光。偏振光的振动方向与传播方向所构成的平面称为偏振光的振动面,图 7-14 (a)上图振动面就是纸面,图(a)的下图振动面是包含传播方向而垂直于纸面的平面。一般发光体所发出的光波,是发光体中的大量分子和原子各自独立地、无规则地辐射的总和。虽然每个分子或原子每一次发出的光波都有确定的振动方向,但整个发光体所发出的光波中并没有哪个方向的振动较其他方向占优势,即在与传播方向垂直的各个方向上,光振动振幅 E 的平均值都是相等的,如图 7-15(a)所示.这样的光,就叫做自然光。自然光是非偏振的。

介于平面偏振光与自然光之间还有这样一种光,它的电场矢量在某一确定的方向上最强,或者说,有更多的电场矢量取向于该方向,这种光称为部分偏振光。而平面偏振光又称为完全偏振光。

对任一取向的电矢量均可分解为两个互相垂直方向上的分量,因而自然光可以分解成两

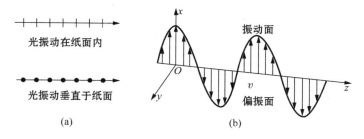

图 7-14　平面偏振光

个互相垂直而振幅相等的独立的、不相干的光振动,如图 7-15(b)所示。如果能除去这两个相互垂直的光振动之一,则可获得偏振光。通常采用让自然光通过某一特种器件使其变成偏振光的方法,并把这种器件称为起偏器(polarizer)。而用来检查某一光束是否是偏振光的器件称为检偏器(analyzer)。起偏器和检偏器可以是同一种器件,统称偏振器。

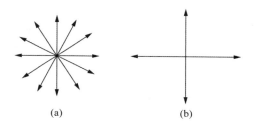

图 7-15　自然光

(a) 自然光中 E 振动的对称分布　　(b) 自然光的分解

　　近来广泛使用的人工偏振片是偏振器的一种。它是在塑料薄片上涂上某种细微晶体物质而制成的。这些微晶体已按一定方向排列,吸收某一方向的光振动,而让与此方向垂直的光振动通过。也就是说,偏振器存在一个偏振化方向,只有振动方向与此方向平行的光才能通过。

　　图 7-16 中 P 为起偏器,它只允许振动方向和偏振化方向一致的光波通过。自然光通过起偏器 P 后成为振动方向和偏振化方向一致的偏振光。当检偏器 A 的偏振化方向与 P 的偏振化方向一致时如图 7-16(a)所示,从起偏器出来的偏振光能够全部通过检偏器,这时视场最亮,如将检偏器 A 转过 90°,使 A 与 P 的偏振化方向互相垂直,如图 7-16 (b)所示,这时从起偏器出来的偏振光全部不能通过检偏器,视场完全黑暗。在图 7-16(c)中,A 与 P 偏振化方向成一角度 θ,通过起偏器的偏振光可以有一部分通过检偏器,并且振动方向与检偏器的偏振化方向一致。

　　用 E_0 表示通过起偏器 P 后的电场矢量振幅,此电场矢量可分解为与检偏器 A 的偏振化方向平行和垂直的两个分量 E_1,E_2,则

$$E_1 = E_0 \cos\theta \qquad E_2 = E_0 \sin\theta$$

式中 E_1 是能够通过检偏器的分量,E_2 是不能通过检偏器的分量。因为光的强度和电场矢量的振幅的平方成正比,若强度为 I 的偏振光,通过检偏器后的强度为 I',则

$$\frac{I'}{I} = \frac{E_1^2}{E_0^2} = \cos^2\theta$$

或
$$I' = I\cos^2\theta \qquad\qquad\qquad (7\text{-}14)$$

　　这个公式称为马吕斯(E. L. Malus)定律。它表示通过检偏器的偏振光的强度取决于入射

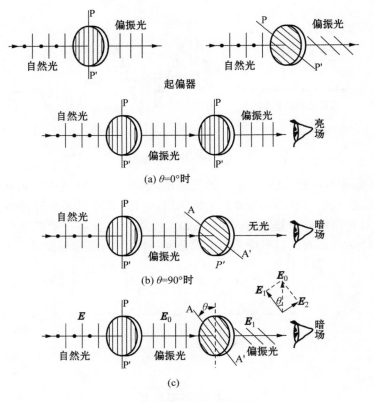

图 7-16　起偏与检偏

到检偏器的偏振光的强度、入射偏振光的振动方向和检偏器偏振化方向之间的夹角。

7.3.2　光反射和折射时的偏振

　　自然光通过两种透明介质的分界面时,入射光分为折射光和反射光两部分,此两部分光的进行方向由折射定律和反射定律决定,现讨论它们的相对强度和振动取向。

　　如前所述,自然光可用分解在两个互相垂直方向上的分量表示。入射到两种透明介质分界面上的自然光可分解为垂直于入射面的振动和平行于入射面的振动,在图 7-17 中,分别用黑点和短线表示,黑点和短线的密度表示两个分振动所代表的光波的强弱。在自然光中,黑点和短线的密度是相同的。光的电磁理论指出,折射光和反射光都是部分偏振光,在反射光中,垂直于入射面的振动多于平行于入射面的振动,而在折射光中,平行振动多于垂直振动。

　　改变入射角 i 时,反射光的偏振化程度也随之改变,当 i 等于某一特定值,而使反射光与折射光互相垂直时(如图 7-18 所示),反射光成为完全偏振光,这个特定的角度称为起偏振角,由于

$$i_0 + r = 90^0$$

又

$$n_1 \sin i_0 = n_2 \sin r$$

可得

$$n_1 \sin i_0 = n_2 \cos i_0$$

所以

$$\tan i_0 = \frac{n_2}{n_1} = n_{21} \tag{7-15}$$

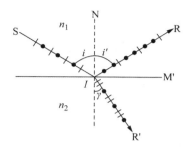

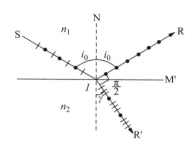

图 7-17　自然光反射和折射时产生的部分偏振光　　　　　图 7-18　反射光成为平面偏振光

上式称为布儒斯特(Brewster)定律,起偏振角也称为布儒斯特角。例如,光线自空气射向玻璃,$n_{21}=1.50$,因此起偏振角 $i_0=56°$。

当自然光从空气按起偏振角入射到玻璃时,经过一次反射、折射,虽然反射光是完全偏振光,但光强很小。为了增强反射光的强度,可以把许多玻璃片叠起来,当自然光连续通过许多玻璃片时,在各层玻璃片上经过多次反射和折射,使反射光的强度增大,同时使透射光的偏振化程度增高,这是从自然光得到偏振光的一种途径。

7.3.3　双折射　二向色性

1) 双折射

一束光在两种各向同性(各个方向上的光学性质相同)的媒质分界面上所产生的折射光只有一束,其方向遵守折射定律

$$\frac{\sin i}{\sin r}=n_{21}$$

式中 i 为入射角,r 为折射角,n_{21} 为第二种媒质对第一种媒质的相对折射率。如果一束光射入各向异性的媒质,例如方解石($CaCO_3$ 平行六面晶体)、石英、硝酸钠晶体等,则将产生两束折射光,这种现象称为双折射(double refraction)。如图 7-19(a)所示,通过方解石观察物体时,由于双折射,可以看到物体的双重像。晶体越厚从晶体射出的两束光线分得越开。许多晶体和生物组织都能产生双折射。此外,通过外力(机械力、电场、磁场等)的作用可使各向同性媒质变成各向异性,从而产生双折射现象。

为了研究晶体中两条折射线的区别,令光线以入射角 i 射入晶体。实验证明,当 i 改变时,两条折射线中的一条始终遵守折射定律,折射光线在入射面内,这条光线称为寻常光线(ordinary ray),简称 o 光。而另一条光线则不遵守折射定律,$\sin i/\sin r$ 并不是恒量,而且折射线往往不在入射面内,这条光线称为非常光线(extraordinary ray),简称 e 光。当 $i=0$ 时,即光线垂直入射时,寻常光线仍沿原方向前进,但非常光线一般不沿原方向前进而发生折射,如图 7-19(b)所示。

产生双折射的原因是由于寻常光线在晶体中各方向上的传播速度是相同的,而非常光线在晶体中的传播速度则随传播方向而变。也就是说,晶体对寻常光线的折射率各方向一致,而对非常光线的折射率则随方向而异。

变更入射线的方向,我们发现在晶体内部存在一个确定的方向,沿着这个方向不发生双折

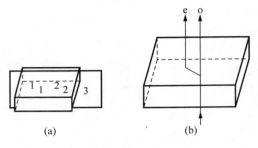

图 7-19　双折射

射,光在这个方向上的传播如同在各向同性介质中传播一样,即沿着这个方向,寻常光线和非常光线的传播速度相等,这个方向称为晶体的光轴(optical axis)。如图 7-20 所示,在各棱边相等的方解石晶体中,有两个三钝角面会合的顶点 A 和 B,平行于此两顶点连线的方向就是方解石晶体的光轴方向。通过光轴并与任一晶面正交的平面都叫做晶体的主截面。

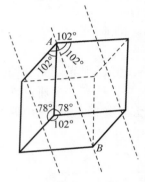

图 7-20　方解石晶体的光轴

寻常光线和非常光线都是偏振光,可以用检偏器来验证。当入射光线在主截面内,也就是入射面是晶体的主截面时,寻常光线的振动面垂直于晶体的主截面,而非常光线的振动面就是主截面,两者的振动面是互相垂直的。

利用某些晶体的双折射现象可以获得振动方向互相垂直的两种偏振光。由于天然双折射晶体的厚度都比较小,通过它产生的两束偏振光通常分得不够开,实用价值不大,有一种加工制成的"尼科尔棱镜"可以产生较理想的偏振光。

取一块长度约为宽度 3 倍的方解石晶体,端面稍加磨制,然后将晶体沿着垂直于主截面及两端面的方向切开,把切开的面磨光后用加拿大树胶胶合起来。加拿大树胶有一特点,它对钠光的折射率为 1.55,介于方解石对 o 光的折射率 $n_o = 1.658$ 和对 e 光的折射率 $n_e = 1.486$ 之间。显然,对于 o 光,加拿大树胶相对于方解石是光疏媒质,而对 e 光却是光密媒质。如图 7-21 所示,当自然光沿棱镜

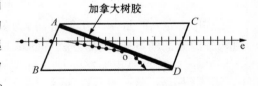

图 7-21　尼科尔棱镜

长棱方向入射到方解石时,被分解成两束偏振光——o 光和 e 光,由于 o 光射到树胶的入射角已超过临界角,o 光将被全反射而不能穿过树胶层,全反射的光线被棱镜涂黑的侧面 BD 所吸收。而 e 光射到树胶时,由于是从光疏介质射入光密介质,不会产生全反射,所以 e 光能透过树胶层从棱镜另一端面射出。这样,用尼科尔棱镜可获得振动方向在主截面内的偏振光。尼科尔棱镜所产生的偏振光是完全偏振光,同时吸收也很小,在精密仪器中被广泛用作起偏器和检偏器。

2) 二向色性

在一些各向异性媒质中,不但光的传播速度与振动方向有关,而且媒质对于光的吸收也与振动方向有关。这种性质称为二向色性。电气石的二向色性很明显,它能够强烈吸收 o 光,而对 e 光的吸收本领比较低。在厚度为 1mm 的电气石晶片内,双折射所产生的寻常光线几乎全

部被吸收,因此可作为偏振器。这种偏振器的缺点是对非常光线也有选择性吸收,白光通过后得到的偏振光是绿色的,而且强度减弱了很多。

前面提到的人工偏振片是用一种二向色性很强的人工合成晶体(例如硫酸奎宁的碘化物)涂在透明的磷酸纤维或塑料薄膜上制成的,在涂制时利用电场的作用使这些微小晶体的光轴取向一致。偏振片虽然有选择性吸收和偏振不完全等缺点,但由于可用工业方法大量生产,价格低廉,而且面积可以做得很大,所以获得了广泛的应用。

有些生物高分子的纤维状样品能够发生双折射现象。如将其做成薄膜,并在某一个方向上加以拉伸,使这些分子的长轴或多或少地按同一个方向排列起来,就能够发生或加强原先的双折射现象和二向色性。这些现象在红外区域尤其显著,并且随着频率的不同而急剧变化,对于研究生物分子结构有很重要的作用。

7.4　旋光现象

某些晶体,例如石英,当偏振光沿其光轴方向入射时,发现出射光虽然仍为偏振光,但偏振光的振动面却以光的传播方向为轴旋转了一定的角度,这种现象称为旋光现象(optical rotation)。能使偏振光的振动面旋转的物质称为旋光质。除石英晶体外,如糖溶液、松节油、酒石酸溶液都是旋光性很强的物质。

偏振光振动面的旋转具有方向性。如果面对光的入射方向观察,使振动面顺时针方向旋转的物质,称为右旋物质,如葡萄糖。使振动面逆时针方向旋转的物质,称为左旋物质,如果糖。天然石英晶体,由于结晶形态不同,具有右旋和左旋两种类型。

如图 7-22 所示,设某一单色偏振光通过某旋光质,光振动面的旋转角度为 θ。实验结果指出,转旋角 θ 的大小和光的波长有关。在给定波长的情况下,θ 与光在旋光质中透过的厚度 l 成正比,即

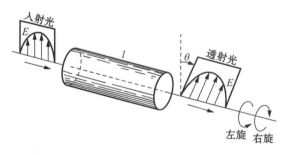

图 7-22　旋光现象

$$\theta = \alpha l$$

式中 α 称为旋光质的旋光率(specific rotatory),它与物质的性质、入射光的波长有关。上式适用于固体旋光质,对于有旋光性的溶液,旋转角度除与光在该物质中经过路程 l 有关外,还和溶液中旋光质的浓度 ρ 有关,即

$$\theta = \alpha l \rho$$

按一般习惯,l 以 dm 为单位,溶液的浓度 ρ 是每立方厘米溶液中所含旋光物质的克数。使用百分浓度时,若在 100 cm³ 溶液中含 c 克旋光质,则 $\rho = c/100$,于是上式可写为

$$\theta = \alpha l \frac{c}{100} \qquad (7\text{-}16)$$

在医学上,旋光现象常被用来测量糖(或其他旋光质)溶液的浓度,所用仪器称为糖量计(或偏振计 polarimeter)。

习题

1. 从一光源发出的光线,通过两平行的狭缝而射在距双缝 100 cm 的屏上,如两狭缝中心的距离为 0.2mm,屏上相邻两条暗条纹之间的距离为 3mm,求光的波长(以 Å 为单位)。

2. 用波长为 7 000Å 的红光照射在双缝上,距缝 1 m 处置一光屏,如果 21 个明条纹(谱线以中央亮条为中心而对称分布)共宽 2.3 cm,求两缝间距离。

3. 在双缝干涉的实验中把两缝间的距离逐渐减小,幕上的干涉条纹将怎样变化? 为什么?

4. 用波长为 4 800Å 的蓝光照射在缝距为 0.1mm 的双缝上,求在离双缝 50 cm 处光屏上干涉条纹间距的大小。

5. 什么是光程? 在不同的均匀媒质中,单色光通过相等光程时,其几何路程是否相同? 需要时间是否相同?

6. 在两相干光的一条光路上,放入一块玻璃片,其折射率为 1.6,结果中央明条纹移到原是第六级明条纹处,设光线垂直射入玻璃片,入射光波长为 6.6×10^3 Å。求玻璃片厚度。

7. 在双缝干涉实验中,用钠光灯作光源($\lambda = 5893$Å),屏幕离双缝距离 $D = 500$mm,双缝间距 $a = 1.2$mm,并将干涉实验装置整个地浸在折射率 1.33 的水中,相邻干涉条纹间的距离为多大? 若把实验装置放在空气中,干涉条纹变密还是变疏(通过计算回答)?

8. 用白光垂直照射到厚度为 4×10^{-5} cm 的薄膜上,薄膜的折射率为 1.5。问在可见光范围内,哪几个波长的光在反射时加强。

9. 用一层透明物质涂在玻璃上,使它对波长为 600 nm 的光波不发生反射。若玻璃的折射率为 1.50,透明物质的折射率为 1.30,求涂层的最小厚度。

10. 一单色平行光束垂直照射在宽为 1.0mm 的单缝上,在缝后放一焦距为 2.0 m 的会聚透镜。已知位于透镜焦面处的屏幕上中央明条纹的宽度为 2.5mm,求入射光波长。

11. 利用光栅测波长的一种方法如下:用钠光($\lambda = 5\,893$Å)垂直照在衍射光栅上,测得第二级谱线的偏向角是 $10°11'$,如以另一未知波长的单色光照射,它的第一级谱线的偏向角是 $4°42'$ 求这光的波长。

12. 以可见光($4\,000$Å$\sim 7\,000$Å)照射衍射光栅时,一级光谱和二级光谱是否有部分重叠(通过计算说明)?

13. 一束平行黄光垂直地射入每厘米 $4\,250$ 条刻纹的光栅,所成的二级光谱与原入射方向成 $30°$,求黄光波长。

14. 用每 1mm 有 500 条刻纹的光栅观察钠光谱线($\lambda = 5\,900$Å)。若光线垂直入射,最多能看到第几级明条纹。

15. 用光栅常数 $1/1\,000$ cm 的衍射光栅 A 来测绿光波长,由于屏的宽度有限,在屏上刚好出现中央明条纹和第一级明条纹,想换用 B 衍射光栅来得到多一级明条纹,问 B 衍射光栅的光栅常数为多大?

16. 若自然光通过一尼科尔棱镜 P(起偏器)而成为偏振光。

(1) 当此尼科尔棱镜以入射光线为轴旋转时,屏幕上光强有没有变化? 为什么?

(2) 如果在它的后面放置一固定不动的尼科尔棱镜 A,在旋转 P 的过程中,屏幕上光强有没有变化? 为什么?

17. 两个尼科尔棱镜的主截面平行时,透射光最强。当两棱镜主截面的夹角为 60°时,透射光的强度为最强时的几分之几?

18. 用两理想偏振片装成起偏器和检偏器。将自然光投射到起偏器上,若从检偏器射出的光强是入射自然光光强的 1/3,求此时两偏振片的偏振化方向的夹角。

19. 一光束是自然光和偏振光的混合,当光通过一偏振片时,透射光的强度随偏振片的取向而改变,最强时为最弱时的 5 倍,求入射光束中两种光的强度各占总入射强度的几分之几?

20. 自然光通过两个主截面正交的尼科尔棱镜后,幕上亮度为零。如果在这两个尼科尔棱镜之间加入一块垂直于光轴切割的石英(旋光质),此时幕上亮度是否为零?

21. 自束平面偏振光垂直射入一块方解石晶体,光的振动方向与晶体的主截面成 30°角,计算两束折射光(o 光和 e 光)的相对振幅和强度。

22. 水的折射率为 1.33,玻璃的折射率为 1.50,当光由水中射向玻璃而反射时,起偏振角为多少? 当光由玻璃射向水而反射时,起偏角又为多少?

23. 麦芽糖溶液的液柱长 10 cm,浓度为 100 ml 含 20 g,求这溶液对偏振光的旋转角(麦芽糖的旋光率 $\alpha = 144°/(\text{dm} \cdot \text{g/cm}^3)$)。

24. 将蔗糖溶液装于 20cm 长的玻璃管中,偏振光通过此管振动面旋转 35°,已知旋光率 ($\alpha = 52.5°/(\text{dm} \cdot \text{g/cm}^3)$),求糖溶液的百分浓度。

25. 将一旋光质(固体)放在两平行放置的偏振片之间。设该旋光质对波长为 5 890Å 的黄光的旋光率为 21.7°/mm,试问该固体为多厚时没有光透过检偏器?

26. 一束钠光通过起偏器 P、检偏器 A 后光强为零,在它们之间放入厚度为 4mm、旋光率为 −15°/mm 的左旋石英片,出射光强为 I_1,若再在石英片之后放入浓度为 1 g/cm³,旋光率为 30°/$(\text{dm} \cdot \text{g/cm}^3)$,厚度为 20 cm 的右旋溶液,求出射光强度。

第8章　几何光学

撇开光的波动性质,以光的直线传播为基础,研究光在透明介质中传播的光学,称为几何光学。本章用几何光学的原理和方法介绍眼的折光系统,以及临床医学和医学科学研究中经常使用的各种光学仪器,如放大镜、显微镜、检眼镜、光学纤维内窥镜等的基本知识。

8.1　球面折射

8.1.1　单球面折射

当两种媒质的分界面是球面的一部分时,光线从一种媒质进入另一种媒质产生的折射现象,称为单球面折射。单球面折射的规律是我们了解各种透镜原理及眼睛光学系统的基础。

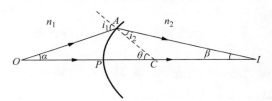

图 8-1　单球面折射

图 8-1 中 AP 是球面折射面,P 是球面的顶点,C 为曲率中心,PC 为曲率半径。设折射面左边媒质的折射率为 n_1,右边媒质的折射率为 n_2,并假定 $n_2 > n_1$。通过 P 点和 C 点的直线叫做折射面的主光轴。从主光轴上的一点 O 发出的光线,沿主光轴方向进行的不改变方向,而沿近光轴的任一方向如 OA 进行的光线经折射后均与主光轴交于 I,I 就是点光源 O 的像。

以 u 代表物距 OP,v 代表像距 IP,r 代表折射面的曲率半径 CP。AC 是 A 点处球面的法线。现推导物距与像距间的关系,即单球面成像公式。

对 $\triangle OAC$ $\qquad\qquad\qquad i_1 = \alpha + \theta$

对 $\triangle ACI$ $\qquad\qquad\qquad \theta = i_2 + \beta$ 　或　 $i_2 = \theta - \beta$ $\qquad\qquad$ (8-1a)

根据折射定律 $\qquad\qquad\qquad n_1 \sin i_1 = n_2 \sin i_2$ $\qquad\qquad\qquad\qquad$ (8-1b)

由于是近轴光线,AP 的长比 OP、CP 或 IP 小得多,因此角 i_1 和 i_2 都很小,$\sin i_1$ 和 $\sin i_2$ 可以用 i_1 和 i_2 来代替,折射定律可以写成

$$n_1 i_1 = n_2 i_2$$

用式(8-1a)和式(8-1b)代入得 $\quad n_1(\alpha + \theta) = n_2(\theta - \beta)$

移项得 $\qquad\qquad\qquad n_1\alpha + n_2\beta = (n_2 - n_1)\theta$ $\qquad\qquad\qquad$ (8-1c)

由于 α,β,θ 都很小,因此

$$\alpha = \frac{AP}{OP} = \frac{AP}{u}, \quad \beta = \frac{AP}{IP} = \frac{AP}{v}, \quad \theta = \frac{AP}{CP} = \frac{AP}{r}$$

代入式(8-1c)并消去 AP 得

$$\frac{n_1}{u} + \frac{n_2}{v} = \frac{n_2 - n_1}{r}$$ $\qquad\qquad\qquad\qquad$ (8-1)

式(8-1)适用于一切凸的或凹的球面折射面。应该指出,根据推导公式的条件,只有当 α,β,θ 都很小时(即近轴光线),折射光线才能在一点上会聚,式(8-1)才能成立。

应用式(8-1)时,要注意符号的规定,即实物、实像所对应的 u,v 取正号,虚物(入射光线为会聚光线时,入射光线延长线的交点即虚物)、虚像所对应的 u,v 取负号,凸球面对着入射光线 r 为正,反之为负。

当点光源位于主轴上某点 F_1 时,如果它发出的光束经折射后变为平行光束,如图 8-2 所示,那么 F_1 就称为第一焦点(first focal point)。从 F_1 到折射面顶点 P 的距离称为第一焦距(first focal length),以 f_1 表示。f_1 的值可以用 $v=\infty$ 代入式(8-1),得

$$f_1 = \frac{n_1}{n_2 - n_1} r \tag{8-2}$$

另外,平行于主光轴入射的光束经折射后相交于点 F_2,如图 8-3 所示,F_2 称为第二焦点。从 F_2 到折射面顶点 P 的距离称为第二焦距,以 f_2 表示。f_2 的值可以用 $u=\infty$ 代入式(8-1),得

$$f_2 = \frac{n_2}{n_2 - n_1} r \tag{8-3}$$

焦距 f_1 和 f_2 可能是正的,也可能是负的。当 f_1 和 f_2 为正时,F_1 和 F_2 是实焦点,折射面对光线起会聚作用;当 f_1 和 f_2 为负时,F_1 和 F_2 是虚焦点,折射面对光线起发散作用。

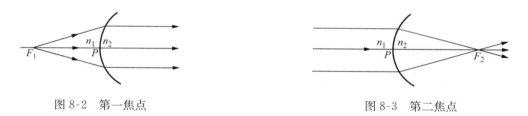

图 8-2 第一焦点   图 8-3 第二焦点

从式(8-2)和式(8-3)可以看出,f_1 和 f_2 是不相等的,但两侧媒质折射率与焦距的比值相等,用此比值来表示折射本领,称为折射面的焦度(focal power),用 D 表示:

$$D = \frac{n_1}{f_1} = \frac{n_2}{f_2} = \frac{n_2 - n_1}{r} \tag{8-4}$$

折射面的焦度与折射面的曲率半径成反比,同时也与媒质的折射率有关,两边媒质的折射率 n_1 和 n_2 相差越多,f_1 和 f_2 就越短,D 就越大,即折射本领越强。

8.1.2 共轴球面系统

如果折射球面不止一个,而且这些折射面的曲率中心都在一条直线上,它们就组成所谓共轴球面系统,这一直线称为共轴系统的主光轴(principal optical axis)。

在共轴球面系统中求物体的像时,可以先求物体通过第一折射面后所成的像 I_1,然后以 I_1 作为第二折射面的物,再求通过第二折射面后所成的像 I_2,如此下去直到求出最后所成的像为止。

例 8-1 如图 8-4 所示一玻璃球($n=1.5$)半径为 10cm,点光源放在球前 40cm 处,求近轴光线通过玻璃球后所成的像。

解 对第一折射面来说 $n_1=1$,$n_2=1.5$,$u_1=40$cm,$r=10$cm。

代入公式(8-1)得

$$\frac{1}{40}+\frac{1.5}{v_1}=\frac{1.5-1}{10}$$

解得
$$v_1=60\text{cm}$$

如果没有第二折射面,I_1 应在 P_1 后 60cm 处。由于 I_1 是在第二折射面后面,因此对第二折射面来说是一虚物,物距 $u_2=-(60-20)=-40\text{cm}$,$n_1=1.5$,$n_2=1$,$u_2=-40\text{cm}$,$r=-10\text{cm}$。代入式(8-1)得

$$-\frac{1.5}{40}+\frac{1}{v_2}=\frac{1-1.5}{-10}$$

解得
$$v_2=11.4\text{cm}$$

因此,最后所成的像在玻璃球后 11.4cm 处,整个成像光路图如 8-4 所示。

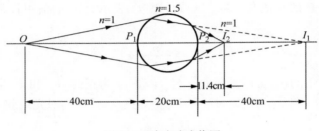

图 8-4　玻璃球成像图

8.2　共轴球面系统的三对基点

从前节讨论可知,光通过共轴球面系统的成像,取决于光依次在各个球面上的折射结果。在成像过程中,前一折射面所成的像,即为相邻后一折射面的物。这种逐次成像法可以解决多个折射面的共轴成像问题,但在有些情况下很不方便。将共轴系统看做为一个整体,利用系统的三对基点可以大大简化成像过程,并有助于了解整个系统的特性。

8.2.1　三对基点

1) 两焦点

任何共轴系统的作用不外是会聚或发散,因此它也有两个等效的主焦点。把点光源放在主光轴上的某一点,若它的光束通过折射系统后变为平行于主光轴的光束,如图 8-5 中的光线(1)所示,则这一点称为共轴系统的第一主焦点,以 F_1 表示。平行于主光轴的光束,如图 8-5 中的光线(2),通过折射系统后与主光轴相交的点称为第二主焦点,以 F_2 表示。

2) 两主点

在图 8-5 中,把通过 F_1 的入射线(1)和它通过系统后的射出线延长(图中虚线),得交点 A_1。通过 A_1 作画一垂直于主光轴的平面,交主光轴于 H_1,H_1 称为第一主点,平面 $A_1H_1B_1$ 则称为第一主平面。同样,把平行于主光轴的入射光线(2)与射出线延长,可以求得第二主点 H_2 和第二主平面 $A_2H_2B_2$。

从图中可以看出,不管光线在折射系统中经过怎样曲折的路径,但在效果上只等于在主平

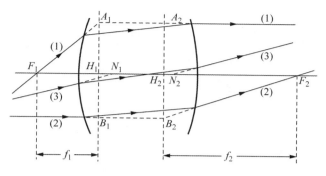

图 8-5　三对基点

面上发生折射,因此我们把从 F_1 到 H_1 的距离作为第一焦距 f_1,物体到主点 H_1 的距离作为物距 u,F_2 到 H_2 的距离作为第二焦距 f_2,像到 H_2 的距离作为像距 v。

　　3) 两节点

　　在共轴系统的主光轴上还可以找到两个点 N_1 和 N_2,在图 8-5 中从任何方向向 N_1 入射的光线(3)都以同样的角度由 N_2 射出。N_1 和 N_2 分别称为第一节点和第二节点。

8.2.2　作图法求像

　　根据以上所介绍的三对基点的特性,只要知道它们在任何共轴系统中所处的位置,就可以利用下列三条光线中的任意两条用作图法求出所成的像,如图 8-6 所示。

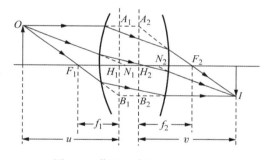

图 8-6　作图法求厚透镜成像

　　通过第一主焦点 F_1 的光线(1)在第一主平面折射后平行于主光轴射出。

　　平行于主光轴的光线(2)在第二主平面折射后通过第二主焦点 F_2。

　　通过第一节点 N_1 的光线从第二节点 N_2 平行于原来方向射出。

　　基点的位置决定于折射系统的具体情况。如果折射系统最初和最后的折射率相同(例如将透镜放在空气中),则 $f_1 = f_2$,且两节点分别与两主点重合。在这种情况下,u,v 和 f 的关系和薄透镜的关系相同,即

$$\frac{1}{u} + \frac{1}{v} = \frac{1}{f}$$

式中 u 为物体到第一主平面的距离,v 为像到第二主平面的距离。

8.3　眼 屈 光

8.3.1　眼的光学性质

　　图 8-7 是右眼球的水平剖面。眼球的前表面是一层透明的膜叫做角膜,外面来的光线由此进入眼内。角膜后面是虹膜,虹膜的中央有一圆孔,就是瞳孔。瞳孔的直径可通过睫状体的

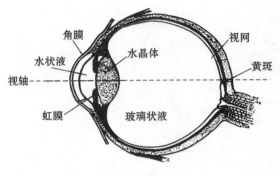

图 8-7　眼球剖面

控制在 1.4～1.8mm 范围内进行变化,起到控制进入眼内的光量,同时还起着光阑的作用,使在网膜上所成的像清晰以及减少像差。虹膜后面的水晶体是一种透明而富有弹性的组织,两面凸出像一个凸透镜,其曲率可借睫状肌的收缩而变化,因而有调节作用。眼球的内层叫做网膜,上面布满了视觉神经,是光线成像的地方。网膜上正对瞳孔的一小块,对光的感觉最灵敏,由于颜色的关系叫做黄斑。在黄斑鼻侧方视神经的出口处,没有感光细胞分布,无视觉作用,这个地方叫做盲点。

在角膜、虹膜和水晶体之间充满了透明的水状液。水晶体和网膜之间充满了另一种透明液体,叫做玻璃状液。眼内各种折射媒质的折射率为:角膜 $n=1.376$,水状液 $n=1.336$,水晶体 $n=1.424$,玻璃状液 $n=1.336$,它们组成眼睛的折光系统。由外界物体射来的光,依次通过角膜、水状液、水晶体和玻璃状液,经几次折射,最后成像在视网膜上。由于角膜的折射率和空气的折射率相差最大,从式(8-1)和式(8-2)可知,在几次折射中,光线从空气进入角膜时的偏折较大,因此角膜对光的折射起主要作用。

眼的光学系统是比较复杂的,根据古氏(Gullstrand)的计算,这一系统(图8-8)的主点、焦点、节点的位置(均由角膜顶点算起)大致如表 8-1 所列的数值。根据主点、焦点的位置可计算出表中焦距的数值。

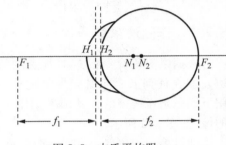

图 8-8　古氏平均眼

表 8-1　古氏平均眼常数

全系统	未调节/mm	最大调节(至近点)/mm
第一主点	1.348	1.772
第二主点	1.602	2.086
第一焦点	-15.707	-12.398
第二焦点	24.387	21.016
第一焦距	17.055	14.169
第二焦距	22.785	18.903
第一节点	7.078	
第二节点	7.332	
焦度	58.64 屈光度	70.57 屈光度

由于眼内有多个折光体,要用一般几何光学的原理画出光线在眼内的行进途径和成像情况时,显得十分复杂。因此,可以设计一些和正常眼在折光效果上相同,但更为简单的等效光学系统或模型,称为简化眼(reduced eye),如图 8-9 所示。简化眼只是人工模型,但它的光学参数和其他特性与正常眼等值,故用来分析眼的成像情况和进行计算。常用的一种简化眼

模型,设想眼球由一个单球面折光体构成,折射率为 1.333;外界光线只在由空气进入球形界面时折射一次,此球面的曲率半径为 5mm,即节点 C 在球形界面后方 5mm 的位置,后主焦点正相当于此折光体的后端,$f_1=15mm$,$f_2=20mm$。显然,这个模型和正常安静的人眼一样,正好能使平行光线聚焦在视网膜上。

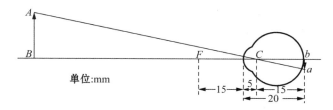

图 8-9　简约眼

C 为节点,ACB 和 aCb 是两个相似三角形。Cb 固定不变,约 15mm。根据物体的大小和它距眼的距离,就可算出物像的大小,也可算出两三角形对顶角(即视角)的大小:

$$\frac{AB(物体的大小)}{BC(物体至节点距离)}=\frac{ab(像的大小)}{Cb(节点至视网膜距离)}$$

此外,利用简化眼可以算出正常人眼所能看清的物体的视网膜像大小的限度。检查证明,正常人眼即使在光照良好的情况下,如果物体在视网膜上成像小于 5 μm,一般就不能引起清晰的视觉。这说明,正常人的视力或视敏度(visual acuity)有一个限度。要表示这个限度,只能用人所能看清的最小视网膜像的大小来表示,而不能用所能看清的物体大小来表示,因为物像的大小不仅与物体的大小有关,也与物体与眼之间的距离有关。人眼所能看清楚的最小视网膜像的大小,大致相当于视网膜中央凹处一个视锥细胞的平均直径(但有些视锥细胞的直径可小于 2 μm)。

必须指出,眼不同于其他光学折射系统,眼的焦度可以在一定范围内改变,这就使不同远近的物体在网膜上成像。眼睛这种改变焦度的本领叫做调节(accommodation)。调节主要是通过改变水晶体表面的曲率来完成的。在观察远物时,眼不用调节,此时水晶体的曲率最小。眼睛不调节时所能够看清楚物体的位置称为远点(far point)。视力正常的人远点在无穷远处,即平行光线进入眼睛后刚好在网膜上会聚。近视眼的远点则要近些。

在观察近处物体时,水晶体的表面凸起,以增加眼睛的焦度,使所成的像仍然落在网膜上。不过这种调节是有一定限度的。当物距短于一定距离时,经过调节的眼睛也不能使光线在网膜上成像。这一距离称为近点(near point)。视力正常的人近点约在 10~12cm 处。近视眼的近点要近些,而远视眼的近点则远些。例如,8 岁左右儿童的近点平均约 8.6cm,20 岁左右的成人约为 10.4cm,而 60 岁时可增大到 83.3cm。

在观察近距离的物体时,因为需要高度调节,眼睛容易疲劳。在经常工作中最适宜的,在适当的光照下不致引起眼睛过分疲劳的距离大约是 25cm,这距离称为明视距离。

人眼的调节亦即折光能力的改变,主要是靠晶状体形状的改变来实现的(图 8-10),这是一个神经反射性活动,其过程如下:当模糊的视觉形象出现在视区皮层时,由此引起的下行冲动经锥体束中的皮质脑干束到达中脑的正中核,再到达发出副交感纤维的有关核团,经动眼神经、睫状神经节到达眼内睫状体,使其中环形肌收缩,引起连接于晶状体囊的悬韧带放松。这样就促使晶状体由于其自身的弹性而向前方和后方凸出(以前凸较为明显),因而眼的总折光

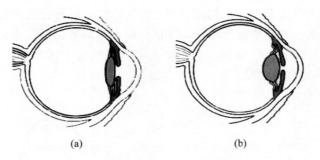

图 8-10　眼睛看远、近物时的调节功能

(a) 安静或视远物时　(b) 看近物时睫状肌收缩,悬韧带放松,晶体凸出

能力较安静时增大,使辐射的光线提前聚焦,也能成像在视网膜上。

调节力也以屈光度为单位。如一正视者阅读 40cm 处目标,则此时所需调节力为1/0.4m=2.50D(D 为焦度)。

8.3.2　眼的分辨本领　视力和视力表

从物体的两端射到眼中(节点)的光线所夹的角度 θ 叫做视角。视角决定物体在网膜上成像的大小。视角越大,所成像也越大,眼睛就越能看清楚物体的细节。如图 8-11 所示,两个大小不同的物体 A_1B_1 和 A_2B_2,由于它们对眼所张的视角相同,因此在网膜上所成的像大小一样。

实验指出,眼睛看两点时,如果视角小于 1′,眼睛分不清它们是两点而感到只是一个点了(与此相应,在明视距离上能被眼睛分辨的最小距离约为 0.1mm)。眼睛所能分辨的最小视角叫做眼的分辨本领。不同的人,眼能分辨的最小视角不同。如果能分辨的视角越小,则它的分辨本领越高,因此我们以最小视角的倒数来表示眼睛的分辨本领,叫做视力(vision),即

$$视力 = \frac{1}{能分辨的最小视角} \qquad (8-5)$$

式中最小视角以分为单位。不难看出,最小视角分别为 10′,2′,1′和 0.67′时,视力相应为 0.1,0.5,1 和 1.5。视力表就是根据这个道理制成的。

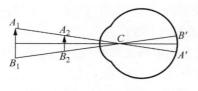

图 8-11　视角

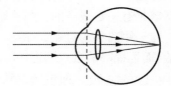

图 8-12　正视眼

视力表是用于测量视力的图表。视力表有国际标准视力表、视力表对数视力表、兰氏(Landolt)环视力表。从功能上分有近视力表、远视力表。视力表是根据视角的原理制定的。检查视力一般分为远视力和近视力两类,远视力多采用国际标准视力表,此表为 12 行大小不同开口方向各异的"E"字所组成;测量从 0.1～1.5 (或从 4.0～5.2);每行有标号,被检者的视视力表操作方法线要与 1.0 的一行平行,距离视力表5m。视力表与被检查者的距离必须正确

固定为 5 m。

当人眼能看清 5m 远处的一个圆形的缺口或 E 字形上的开口(缺口或开口的距离为 1.5mm)的方向时,按简化眼计算,此缺口在视网膜像中的距离约为 5 μm,说明此眼视力正常,定为 1.0;同时也可以算出,当物像为 5 μm 时,由光路形成的两个三角形的对顶角即视角约相当于 1′;因此,如果受试者在视角为 10′时才能看清相应增大了的视力表上标准图形的缺口(相当于国际视力表上最上面一排图),则视力定为 0.1;在表上还列出视力 0.2 至 0.9 时的逐步减小的图形。

8.3.3　眼的屈光不正及其矫正

眼睛不调节时,若平行光线射入眼内经折射后恰好会聚于网膜上,成一清晰的像,如图 8-12 所示,这种屈光正常的眼睛称为正视眼(emmetropia),否则称为非正视眼(ametropia),又称屈光不正(refractive error),其中包括近视、远视和散光眼。

1) 近视眼

在眼不调节时,平行光线射入眼后,会聚在网膜前,而抵达网膜时又分散,致使网膜上成的像模糊不清,这种眼叫做近视眼(myopia),如图 8-13(a)所示。近视眼不能看清远方的物体,但若移近物体至某一点时,虽不调节也能看清,所以说近视眼的远点不在无穷远,而在较近的地方。其近点比正视眼也要近些。近视眼对于在其远点以外的物体,是看不清楚的。

近视的原因可能是角膜或水晶体的折射面曲率太大,或是由于眼球前后径太长。近视眼矫正方法是配一副适当的凹透镜,使光线在进入眼睛前先经凹透镜适当发散,再经眼睛折射后成像于网膜上,如图 8-13(b)所示。就光学原理来说,就是要配一副这样的凹透镜,使来自远处的平行光线经镜片成虚像于近视眼的远点处,如图 8-13 所示,因虚像在远点,近视眼不调节时能够看清它。

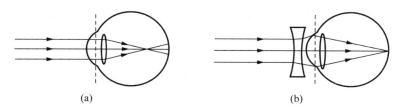

(a)　　　　　　　　　　　　(b)

图 8-13　近视眼及其矫正

根据近视度数的分类:轻度近视:低于 $-3.00D$;中度近视:$-3.00D \sim -6.00D$;高度近视:高于 $-6.00D$。

近视的临床表现:远距视物模糊,近距视力好,近视初期常有远距视力波动,注视远处物体时眯眼。由于看近物时不用或少用调节,所以集合功能相应减弱,易引起外隐斜或外斜视。近视度数较高者,除远视力差外,常伴有夜间视力差、飞蚊症、漂浮物、闪光感等症状,并可发生不同程度的眼底改变,如近视弧形斑、豹纹状眼底、黄斑出血或形成视网膜下新生血管膜,可发生形状不规则的白色萎缩斑,或有色素沉着呈圆形黑色斑。在年龄较轻时即出现玻璃体液化、混浊和玻璃体后脱离等。与正常人相比,发生视网膜裂孔和脱离的危险性要大得多。

例 8-2　一近视眼患者的远点在眼前 1m 处,今欲使其能看清远方的物体,问应配多少度的凹透镜镜片?

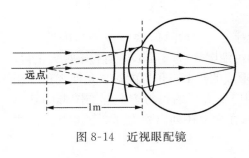

图 8-14　近视眼配镜

解　如图 8-14 所示,无限远的物经镜片成虚像于近视眼的远点处,即

$$u=\infty, \quad v=-1\text{m}$$

镜片为薄透镜,代入薄透镜成像公式

$$\frac{1}{u}+\frac{1}{v}=\frac{1}{f}$$

得

$$\frac{1}{\infty}+\frac{1}{-1}=\frac{1}{f}$$

$$f=-1\text{m}$$

即近视眼要矫正为正视眼,所配凹透镜镜片焦距的长度应等于近视眼远点离眼的距离。

薄透镜焦距 f 的倒数称为焦度 D,当焦距为 1m 时,焦度为 $1D$,$1D$ 等于 $100°$,所以此例中镜片的焦度

$$D=\frac{1}{f}=\frac{1}{-1}=-1D=-100°$$

2) 远视眼

远视眼(hypermetropia)与近视眼相反,在眼不调节时,来自远方的平行光线射入眼后,会聚在网膜的后面,在到达网膜时还没有会聚,因此在网膜上得不到清晰的像,如图 8-15(a)所示。远视眼在不调节时看不清远物,而近物发出的是更发散的光线,光线进入眼后,会聚在网膜的更后面,所以近物更看不清。远视眼只有在调节时才能看清远物,使平行光线的成像位置前移,落在视网膜上。而看较近物体时调节程度更高。由于眼的调节是有一定限度的,如果物体再近,经眼调节仍不能成像在网膜上,因而远视眼的近点较正视眼为远。

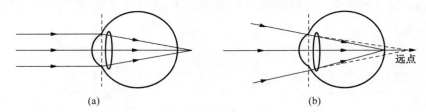

(a)　　　　　　　　　　　　　　　(b)

图 8-15　远视眼及其远点

远视眼不调节时,要使进入眼睛的光线会聚在网膜上,显然入射光线应该是会聚光线。一定程度的会聚光线在眼不调节时,经眼折射后交于视网膜上,这会聚光线延长线的交点便是远视眼的远点,此远点为虚远点,在网膜的后面,如图 8-15(b)所示。

远视的原因可能是角膜或水晶体的折射面曲率太小,或是眼球前后径太短。远视眼的矫正方法是戴一副适当焦度的凸透镜,如图 8-16 所示。平行光线先经凸透镜会聚,再经眼睛折射交于视网膜上,便能清晰成像。

婴幼儿的屈光状态和发育:正常情况下,婴幼儿出生不久都处于远视状态,随着生长发育,逐渐趋于正视,至学龄前基本达到正视,这个过程被称为"正视化"。

低度远视:小于 $+3.00D$,在年轻时由于能在视远

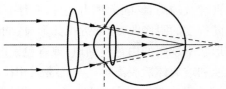

图 8-16　远视眼的矫正

时使用调节进行补偿,大部分人 40 岁前不影响视力;中度远视:+3.00D~+5.00D,视力受影响,并伴有不适感或视疲劳症状,过度使用调节还会出现内斜;高度远视:大于+5.00D,视力受影响,视物非常模糊,但视觉疲劳或不适感反而不明显,因为远视度数太高,患者无法使用调节来补偿。

例 8-3　一远视眼患者的远点在眼后 2m 处,今欲使其在眼不调节时能看清远方的物体,问应戴多少度的凸透镜镜片?

解　配一副凸透镜镜片,使平行光线经镜片折射后交于远视眼的远点处,这样的光线经眼折射后就交于视网膜上,即 $u=\infty$,$v=2m$。

代入薄透镜成像公式,得

$$\frac{1}{\infty}+\frac{1}{2}=\frac{1}{f}$$

所以

$$D=\frac{1}{f}=\frac{1}{2}=0.5D=50°$$

即远视眼要矫正为正视眼,所配凸透镜镜片的焦距应等于远视眼远点离眼的距离。

例 8-4　一远视眼患者的近点在眼前 90cm 处,欲使他最近能看清眼前 15cm 处的物体,应戴多少度的凸透镜镜片?

解　配眼镜后要使近点从 90cm 处移至 15cm 处,也就是要使 15cm 处物体经镜片成一虚像在眼前 90cm 处,即 $u=15cm$,$v=-90cm$。

代入薄透镜成像公式,得

$$\frac{1}{15}+\frac{1}{-90}=\frac{1}{f}$$

因此

$$f=18cm$$

得

$$D=\frac{1}{f}=\frac{1}{0.18}=5.56D=556°$$

3) 散光眼

前面所讲的近视眼和远视眼都属于球面性屈光不正,即角膜表面是球面,它在任何方向的曲率是一样的,所以由点光源发出的光线,经角膜折射后能相交于一点,成一清晰的像,只是像没有正好落在网膜上。散光眼的角膜在不同方向的曲率不完全相同,因而由点光源发出的光线,经眼折射后不能会聚在一点,因此得不到清晰的像。图 8-17 表示一散光眼的角膜,设它的纵向曲率半径最短,横向曲率半径最长,其他方向的曲率半径介于两者之间。从点光源 O 发出的光线经角膜折射后,纵向截面内射入的光线会聚于 I_V,横向截面内射入的光线会聚于 I_H,其他截面内的光线会聚于 I_V 和 I_H 之间。总之点光源在散光眼内不能造成点像。这样的眼屈光状态叫做散光(astigmatism)。

散光眼的矫正方法是戴圆柱透镜。圆柱透镜的表面不是球面的一部分,而是圆柱面的一部分,如图 8-18 所示。圆柱透镜可以两面都是圆柱面,也可以一面是圆柱面。和球面透镜一样,圆柱透镜也有凸的和凹的两种。

圆柱透镜的横截面和球面透镜的截面相似,因此水平光束入射后将被会聚或发散,如图 8-19(b)所示。而在竖直方向的截面却与一块平板的截面相同,因此竖直光束入射后并不改变进行方向,如图 8-19(c)所示。图 8-19(a)表示点光源经会聚圆柱透镜后成像的情形,点光源所得的像是一条直线。

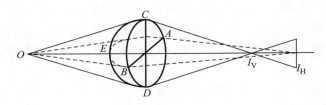

图 8-17　散光眼成像

　　散光眼的矫正因散光眼的种类不同而异。现在介绍三种有规则的散光及其矫正。①单纯远视散光:如通过眼球的纵向截面的平行光线会聚于网膜上,而通过横向截面的平行光线会聚在网膜之后,也就是说纵向屈光正常,而横向的屈光不足,可以戴适当的凸圆柱透镜,镜轴竖直,以增加横向的会聚本领。②单纯近视散光:如通过眼球的横向截面的平行光线会聚于网膜上,而通过纵向截面的平行光线却会聚在网膜之前,也就是说横向的屈光正常,而纵向的屈光过强,可以戴适当的凹圆柱透镜,镜轴水平,以减弱纵向的会聚本领。③复远视散光:如通过眼球纵横截面的平行光线都聚焦在网膜之后,而且横向和纵向的焦点又不一致。此种情况可以配戴凸透镜和凸圆柱透镜两者结合起来的透镜加以矫正。

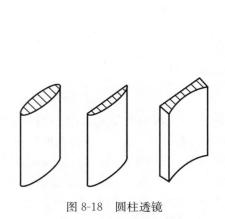

图 8-18　圆柱透镜

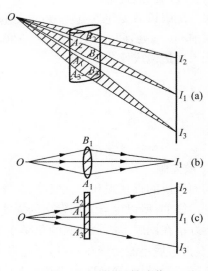

图 8-19　圆柱透镜成像

　　4)老视

　　不调节时折光能力正常,但由于晶状体的弹性减弱或丧失,看近物时的调节能力减弱,此称为老视。

　　随着年龄增大,晶状体逐渐硬化,弹性减弱,睫状肌功能逐渐减低,从而引起眼调节功能逐渐下降。大约在 40～50 岁开始,出现阅读等近距离工作困难,这种由于年龄增长所致的生理性调节减弱称为老视(presbyopia)。老视者初期常感觉将目标放得远些才能看清,在光线不足时更为明显,随着年龄的增长,这种现象逐渐加重。为了看清近目标需要增加调节,常产生因睫状肌过度收缩和相应的过度集合所致的眼疲劳症状。

　　老视是一种生理现象,不论屈光状态如何,每个人都会发生老视。但是原有屈光状态将影响老视症状出现的迟早,未行矫正的远视者较早发生老视,近视者发生较晚。

老视的原因水晶体调节能力减退,所以看近物不清,或不能持久。补救的方法是看近物时戴一副适当焦度的凸透镜镜片。

8.4 放大镜 检眼镜 纤镜

8.4.1 放大镜

当我们观察细小物体时,常常使物体靠近眼睛以增大视角,但是上面已经提到,眼的调节是有一定限度的,尽管充分利用调节,眼睛还是不能使近于 $10\sim12\text{cm}$ 的物体在网膜上成像。为了增强眼的会聚本领,我们可以在眼的前面放一块会聚透镜,这就相当于增加了眼的调节作用,使它可以看清比近点更近的物体,因而得到更大的视角。这样使用的会聚透镜叫做放大镜(magnifier)。

在利用放大镜观察物体时,通常是把物体放在它的焦点以内靠近焦点处,使通过放大镜的光束成近似平行光束进入眼内,这样就可以几乎不加调节便在网膜上得到清晰的像。

从图 8-20 可见,如果将物体放在明视距离处,不用放大镜,那么物体对眼所张的视角为 β。如果利用放大镜就可以使像 Y' 对眼所张的视角增加到 γ,两者的比值 γ/β 叫做角放大率。一般利用放大镜观察的物体都很小,因此

$$角放大率 = \frac{\gamma}{\beta} = \frac{\tan\gamma}{\tan\beta}$$

从图 8-20 可以看出:

$$放大镜的角放大率 = \frac{\tan\gamma}{\tan\beta} = \frac{Y/f}{Y/25} = \frac{25}{f} \tag{8-6}$$

由此可见,放大镜的放大率与 $1/f$ 成正比,也就是与它的焦度成正比。焦距越短,角放大率就越大。但由于焦距很短的透镜很难磨制,而且有各种像差,单个透镜的放大率大约为几倍。由透镜组构成的放大镜,其放大率也只有 20 倍左右。

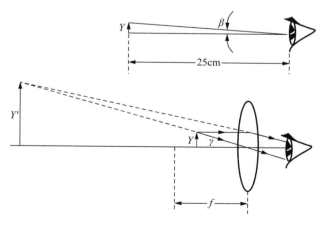

图 8-20 放大镜原理

8.4.2 检眼镜

检眼镜(ophthalmoscope)是临床应用的各种内窥镜(endoscope)的一种,用来检查眼底部位的病变,如眼内肿瘤,视网膜剥离、凹陷以及水肿等。

检眼镜的外形如图 8-21 所示,主要由光源部分和镜头所组成。光源包括电池和小灯泡,装在镜筒内。如图 8-22 所示,小灯泡上方有一会聚透镜和一光阑,光阑可以上下移动以改变光照区域的大小。在光阑的上方有一个一端带有平凸透镜的棱镜,从光源发出的光线经透镜会聚和棱镜反射后会聚于受检者眼前 $2\sim2.5\text{cm}$ 处,再射入受检者的眼底,形成一个均匀照亮的圆形区。

转盘上装有焦度不同的凹、凸小透镜共 24 个供选用,从下方可读出所选透镜的焦度数值,凸透镜焦度为"+",用红字表示;凹透镜焦度为负,用黑字表示。转动转盘可以选用不同焦度的透镜以矫正受检者与医生的屈光不正。

当光线通过被检者的瞳孔照射在眼底上时,眼底将此光线反射出来通过转盘上的透镜射入医生眼内而会聚在视网膜上,这样医生就可以观察受检者眼底的情况。

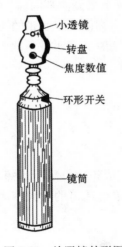

图 8-21　检眼镜外形图

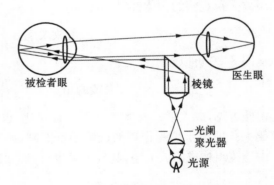

图 8-22　检眼镜光路示意图

8.4.3 光学纤维内窥镜

光学纤维是一种带有涂层的玻璃细丝,直径为几微米至几十微米。涂层玻璃的折射率 n_1 小于芯料玻璃的折射率 n。如图 8-23 所示,当光线以投射角 φ 从空气入射到纤维的端面时,经端面折射后进入光学纤维内并以 i 为入射角入射到芯料与涂层的界面上。适当选择 φ 角的大小可使入射角 i 大于临界角而产生全反射。这样,入射光线就沿着纤维多次全反射从另一端射出而不向外泄漏,这就是光学纤维的导光作用。设空气的折射率为 n_0,从图中可看出,若投射角 φ 为某值 φ_A 时,i 正好等于临界角 A,则

$$n_0\sin\varphi_A = n\sin\theta = n\cos A$$

即

$$n_0\sin\varphi_A = n\sqrt{1-\sin^2 A} \tag{8-7a}$$

根据折射定律

$$n\sin A = n_1\sin 90° = n_1$$

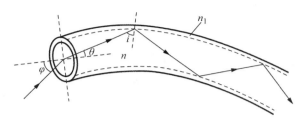

图 8-23 光学纤维导光原理

所以

$$\sin A = \frac{n_1}{n} \tag{8-7b}$$

将上式代入式(8.7a),得

$$n_o \sin\varphi_A = \sin\varphi_A = n\sqrt{1 - \frac{n_1^{\ 2}}{n^2}} = \sqrt{n^2 - n_1^2} \tag{8-7}$$

$n_0 \sin\varphi_A$ 的值,即 $\sqrt{n^2 - n_1^2}$ 称为光学纤维的数值孔径(numerical aperture,NA),φ_A 称为孔径角。孔径角 φ_A 越大,表示光学纤维的导光能力越强,因为当光源照射光学纤维端面时,只有投射角小于 φ_A 的光线能够产生全反射而传至另一端,投射角大于 φ_A 的光线将透过内壁进入外层,不能继续传导,因此 φ_A 越大,表示能够被传导的入射光束的范围越大,通过纤维的光量越多。设芯料为燧石玻璃 $n=1.62$,涂层为冕牌玻璃 $n_1=1.52$,则 $NA=0.56$,$\varphi_A=34°$。

玻璃虽然是硬而脆的物质,但把它拉成很细的纤维后,它就柔软可弯,而且具有一定的机械强度。近十多年来医学上已广泛使用由光学玻璃纤维做成的各种内窥镜,简称纤镜(fiberscope),用以观察体内某些器官腔壁的病变情况,例如支气管镜、食道镜、胃镜和膀胱镜等。在这些纤镜中,通常是把几万根玻璃纤维聚成一束,它有两个作用,其一是导光,就是把外部的强光源发出的光束导入器官内作照明用,这与过去使用小灯泡随同内窥镜直接插入体内的光源相比,具有光度大而不至发生烧伤的优越性;第二个作用是导像,也就是把器官腔壁的像导出体外,以便医生观察和摄影。为此玻璃纤维束的两端应当黏结牢固,而且纤维两端的排列必须完全相同,以免影像错乱,如图 8-24 所示。整个纤维束除两端黏结外,中间不能黏结,便于顺着体内各种管道弯曲前进。为了保持影像完整清晰,光不能在纤维束中的相邻纤维间穿透,因此玻璃纤维芯料通常用折射率较大的燧石玻璃,而涂层则用折射率较小的冕牌玻璃。各种医用纤镜的玻璃纤维直径在 $20\mu m$ 以下,纤维束由几万根纤维组成,能导出细致清晰的像。医生可通过纤镜直接观察体内器官内壁的情况,也可以进行摄影。近年来已制成彩色电视纤维胃镜,可以在电视屏幕上观察。附件也不断增加,如胃肠纤镜中附有活体取样钳(图 8-25)、胃黏膜注射针以及放射性探测器等,各种纤镜的制作成功克服了刚性导管内窥镜的缺点,既方便又能减轻病人的痛苦,避免了使用内窥镜的各种并发症,大大提高了诊断的准确程度。

利用光学纤维的导光作用,可使激光通过内窥镜进入人体内腔。用光学纤维作为导光系统的激光"刀"对胃肠血管瘤和急性消化道出血等的光凝固治疗均取得良好效果。除消化道疾病外,在呼吸、泌尿等系统疾病的治疗上也相继取得很大发展。

利用光纤的导光作用和光学多普勒效应,还可测量人体血管中的血液流量,图 8-26 是光纤多普勒血液流量计的探头示意图。回光光纤收集皮肤表面的反射光和血管中流动血液的散射回光,通过检测系统处理而求得血液流量。

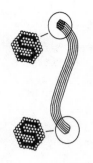
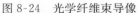

图 8-24 光学纤维束导像

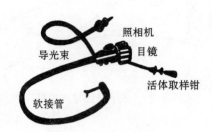

图 8-25 光学纤维内窥镜

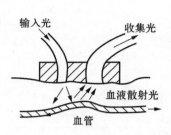

图 8-26 光纤多普勒血液流量计

8.5 显微镜 电子显微镜

8.5.1 显微镜的放大率

显微镜(microscope)由两组会聚透镜所组成。图 8-27 中左边小的透镜代表一组焦距很短的透镜组。称为物镜(objective),右边大的透镜代表另一组焦距较长的透镜组,称为目镜(eyepiece)。被观察的物体放在物镜的焦点稍外的地方,由物体 Y 发出的光通过物镜后,成一放大的例立实像 Y'。目镜的作用和放大镜相同,目的是使眼睛对 Y' 的视角增大,因此 Y' 的位置应该在目镜的焦点稍内一点。

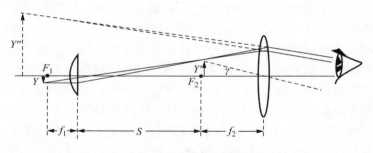

图 8-27 光学显微镜光路示意图

根据角放大率的定义,显微镜的角放大率为

$$M=\frac{\tan\gamma}{\tan\beta} \tag{8-8}$$

$\tan\gamma=\dfrac{Y'}{f_2}$ (f_2 是目镜的焦距), $\tan\beta=\dfrac{Y}{25}$

代入式(8-8)得

$$M=\frac{Y'}{f_2}\bigg/\frac{Y}{25}=\frac{Y'}{Y}\frac{25}{f_2} \tag{8-9}$$

Y'/Y 是物镜的单向放大率,以 m 表示,$25/f_2$ 是目镜的角放大率,以 α 表示,因此式(8-9)可以写成

$$M=m\alpha$$

即显微镜的放大率等于物镜的单向放大率与目镜的角放大率的乘积。显微镜配有放大倍数不同的物镜和目镜,适当配合使用可以获得所要求的放大率。

因为物体放在靠近物镜的焦点,所以物镜的单向放大率 Y'/Y 近似地等于 S/f_1,S 是 Y' 到物镜的距离,即像距。式(8-9)又可写成

$$M = \frac{S}{f_1}\frac{25}{f_2} = \frac{25S}{f_1 f_2} \tag{8-10}$$

通常显微镜物镜与目镜的焦距 f_1 和 f_2 与镜筒的长度相比都是很短的,所以 S 就可以近似地看做显微镜镜筒的长度。由上式可知,显微镜的镜筒越长,物镜与目镜的焦距越短,它的放大率就越大。

8.5.2　显微镜的分辨本领

使用显微镜的根本目的是为了更好地观察物体的微小细节,如果提高显微镜的放大率而不能相应地使我们所看到的细节更加清楚丰富,那么这种放大率的提高是没有意义的。在显微镜中所观察到的细节首先决定于物镜所成的像的细节是否清晰,而物镜的像的细节则要受到光的波动性的限制。

在前面我们已经讨论了光的衍射现象。点光源通过透镜所成的像都不是清晰的点像,而是有一定大小的衍射亮斑。一个物体通过透镜成像时,我们可以把物体看成是由许多点光源组成。每个点光源在透镜的像平面上产生自己的衍射亮斑,整个物体的像就是由许多这样的小亮斑所组成的。每个亮斑虽然很小,但还是具有一定的线度,因此如果物体上的两点相距很近,它们的衍射像就可能部分重叠,如图 8-28 所示。重叠太厉害的时候,就不能分辨出是两点的像了(见图 8-29)。在这种情况下,即使目镜的放大率再高,也不能分辨这两点。

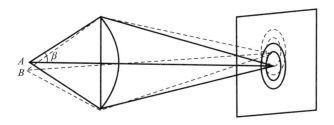

图 8-28　衍射图样的重叠

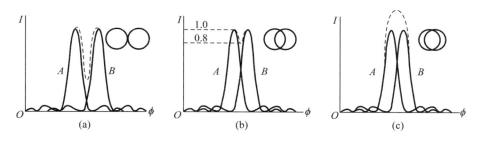

图 8-29　两个衍射像的亮度分布曲线

(a)两像分辨清楚　(b)两像重叠已达分不清的临界　(c)两像重叠过甚,不能分辨

　　一个光学系统（在这里是显微镜的物镜）能将被观察物体的细节形成清晰的像的本领叫做分辨本领（resolving power）或分辨率（resolution）。分辨率用能够被分辨清楚的物体上两点之间的最小距离来表示，这一距离叫做分辨距离（resolving distance），通常用 Z 表示，它的值越小，光学系统的分辨本领就越高。瑞利认为，当一个点的衍射中央亮斑的边缘与另一点的中央亮斑的中心重合时，这两点就处在正好能分辨的临界情况，这个条件称为瑞利判据。据此，阿贝推出分辨距离为

$$Z = \frac{0.61\lambda}{n\sin\beta}$$ (8-11)

式中 β 是从被观察物体射到物镜边缘的光线与主轴的夹角；n 是物体与物镜间媒质的折射率；λ 是照明光的波长。$n\sin\beta$ 叫做物镜的数值孔径（numerical aperature，N. A.）。数值孔径越大，显微镜能够分辨的两点间的距离越短，越能看清物体的细节，分辨本领就越高。

　　正确认识分辨本领和放大率的区别是很重要的。显微镜的放大率是物镜的单向放大率和目镜的角放大率的乘积，但分辨本领却只决定于物镜。目镜只能放大物镜所能分辨的细节，而不能提高物镜的分辨本领，因此单靠使用高倍目镜来提高放大率，对分辨本领的提高是没有帮助的。例如用一个 $40\times$（N. A. 0.65）的物镜配上一个 $20\times$ 的目镜和用一个 $100\times$（N. A. 1.30）的物镜配上一个 $8\times$ 的目镜，虽然总放大率都是 $800\times$，但后者的分辨本领却较前者高一倍，因而可以看到更多的细节。

　　要提高物镜的分辨本领，一种方法是增加物镜的数值孔径，就是利用油浸物镜来增加 n 和 β 的值。所谓油浸物镜（oil immersion objective）就是在物镜和物体或物镜和盖玻片之间加几滴香柏油。图 8-30(a) 和 (b) 分别表示干物镜与油浸物镜。图中 O 是物镜的第一个透镜，TT 是载玻片，CC 是被观察的标本，DD 是盖玻片，JJ 是香柏油层。

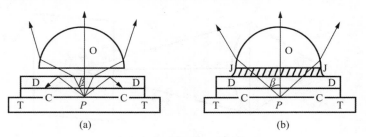

图 8-30　干物镜及油浸物镜

　　在干物镜的情形下，从 P 点进入物镜的光束比较窄，因为在盖玻片与空气的界面上，入射角大于 $42°$ 的光束都被全反射了。图 (b) 是油浸物镜，由于香柏油的折射率近似地等于玻璃的折射率，避免了全反射，由物体进入物镜的光锥就要宽些，不仅像的亮度增强，而且数值孔径 $n\sin\beta$ 中的 n 和 β 都增大了。显微镜的数值孔径最大可以达到 1.5 左右。在这种情况下，按式 (8-11) 有

$$Z = \frac{0.61\lambda}{n\sin\beta} = \frac{0.61\lambda}{1.5} \approx 0.4\lambda$$

　　即在这种显微镜里，可分辨的两点间的最短距离差不多等于照明光波波长的 4/10。绿光的波长 $\lambda = 5.46\times10^{-5}$ cm，那么，高级显微镜能分辨的最短距离约为

$$Z = 0.4\times5.46\times10^{-5} \text{ cm} = 2.18\times10^{-5} \text{ cm} = 0.218 \ \mu m$$

肉眼在明视距离能够分辨的两点间的最短距离为 0.1mm，为上述 Z 值的 459 倍，因此一个光学显微镜的放大率有 1000 倍也就足够了。

另外一种提高分辨本领的方法是利用波长短的光照明。一般在显微镜的照明灯上覆盖一片蓝色的滤光玻片。如果用紫外线（$\lambda=0.275\mu m$）来代替可见光（平均 $\lambda=0.550\mu m$），可以把分辨距离缩小一半，放大率可以提高到 2000 倍。但用紫外线时，像只能用照相来观察，因为肉眼看不到紫外线。此外，使用紫外线显微镜时，应注意对紫外线的防护，以防伤害使用者的眼睛。

8.5.3　电子显微镜

由于显微镜的分辨率受到照射光波长的限制，用可见光照射时，光学显微镜的有效放大率（眼的分辨距离/显微镜的分辨距离）最大约为 1000 倍。1924 年，德布罗意证明了电子射线具有波动性，20 世纪 30 年代便出现了利用电子射线作照射光的显微镜，这就是电子显微镜（electron microscope）。

设电子经加速电压 U 的加速后所获得的速度为 v，则

$$eU=\frac{1}{2}mv^2$$

式中 e 为电子电量的绝对值；m 为电子的质量。从上式可得

$$v=\sqrt{\frac{2eU}{m}}$$

根据德布罗意公式

$$\lambda=\frac{h}{mv} \quad （h \text{ 为普朗克常数}）$$

将 e,m,h 的数值代入上式，用 V 为加速电压的单位，Å 为波长单位，得

$$\lambda=\frac{12.26}{\sqrt{U}}$$

当 $U=50\text{kV}$ 时，$\lambda=0.055\text{Å}$；当 $U=100\text{kV}$ 时，$\lambda=0.039\text{Å}$。可见，加速电压越高，波长越短，分辨率越高。目前，电镜的分辨率已达 2Å 左右，有效放大倍数约为 1×10^6 倍。

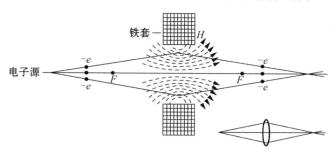

图 8-31　电磁透镜

电子显微镜和光学显微镜相似，也有聚光镜、物镜和目镜等，不过它们不是透明物质做成的光学透镜，而是用电场或磁场来偏转电子行程的静电透镜和电磁透镜。电子在通过电场或磁场时受到场力的作用，它的进行速度和方向就会发生变化。利用这种性质，可以设计出各种发散的或会聚的电子透镜。电磁透镜如图 8-31 所示，它是一个包有软铁屏蔽外壳的线圈，磁

通量只能在外壳的缺口处(称极靴)出来。这样的磁场对电子射线有聚焦作用。电子显微镜的电子射线来自炽热的灯丝,经过30 000～100 000V电压的加速后,成为高速的电子束。由于电子容易被气体分子所散射,因此电子显微镜的镜筒内必须高度真空。被观察的标本要切得十分薄,一般在700Å左右,固定在厚度约为200Å的薄膜上。被电子透镜聚焦的电子射线通过标本时,样品上不同结构对电子的散射不一样,密度和厚度越大处散射越厉害,通过光阑的电子越少。经过样品散射后的电子射线再适当聚焦,就可以在荧光屏或照相底片上获得和物体的厚度与密度相对应的放大图像。图8-32是光学显微镜和电子显微镜比较的示意图。

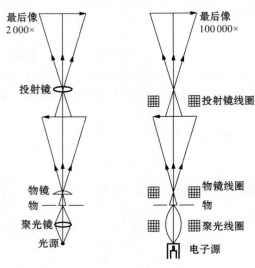

图 8-32　　光学显微镜和电子显微镜比较示意图

　　一般电子显微镜都采用电磁透镜,改变产生磁场的电流就能改变透镜的焦度,从而调节显微镜的放大率。

　　以上讨论的是利用透过标本的电子束成像,称为透射电镜(Transmission Electron Microscope,TEM)。除此以外,电子束照射在标本上还会使样品发射二次电子,二次电子的产生率主要与标本表面材料的性质及电子入射的角度有关。标本表面的凸凹不平,使各处电子入射的角度不同,因此二次电子信号包含着样品表面形态的信息。扫描电镜(Scanning Electron Microscope,SEM)就是利用二次电子成像来反映标本的表面形态。

　　如图8-33所示,扫描电镜中电子枪所产生的电子受高压加速,并聚焦成一很细的电子束(称为电子探针),它在偏转线圈的作用下沿样品表面逐点扫描。电子示波器的电子射线在荧光屏上的扫描与电子探针的扫描严格同步,只是扫描的范围要大得多。探测器收集到的二次电子信号经放大后用来控制示波器的亮度。这样,荧光屏上就显示出样品的表面图像。图8-34为血细胞的扫描电镜照片,其中磨菇状的是红细胞,银耳状的是白细胞。

　　除了一般透射电镜和扫描电镜外,还有加速电压高于120kV的高压和超高压透射电镜以及利用电子束在样品上所产生的X射线的信息的分析电镜,后者不但能观察样品的形态结构,而且能分析样品的化学成分。近年出现的扫描透射电镜,能同时接收透射电子和二次电子信息使它们分别成像,这种电镜兼有扫描电镜、透射电镜的优点,信号经过处理可得样品的三维信息。

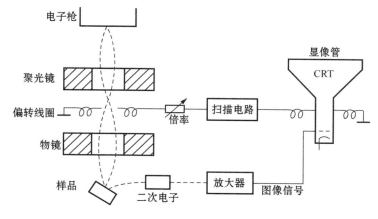

图 8-33　扫描电镜原理图

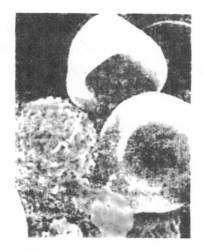

图 8-34　血细胞扫描电镜照片

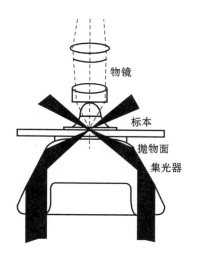

图 8-35　暗视野显微镜装置

　　电子显微镜在科学技术上和医学上有着极为广泛的应用。由于电镜具有很高的分辨率，使我们对细胞结构的认识提高到超微结构水平。随着电镜分辨率的进一步提高，在电镜下看到分子结构甚至原子结构已成为可能，这必将进一步促进生物医学的迅速发展。

8.6　几种医用显微镜

8.6.1　暗视野显微镜

　　暗视野显微镜是在普通光学显微镜的台座下配一个特制的暗视野照明器。照明器有不同的式样。图 8-35 所示是其中的一种，由下面来的光束被照明器的抛物面集光器所反射，形成了横过显微镜视野而不进入物镜的强烈光束。因为视野是黑暗的，所以这种照明方法叫做暗视野照明。如果被观察的标本有微粒存在，它们就能散射光线，这些散射光线的一部分可以进入物镜，因此在黑暗的背景上就能看见标本中的微粒。这原理就好像我们在暗室内能在强光的侧面看到光束内灰尘的微粒一样,如果把暗室照亮,灰尘反而看不见了。一般的切片与较大物体的散射光线会将整个视野照亮,所以不适于暗视野照明,但对于血液、淋巴液、唾液、胶状液以及细菌的培养液等则可用暗视野照明。直径大于 $0.3\mu m$ 的微粒,可以看出其大小和形态。对于更小的微粒,则只能看到光亮的点,即只知微粒的存在和位置,而无法判断其大小和形态。用暗视野显微镜可以看到相当于可见光波长百分之一(几个纳米)的微粒。

8.6.2 荧光显微镜

许多物质在紫外线照射下能够发出荧光,有些物体如细菌本身并不能发出荧光,我们可以用荧光物质染色,人为地使它能产生荧光。荧光显微镜(fluorescence microscope)就是由荧光成像的。

荧光显微镜与普通显微镜主要区别是所用的光源不同。荧光显微镜的光源部分如图 8-36 所示。光源是超高压汞灯,发出波长 $3\,690\text{Å} \sim 4\,350\text{Å}$ 的紫外线。这一波长的紫外线能透过一般的玻璃,因而整个显微镜及其附件可以不用石英玻璃。滤光水槽用来吸收红外线,滤光片用氧化镍玻璃或用硫酸铜($CuSO_4$)溶液,以滤去可见光。经过滤光的紫外线经反射后照到标本上,标本便发出荧光,再经显微镜而得到与标本上各处所发荧光强弱相对应的放大图像。为了避免外来光线照射,荧光显微镜多半在暗室中使用。这样,标本上所激发的荧光虽然较弱,但由于反差度好,故便于观察和易于分辨。若使用油镜,由于香柏油可以发生荧光,会扰乱视场,不宜采用,可用松节油代替。在物镜或目镜上装有滤光片,滤去紫外线以保护眼睛。

荧光显微镜的最大特点是灵敏度高,用很低浓度的荧光物质染色,既对切片的正常情况影响很小,又能得到很高的对比度,其对比度约为可见光显微镜的 100 倍,样品的细节在暗视野中显得明亮,好像它本身发光一样。此外还能鉴别物质的化学成分,例如组织中有些重要成分能与某些药物起作用而发荧光,因而能鉴定它们的存在。

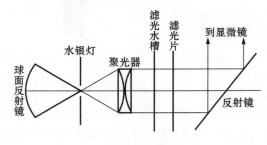

图 8-36 荧光显微镜光源部分

8.6.3 偏光显微镜

如果样品中含有各向异性物质,光线通过时,有的能改变光的振动方向,有的产生双折射现象。要了解这些样品的结构特性,可使用偏光显微镜(polarized light microscope)。

图 8-37 是偏光显微镜的示意图。它与普通显微镜的不同是镜筒中装有起偏器 P 和检偏器 A。图中 C 为聚光镜,S 为载物台,O 为物镜,E 为目镜。一般起偏器 P 固定不动,而检偏器 A 能绕显微镜镜筒轴旋转,旋转的角度可从刻度盘上读出。使用偏光显微镜,一般开始时使 A 与 P 的偏振化方向互相正交,因此不放置样品或放置各向同性的样品时,显微镜中视野是黑暗的。若样品中含有厚度为 d 的双折射物质,从起偏器 P 射出的偏振光进入样品后分解为振

动方向互相垂直的 o 光和 e 光,从检偏器 A 射出的两束相干光的位相差为 $\frac{2\pi}{\lambda}(n_o-n_e)d+\pi$。样品中双折射物质的种类或厚度不同,干涉加强或减弱的情况就不同,因此可看到各部分明暗不同的样品结构。如果旋转检偏器 90°,使之与起偏器偏振化方向互相平行,则从检偏器射出的两束相干偏振光的位相差为 $\frac{2\pi}{\lambda}(n_o-n_e)d$,它们干涉加强和减弱的情况与 A 和 P 正交时相反。载物台可绕镜筒轴旋转,旋转一周,视野会出现四明四暗的现象。用白光照明时,由于各种不同波长的色光干涉加强和减弱的条件不同,因此可看到彩色像。

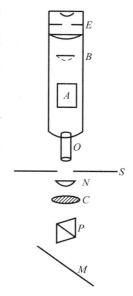

图 8-37　偏光显微镜

　　显然,当样品中含有旋光物质时,通过这部分物质的偏振光的振动方向将发生变化,因而使最后像中对应部分的亮度发生变化而清楚地显现出来。

　　用偏光显微镜观察样品,可增加各向异性物质细节间的对比,突出样品的某些特征。例如,用偏光显微镜可观察到一般显微镜不能见到的神经纤维的结构,还可显示活细胞的内含物和结构细节。齿和骨的磨片,在普通显微镜下看不出它们的区别,但在偏光显微镜下,则有强烈的颜色对比。用偏光显微镜可将正常细胞和肿瘤细胞区分出来,因为正常细胞是左旋的,而肿瘤细胞则多为右旋。

8.6.4　相差显微镜

　　一般显微镜之所以能看见样品的细节,是因为细节与细节周围的物质(背景)对光的吸收程度不同,因而造成明暗对比。为此,常需要对样品进行化学染色,所用化学试剂能强烈吸收一定波长的可见光,使样品不同成分所成像的颜色不同,但有些样品一经染色就会引起变形,染色也可使有生命的样品死亡。对这些明暗对比很小而又不能染色的样品,用一般光学显微镜是看不到其细节的。但是只要样品的细节与周围物质的折射率不同或厚度不等,就可以利用相差显微镜(phase contrast microscope)来进行观察。

　　如果有两个振幅相等,在空气中的波长同为 λ 的波 S 和 P,S 波一直在空气中进行,P 波在途中要通过一块厚为 t,折射率为 n 的透明媒质(见图 8-38),在通过媒质前,两波以同位相前进。在通过媒质后 P 波就落后于 S 波,出现了光程差 $(n-1)t$,也就有了位相差。由此可知,当细节与背景的折射率或厚度不同时,透过它们的光之间就发生了位相差,但振幅未变。

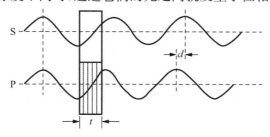

图 8-38　同振幅两波产生光程差

透过细节的光和透过背景的光在位相上的差别能否影响像明暗呢? 图 8-39 为相差显微镜结构原理图。图中光阑 C 在聚光镜 M 的第一焦平面上,通过光阑 C 的光线经 M 后成为平行光线。平行光线通过载物台 S 和物镜 O 后,聚焦在相差板 J 的中央部分 C′,其形状和光阑 C 的形状相同,所占区域称为共轭区,共轭区上镀吸光物质以减低通过光线的强度。

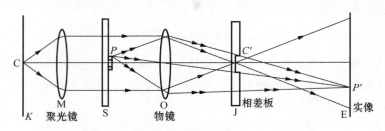

图 8-39　位相显微镜的结构原理

光阑 C 成像在相差板上的共轭区 C′部分,光强被减弱后在屏幕 E 上形成均匀的暗背景。如在载物台 S 上放上样品,样品上各部分折射率不同,所以光程也不同。光通过待观察样品的细节(如图中的 P 点)时,在样品细节上发生衍射现象。绝大部分衍射光通过相差板的边缘部分,在屏幕 E 上的 P′点成像,相差板边缘部分透明区的厚度和质料和共轭区不同,称为补偿区。因共轭区和补偿区是由不同的物质和不同的厚度组成的,通过它们的光线就会产生光程差,即原来的平行光线与样品细节衍射的光线之间有位相差,因此在屏幕 E 上产生干涉。在 P′点所得的像,可因干涉而加强或减弱,即比衍射光原来的光强增强或减弱,所以我们就能在暗的背景上看到明亮程度不同的样品细节的像。

倒置相差显微镜的光源置于载物台的上方,而物镜置于载物台的下方。这种显微镜特别适用于观察研究培养皿中活体标本的细微结构和变化。

习题

1. 假设某种液体($n=1.3$)和玻璃($n=1.5$)的分界面为球面,在液体中有一物体放在球面的轴线上,离球面 39cm,并在离球面 30cm 处成一虚像。求球面的曲率半径,并说明第一媒质处于球面的凹侧还是凸侧。

2. 将一物置于一长块凸球面玻璃前 25cm 处,设球面半径为 5cm,玻璃的折射率为 1.5,玻璃前的媒质为空气,求:

(1) 像的位置。是虚像还是实像?

(2) 求该折射面的第一和第二焦距。

3. 一个直径为 200mm 的玻璃球,折射率为 1.53。球内有两个小气泡,其中一个气泡的成像位置在 V_1,即恰好在球心 O,另一个气泡成像位置在 V_2,即在球表面和球心的中间(见图 8-40)。求两气泡的实际位置离 P 点多远?

4. 一个半径为 10cm 的透明圆球(见图 8-41),折射率为 1.5,其前表面与折射率为 1.1 的透明液体接触,后表面与折射率为 1.3 的透明液体接触。若一物点放在折射率为 1.1 的液体中,离球心 30cm,并在光轴上。求最后像的位置。

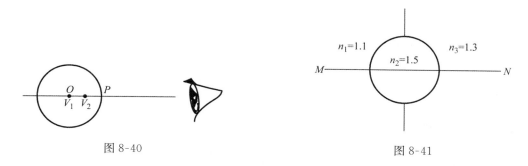

图 8-40　　　　　　　　　　　　　　　　　　图 8-41

5. 一根折射率为 1.5 的玻璃棒,其两端磨成半径为 2cm 的半凸球面(见图 8-42),周围的媒质为空气。有一个小的发光体 A 在两端球面顶点连线的延长线上离棒一侧顶点 P 为 20cm 处,最后所成的实像在棒另一侧的 B 处,它离顶点 Q 的距离为 10cm。求此玻璃棒的长度。

6. 有一厚双凸透镜(见图图 8-43),已知其焦距 $f=10\mathrm{cm}$,物距 $u=6\mathrm{cm}$,主点 H_1,H_2 间距离为 2cm。$n_1=n_3$。用作图法和计算法求像。

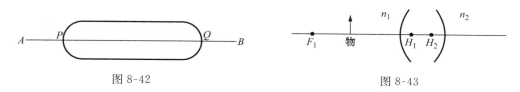

图 8-42　　　　　　　　　　　　　　　　　　图 8-43

7. 有一厚双凸透镜,已知其焦距 $f=6\mathrm{cm}$,物距 $u=8\mathrm{cm}$,主点 H_1,H_2 之间的距离为 1cm,$n_1=n_3$。用作图法和计算法求像。

8. 一近视眼患者的远点在眼前 0.5m 处,欲看清远方的物体,应戴什么性质的透镜? 多少度?

9. 一远视眼患者的近点在眼前 120cm 处,欲看清眼前 12cm 处的物体,应戴什么性质的透镜? 多少度?

10. 有甲、乙、丙三位老人,他们都有眼镜。甲看远物不戴眼镜,看近物戴凸透镜眼镜;乙看远物戴凹透镜,而看近物则戴凸透镜眼镜;丙看远物戴凸透镜眼镜,看近物则戴另一副屈光度更大的凸透镜眼镜,问他们三人的眼睛各有什么缺陷?

11. 有三个放大镜,其焦度分别为 10 屈光度、12.5 屈光度和 20 屈光度,它们的角放大率各是多大?

12. 显微镜物镜的焦距为 8mm,目镜的焦距为 20mm,两者之间相距 15cm,求目镜的角放大率、物镜的线放大率和显微镜的放大率。

13. 高倍物镜与低倍物镜相比,哪个焦距短? 为什么用高倍镜观看标本时,镜头离标本很近,而用低倍镜时则较远?

14. 显微镜的目镜和物镜的焦距分别为 1.25cm 和 1cm,目镜与物镜之间的距离为 21.25cm,最后成像在明视距离处。假定目镜和物镜是薄透镜,求:

(1) 目镜的角放大率。

(2) 物镜的单向放大率。

（3）显微镜的放大率。

（4）物体距离物镜多远。

15. 若一个油浸物镜恰能分辨每厘米中有 40 000 条的一组线条,光源为波长 4 500Å 的蓝光,求这物镜的数值孔径。

16. 显微镜物镜的直径为 3.04mm,物距是 0.5mm,所用的光源波长是 600nm,问该显微镜在空气中($n=1$)与用油浸物镜($n=1.5$)时。

（1）数值孔径分别是多大?

（2）其所能分辨的最短距离是多大（样品上加有盖玻片）?

17. 某显微镜的油镜的数值孔径为 1.5,若用波长为 $2.5×10^{-5}$cm 的紫外光源照射,可分辨的最短距离是多大? 如果改用波长为 5 460Å 的光源时又将如何?

18. 今用波长为 2 750Å 的紫外光作显微照相,所用显微镜的透镜是水晶做的。假定物镜的数值孔径为 0.85。求显微镜能分辨的最小距离。

第 9 章　激　光

激光是光受激辐射放大（light amplification by stimulated emission of radiation）的简称，缩写为 Laser。

1958 年，美国科学家肖洛（Schawlow）和汤斯（Townes）将氖光灯泡所发射的光照在一种稀土晶体上时，晶体的分子会发出鲜艳的、始终会聚在一起的强光。根据这一现象，他们提出了"激光原理"，并获得 1964 年的诺贝尔物理学奖。1960 年美国贝尔实验室的梅曼（Maiman）研制成世界上第一台激光器——红宝石激光器，随后，激光以它独特的性质而得到了广泛的发展。目前激光器所发出的光的波长，覆盖从紫外到远红外的广阔光谱区域（$0.1 \sim 774 \mu m$），并开始广泛用到各领域，并在医学领域内发展成一门崭新的学科——激光医学。

9.1　激光产生的原理

9.1.1　自发辐射

微观粒子都具有特定的一系列能级（通常这些能级是分立的）。任一时刻粒子只能处在与某一能级相对应的状态。

假设原子最初处于基态能级 E_m，当受到能量为 $h\nu_{nm} = E_n - E_m$ 的光子照射时，光子被原子所吸收，而使原子从基态 E_m 跃迁到激发态 E_n，这个过程叫做光的受激吸收，如图 9-1 所示。但是处于激发态的原子是不稳定的，原子停留在激发态（excited state）的时间非常短，通常约为 10^{-8}s 的数量级。原子在没有外界作用的情况下，自发地从激发态 E_n 向基态 E_m 跃迁而辐射光子的过程叫做自发辐射（spontaneous radiation），图 9-2 是自发辐射的示意图。自发辐射出的光子频率为

$$\nu_{nm} = \frac{E_n - E_m}{h} \tag{9-1}$$

式中 h 是普朗克常量。

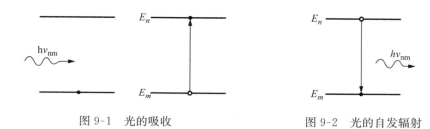

图 9-1　光的吸收　　　　　　图 9-2　光的自发辐射

　　自发辐射的过程与外界作用无关,各个原子的辐射都是自发地、独立地进行的,因而各个光子也没有相同的特性,光子的发射方向和初相位都是不同的。此外,由于大量原子所处的激发态不尽相同,可以发出不同频率的光,这是普通光源发光机理。由此可见,自发辐射的光一般总不是单色光,而且不是相干光。例如钨丝灯发出的光。

9.1.2　受激辐射

　　处在激发态能级上的原子,若有一个频率恰为 ν_{nm} 的外来光子趋近它,这原子就可能受了外来光子的"刺激"(或者称"感应"),从高能级 E_n 向基态 E_m 跃迁而辐射出光子(图 9-3),这个过程称作受激辐射(stimulated radiation)。受激辐射产生的光子和外来光子具有完全相同的特征,就是它们的频率、位相、振动方向和传播方向都相同。在受激辐射中输入一个光子,而得到两个特征完全相同的光子,并且这两个光子可再使其他原子产生受激辐射。如此类推,在一个入射光子的作用下,从而获得大量特征完全相同的光子,这个现象叫做光放大(light amplification),如图 9-4 所示。可见,受激辐射得到的光是相干光。受激辐射引起的光放大在激光产生过程中起着重要作用。

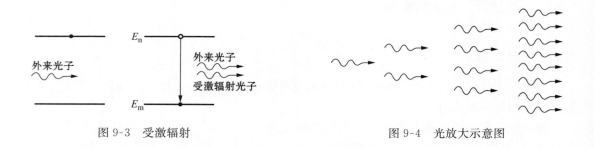

图 9-3　受激辐射　　　　　　　　　　　　图 9-4　光放大示意图

9.1.3　粒子数反转分布

　　当频率一定的光射入工作物质时,受激辐射和受激吸收两个过程同时存在,受激辐射使光子数增加,受激吸收能却使光子数减小。在通常情况(常温、无激发等)下,物质处于热平衡态时,粒子在各能级上的分布,遵循平衡态下粒子的统计分布律。按统计分布规律,处在较低能级 E_m 的粒子数必大于处在较高能级 E_n 的粒子数。这样光穿过工作物质时,光的能量只会减弱不会加强。要想使受激辐射占优势,必须使处在高能级 E_n 的粒子数大于处在低能级 E_m 的粒子数。这种分布正好与平衡态时的粒子分布相反,称为粒子数反转分布,简称粒子数反转(population inversion)。工作物质的粒子数反转是产生激光的必要条件。

　　要实现粒子数反转分布,需寻找适当的工作物质。在一个二能级系统中,一个原子自低能级向高能级跃迁和自高能级向低能级跃迁的概率是一样的。为了达到光放大的作用,在高能级必须有更多的电子,由于激发态的寿命很短,至使受激辐射发生的概率需要更高。出于这个原因,所以以光子激发的二能级系统是无法实现激光的,所以激光一般是以通过三能级系统和四能级系统得到实现。在三能级系统中,有些物质的受激原子从高能级回到低能级之前,到达一个中间能态,在这个能态停留较长时间,此能态称为亚稳态(metastable state,10^{-3} 秒数量级),因此工作物质就在亚稳态与基态间实现粒子数反转分布。例如氦、氖、氩以及某些稀有元素等原子的高能级中,有少数几个亚稳态能级。这样,若有足够强的激发光,在闪光时间内就可能使较多数量的原子处于这些能级,容易实现粒子数反转分布。

为了实现粒子数反转分布,必须给工作物质加以能量,以使物质中尽可能多的粒子吸收能量后从低能级跃迁到高能级上去。这个过程叫做激励(泵浦)。激励的方式有多种,如光激励,气体放电激励,化学激励,核能激励等。激光的能量是从激光器的激励装置中其他形式的能量转换而来的。

9.1.4　光学谐振腔

"粒子数反转分布"仅仅是实现光放大的条件,要获得激光输出,还必须把光的放大转化为光的振荡。利用反馈的概念,把放大了的光反馈一部分回来进一步放大,即可产生振荡。这就需要一个光学谐振腔(optical resonance cavity),在工作物质两端放置两块互相平行的反射镜,它们的法线与工作物质轴线重合。一个反射镜为全反射镜另一个为部分反射镜,如图 9-5(a)所示。处于粒子数反转分布物质初始的光辐射,是来源于自发辐射。即处于亚稳态能级上的原子自发地跃迁到低能级而辐射出光子,这种辐射的初位相是无规律的,是射向四面八方的。凡是不沿谐振腔轴线方向运动的光子,很快通过谐振腔的侧面射出腔外,一些沿轴向运动的光子则可以在腔内继续传播,在途中若遇到一个处在亚稳态能级上的原子,此原子便会发生受激辐射,产生一个完全相同的新光子,这两个光子继续沿轴线方向运动,又可能遇到另外的亚稳态原子激发它们产生受激辐射,使光子数进一步增加。这样,光子经过两块反射镜面的反射,不断地在腔内来回传播,受激辐射强度越来越大,这相当于光在谐振腔内得到了反馈放大,形成光振荡。被放大了的光的一部分,从部分反射镜射出,这就是激光,此过程如图9-5所示。两镜面之间的距离也对输出的激光波长有着选择作用,只有在两镜间形成驻波才能产生激光。

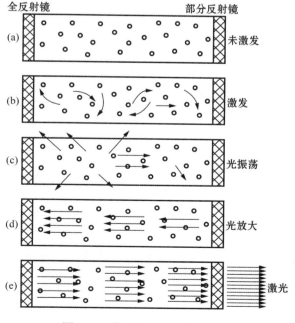

图 9-5　激光器的谐振腔示意图

下面以红宝石激光器为例,说明激光产生的原理。

红宝石激光器是最先制成的激光器。它的基本结构如图9-6所示。工作物质为红宝石晶体,其基质是 Al_2O_3,晶体内掺有约 0.05% 的 Cr_2O_3。Cr^{3+} 在晶体中取代 Al^{3+} 位置而均匀分布在其中,光学上属于负单轴晶体。棒的两个端面精密磨光、平行度极高,一个端面为全反射面,另一个端面的透射率为 10%,激光由此引出。棒的外面是螺旋管状的氙(Xe)闪光灯,输出强烈的黄绿色和紫蓝色的光,使 Cr^{3+} 达到适当的能级。

图9-7是作为红宝石的杂质铬离子的能级简图。图中 E_1 为基态,E_2 为亚稳态,E_3 为激发态。在氙(Xe)灯照射下,处于基态 E_1 的铬离子吸收能量适当的光子激发到 E_3,处于 E_3 能级的光子平均寿命很短(约 10^{-8} s)。大部分粒子通过无辐射跃迁到达激光上能级 E_2。粒子在 E_2 能级的寿命很长,可达 3×10^{-3} s。只要激发光足够强,在闪光时间内,亚稳态的粒子数增多,基态的粒子数减少,形成 E_2 和 E_1 之间的粒子数反转,受激辐射并经光放大后发射出激光。红宝石激光器发出的是脉冲激光,波长为 $6\,943\text{Å}$ 的红光,它是最早应用于医疗上的激光器。

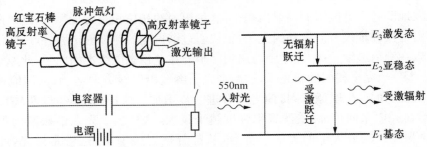

图9-6　红宝石激光器结构示意图　　　图9-7　铬离子在红宝石中的能级

9.2　常用激光器

自从第一台激光器——红宝石激光器以后,已制成数百种不同类型的激光器。由于激光器所采用的工作物质不同,可以分为以下几类:

(1) 固体激光器:工作物质为固体,如红宝石、钕玻璃、钇铝石榴石等。一般小而坚固,脉冲辐射功率较高,应用范围较广泛。如:Nd:YAG 激光器。Nd(钕)是一种稀土族元素,YAG代表钇铝石榴石,晶体结构与红宝石相似。

(2) 气体激光器:以气体为工作物质,通常为氦、氖、氩、二氧化碳和氮气。气体激光器单色性和相干性较好,激光波长可达数千种,应用广泛。气体激光器结构简单、造价低廉、操作方便。在工农业、医学、精密测量、全息技术等方面应用广泛。气体激光器有电能、热能、化学能、光能、核能等多种激励方式。

(3) 半导体激光器:工作物质为半导体如砷化镓、锑化铟、硒化铅等,其特点是体积小、重量轻、寿命长、结构简单,特别适于在飞机、军舰、车辆和宇宙飞船上使用。半导体激光器可以通过外加的电场、磁场、温度、压力等改变激光的波长,能将电能直接转换为激光能,所以发展迅速。

(4) 液体染料:工作物质主要有螯合物、无机液体和有机染料等。染料激光器于 1966 年问世,广泛应用于各种科学研究领域。现在已发现的能产生激光的染料,大约在 500 种左右。这些染料可以溶于酒精、苯、丙酮、水或其他溶液。它们还可以包含在有机塑料中以固态出现,或升华为蒸气,以气态形式出现。所以染料激光器也称为"液体激光器"。染料激光器的突出特点是波长连续可调。燃料激光器种类繁多,价格低廉,效率高,输出功率可与气体和固体激光器相媲美,应用于分光光谱、光化学、医疗和农业。

(5) 红外激光器:有多种类型,应用范围广泛,它是一种新型的红外辐射源,特点是辐射强度高、单色性好、相干性好、方向性强。

(6) X 射线激光器:在科研和军事上有重要价值,应用于激光反导弹武器中具有优势;生物学家用 X 射线激光能够研究活组织中的分子结构或详细了解细胞机能;用 X 射线激光拍摄分子结构的照片,所得到的生物分子像的对比度很高。

(7) 化学激光器:有些化学反应产生足够多的高能原子,就可以释放出大能量,可用来产生激光作用。

(8) 自由电子激光器:这类激光器比其他类型更适于产生很大功率的辐射。它的工作机制与众不同,它从加速器中获得几千万伏高能调整电子束,经周期磁场,形成不同能态的能级,产生受激辐射。

(9) 准分子激光器(excimer laser):以准分子①为工作物质的激光器。第一台准分子激光器于 1970 年诞生,它利用强电子束激励液态氙,获得氙准分子的激射作用,激光波长为 1720Å。准分子激光物质具有低能态的排斥性,可以把它有效地抽空,故无低态吸收与能量亏损,粒子数反转很容易,增益大,转换效率高,重复率高,辐射波长短,主要在紫外和真空紫外(少数延伸至可见光)区域振荡,调谐范围较宽。它在分离同位素,紫外光化学,激光光谱学,快速摄影,高分辨率全息术,激光武器,物质结构研究,光通信,遥感,集成光学,非线性光学,生物医学以及泵浦可调谐染料激光器等方面已获得比较广泛的应用,而且可望发展成为用于核聚变的激光器件。

(10) 光纤导波激光器:为第三代激光技术的代表。光纤激光器是指用掺稀土元素玻璃光纤作为增益介质的激光器,光纤激光器可在光纤放大器的基础上开发出来:在泵浦光的作用下光纤内极易形成高功率密度,造成激光工作物质的激光能"粒子数反转",在适当加入正反馈回路(构成谐振腔)便可形成激光振荡输出。光纤激光器应用范围非常广泛,包括激光光纤通讯、激光空间远距通讯、工业、金属非金属钻孔/切割/焊接、军事、医疗器械仪器设备等。

按照激光器工作方式的不同,又可分为:

(1) 单脉冲激光器:单次发射,激光脉冲的持续时间为零点几毫秒到几十毫秒。

(2) 连续激光器:能长时间稳定地输出激光。

(3) 巨脉冲激光器:在脉冲激光器的基础上,加上一个特殊的装置——称为 Q 开关,可以使激光脉冲时间缩短到 1 毫微秒至几十毫微秒,这样把能量集中在很短的时间内突然释放出来,因而大大提高激光的功率。

下面介绍目前我国激光医疗中最常用的三大激光器。

---

① 准分子 : 是因为它不是稳定的分子,是在激光混合气体受到外来能量的激发所引起的一系列物理及化学反应中曾经形成但转瞬即逝的分子,其寿命仅为几十毫微秒。

1) 二氧化碳激光器

二氧化碳激光器是一种分子气体激光器,它的工作物质是二氧化碳(CO_2),激光器光电效率相对较高,不造成工作介质损害,是一种比较理想的激光器。按气体的工作形式可分封闭式及循环式;按激励方式分电激励,化学激励,热激励,光激励与核激励等。在医疗中使用的二氧化碳激光器几乎百分之百都是电激励。

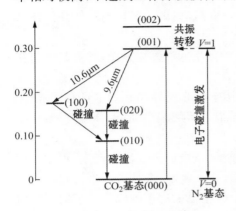

图 9-8 CO_2激光器能级结构图

电激励激发方式是冷阴极辉光放电。放电管中充有 CO_2 以及一定比例的氦、氮(He, N_2)等气体。其中 CO_2 是产生激光辐射的气体、氮气及氦气为辅助性气体。在两电极上加以电压后,产生辉光放电,从而激发氮分子,形成粒子数反转分布。当这些高能级的二氧化碳分子发生受激辐射而跃迁到较低能级时,就产生一定波长的激光。所加的氦、氮气体有利于 CO_2 分子的激发,也有利于处于高能级的 CO_2 分子回到基态(图9-8)。

二氧化碳激光器的输出功率与放电管长度成正比,一般为每米50瓦,较长的放电管可采用折叠式。管内温度升高后会使输出功率下降,所以要备有冷却装置。

二氧化碳激光器输出 $10.6\mu m$ 和 $9.6\mu m$ 远红外激光。这种激光器输出功率大,能量转换效率高,装置简便,稳定可靠,操作方便。常用来气化组织以及作为激光手术刀。

2) 氦氖激光器

氦氖激光器是外科方面常用的气体激光器,它能发射波长为 632.8nm 的激光,输出方式为连续输出。由于输出功率较低,只有 $0.5\sim100$ mW,故一般应用于照射治疗。这种激光器具有结构简单、使用方便、成本低等优点。

氦氖激光管中充有一定比例的氦氖气体(图 9-9),管中央有一毛细管作为放电管,两端各有一反射镜组成谐振腔。激励方式是气体放电。激励电源可用几千伏的直流电源,也可用交流电源。这种混合气体中产生受激辐射的是氖原子,氦原子只起能量传递作用。

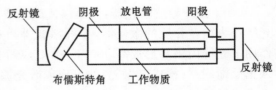

图 9-9 氦氖激光管结构图

氦原子有两个亚稳态能级 2^1S_0,2^3S_1,它们的寿命分别为 5×10^{-6}s 和 10^{-4}s,在气体放电管中,在电场中加速获得一定动能的电子与氦原子碰撞,并将氦原子激发到 2^1S_0 和 2^3S_1,此两能级寿命长容易积累粒子。因而,在放电管中这两个能级上的氦原子数是比较多的。这些氦原子的能量又分别与处于 $3S$ 和 $2S$ 态的氖原子的能量相近。处于 2^1S_0、2^3S_1 能级的氦原子与基态氖原子碰撞后,很容易将能量传递给氖原子,使它们从基态跃迁到 $3S$ 和 $2S$ 态,这一过程称能量共振转移。由于氖原子的 $2P$,$3P$ 态能级寿命较短,这样氖原子在能级 $3S-3P$,$3S-2P$,$2S-2P$ 间形成粒子数反转分布,从而发出 $3.39\mu m$,$632.8\mu m$,$1.15\mu m$ 三种波长的激光(图9-10)。

3) 掺钕钇铝石榴石激光器

掺钕钇铝石榴石(Nd:YAG)激光器是固体激光器,它的工作物质钇铝石榴石(YAG)

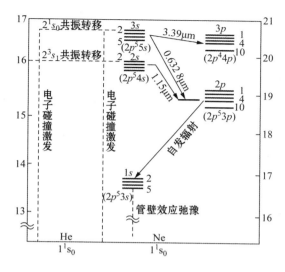

图 9-10　氦氖激光能级结构

是一种晶体，化学式是 $Y_3Al_5O_{12}$，当掺入激活剂 Nd_2O_3 后，形成淡紫色 Nd：YAG 晶体。它的结构原理与红宝石激光器类似。这类激光器能输出 $1.06\mu m$ 的红外激光。由于转换效率高、输出功率大，医疗上常用来做手术刀，切割血管丰富的组织，大大减少失血。同时该激光波长正好处于各类光学纤维最佳透过率范围，克服了 CO_2 激光器无合适光学纤维所造成导光系统笨重的缺点，成为目前医疗中用得较多的激光器，并有很大的发展前景。

表 9-1　医学上常用的几种激光器

工作物质	工作方式	波长 $/\mu m$	输出能量或功率	主　要　用　途	发散角
红宝石	脉冲	0.694 3	0.05～500J	眼科，临床实验研究、生物效应研究	$2'\sim1°$
钕玻璃	脉冲	1.06	0.1～1 000J	低能量：眼科 高能量：肿瘤治疗，生物效应研究	$2'\sim1°$
Nd：YAG	脉冲，连续	1.06	30～100W	外科手术刀，照射	$2'\sim30'$
CO_2	连续	10.6	15～300W	皮肤科、妇产科、内科、骨科手术 肿瘤治疗，照射	$2'\sim18'$
He-Ne	连续	0.632 8	1～70mW	光针、外科、皮肤科、妇产科，照射或全息照相	$20''\sim2'$
He-Cd	连续	0.441 6	9～12mW	体腔表面，肿瘤荧光诊断	$2'$
Ar^+	连续	0.488 0 0.514 5	0.5～10mW	眼科、外科手术刀，光针全息照相	$3'\sim10'$
N_2	脉冲	0.337	0.4～1mJ	五官科、皮肤科、基础研究	

9.3　激光的特点

由一个粒子数反转分布的工作物质和一个光学谐振腔组成的激光器,其发光的特殊方式决定了激光的特点。

(1) 方向性好:激光几乎只向一个方向发射,发散角(即光束散开的角度)很小。由于激光的方向性极好,通常就说从激光器射出来的是一束"平行光"。激光束通过透镜后能会聚成小于 $1\mu m$ 的光斑,可用于细胞内部手术的研究。

(2) 亮度高:由于激光束极窄,光能量高度集中。一台普通水平的氦氖激光器的亮度比太阳光要亮 100 倍以上,一台大功率的脉冲红宝石激光器的亮度比太阳光要亮几百亿倍。在峰值输出功率方面,钕玻璃激光器已达到数十兆兆瓦的水平。如果把这样强的激光束会聚起来,就会产生几百万度的高温,几百万大气压的高压。

(3) 单色性好:在普通单色光源中,单色性最好的是氪(Kr^{86})灯,它的谱线宽度约为 $4.7\times 10^{-4}\,nm$。但氦氖激光器所发生的激光的光谱宽度小于 $10^{-8}\,nm$,它的单色性比氪灯提高几万倍。

(4) 相干性好:激光器所有各点发出的光,如同一个点发出的光一样,具有相同频率、相同的位相和相同的振动方向,所以激光器是一个极理想的相干光源。激光的出现,使人们第一次获得了相干光,由光源发光的无规则性进入控制光源发光的有规则性。

9.4　激光的生物效应及医学应用

激光和普通光相比,具有单色性、方向性和相干性好及亮度高等优越性能,使它开辟了广阔的前景和广泛的应用。现在从热、压力、电磁场和光等四方面的生物效应来讨论。

1) 热效应

激光束细窄,带有巨大的能量,若用透镜聚焦,将造成被照射的那小部分物体熔化或气化,这个现象可用于精密打孔和切割。临床上应用适当功率的激光作为外科手术刀(又称光刀)。激光使组织气化而被"割开",同时因热凝固作用封闭血管,减少了手术时的出血。但是,热效应也是激光致伤的重要因素,它往往会引起细胞蛋白质变性、组织坏死等。值得注意的是,激光束聚焦于体内时,可能在体内造成损伤,而体表甚至完好无损。

2) 压力效应

普通光的光压是微不足道的,然而激光聚焦后,会形成极大的功率密度,产生很大的压力。例如,从能量不大的激光器可获得功率密度达 $10^{15}\,W/cm^2$,此时会产生高压(10^6 大气压),给组织造成一次相当大的压力作用。聚焦的激光能量在组织中将引起局部瞬间热效应,造成组织的膨胀、气化、变形,这种剧烈的膨胀会产生一种巨大的冲击力量,形成冲击波,冲击波在组织中产生空穴现象将导致组织破坏。

3) 电磁场效应

激光是一种高能量的电磁波。例如激光的功率密度为 $10^9\sim10^{15}$ W/cm^2 时,就可产生 $10^6\sim10^9\,V/cm$ 的强大电场,从而可使组织分子、原子离子化以及产生自由基。强大的电场还会引起电致伸缩,使生物实体随之伸缩,往往造成生物组织的损伤。

4）光效应

激光可作为激活能而诱发化学反应，即所谓光化反应。例如，氢和氧化合成水时要放热，但必须有激活能松开或断开原子键才能彼此化合。波长不同的光引起某一光化效应的效率不同。光效应主要类型有光致分解、光致氧化、光致聚合及光致敏化。光致敏化是光动力学方法治疗肿瘤的基础。将特定光敏剂注入人体后，它可以有选择地聚集在肿瘤细胞内，当用特定波长的激光去照射肿瘤部位时，光敏剂会发生化学反应，将光能转换成化学能，破坏肿瘤，从而达到治疗的目的。

从前面的讨论可见，激光有许多独特的作用，也有一定的损伤作用。但是正确选择适当功率和类型的激光器，控制照射面积和曝光时间，就能无害地使用激光治疗。

作为医学应用，激光首先应用于眼科。因为眼球对可见光是透明体，激光可以达到眼底而不损伤眼球组织。激光束很细，脉冲时间短，便于定位，不破坏周围组织，这些都能满足医学要求。比较成熟的应用是封闭视网膜裂孔，焊接视网膜脱离，治疗眼底血管瘤，以及虹膜切除和打孔。这些主要是直接利用激光的热效应，但激光的辐射压强和由热效应产生的压强，在虹膜打孔中也起了重要作用。红宝石激光器在眼科使用比较普遍，但 Ar^+ 离子激光器和 He-Cd 激光器的蓝绿色光易为血红蛋白吸收，治疗眼底疾病的效果良好。He-Ne 激光和 N_2 激光还用于烧伤和皮炎病人的照射。

准分子激光于 20 世纪 90 年代开始在医学上得到运用，眼科使用的准分子激光为氟化氩（ArF）混合物产生的波长为 193nm 的超紫外冷激光，进行准分子激光角膜原位磨镶术（Laser-Assisted in Situ Keratomileusis，LASIK）手术，矫治屈光不正（近视、远视、散光）。而准分子激光角膜表面切削术（photorefractive keratectomy，PRK）用于激光治疗近视。进行屈光手术的机理就是光化学效应。准分子激光单个光子的能量大约是 6.4eV，而角膜组织中肽键与碳分子键的结合能量仅为 3.6eV。当其高能量的光子照射到角膜，直接将组织内的分子键打断，导致角膜组织碎裂而达到消融切割组织的目的，并且由于准分子激光脉宽短（10～20nm），又是光化学效应切除。因此，对切除周围组织的机械损伤和热损伤极小（<$0.30\mu m$）。用这种刀施行光切术，其切割精度可达到 μm，损伤范围仅达 nm 级，而且由于无热效应而不会损伤邻近组织。

激光在心血管疾病中主要用于治疗冠心病、周围血管疾病、心脏瓣膜病、先天性心脏病和肥厚性心肌病等。该方法系开胸后使用 CO_2 激光、钬激光或准分子激光，从心肌外膜打孔，与左心室贯通，使左心室血液通过与激光孔道相通的心肌血管丛直接灌注心肌，或通过激光孔道与冠状血管间直接交通产生的侧支循环而改善心肌供血。或者经皮穿刺股动脉，将光导纤维直接送至心室腔内，通过光导纤维传送脉冲激光经心内膜进行心肌打孔。两种术式均可将药物直接注入缺血心肌。是近年来应用于心脏外科临床的新技术，为过去常规内外科治疗不能有效治疗的冠心病病人提供了一种新的方法。

准分子激光在心血管方面还可用于弥漫性狭窄的治疗。用准分子激光消除部分组织，使其热降解，或通过光化学效应气化斑块，从而使狭窄管腔扩大，再行球囊扩张，可降低再狭窄率。

激光可用于外科手术，在切除脏器时，可以封闭中、小血管，也可用来切除某些肿瘤，具有出血少，手术时间短，愈合效果好等优点，大大减轻了病人的痛苦。激光治疗皮肤溃疡，具有止痒、消肿，止痛和促进肉芽生长的功能，因而有一定疗效，治疗某些早期皮肤癌也获得成功。另外,用激光制止内脏出血的技术也在迅速地发展。用激光穴位照射在一定程度上可治疗某些炎症及高血压症。在显微镜下用红宝石激光破坏细胞内特定部位,为细胞代谢研究、细胞分裂机理研究提供了有力工具。应该指出的是,随着激光的发展和应用的推广,工作人员对激光的防护,特别是眼睛的保护应当受到重视。

9.5　全息照相技术

全息摄影(holography)是一门崭新的技术,它被人们誉为 20 世纪的一个奇迹。它的原理于 1947 年是由匈牙利籍的英国物理学家丹尼斯·盖伯(D. Cabor)为改善电子显微镜图像质量而提出的,它和普通的摄影原理完全不同,其意义在于完整的记录。盖伯的实验解决了全息术发明中的基本问题,即波前的记录和再现,但由于当时缺乏明亮的相干光源。全息图的成像质量很差。1960 年以后出现了激光,利思和乌帕特尼克斯(Leith and Upatnieks)在盖伯全息术的基础上引入载频的概念发明了离轴全息术,为全息照相提供了一个高亮度、高度相干的光源,从此以后全息照相技术进入一个崭新的阶段。相继出现了多种全息的方法,不断开辟全息应用的新领域。盖伯也因全息照相的研究获得 1971 年的诺贝尔物理学奖。

在普通摄影中,照相机拍摄的景物,只记录了景物的反射光的强弱,也就是反射光的振幅信息,而不能记录景物的立体信息。而全息摄影技术,能够记录景物反射光的振幅和相位。在全息影像拍摄时,记录下光波本身以及二束光相对的位相,位相是由实物与参考光线之间位置差异造成的。从全息照片上的干涉条纹上我们看不到物体的成像,必须使用参考光完全相同的激光束来准确瞄准目标照射全息片,从而再现出物光的全部信息。

激光全息摄影包括两步:记录和再现。

1) 全息记录过程

全息照相的光路简图如图 9-11(a)所示。激光器射出的激光经分光镜分成两束,一束经透镜后光束扩大而照射在被拍摄的物体上,经物体反射(或透射)后射到感光片上,就携带有物体的有关信息,这一束光称为物光;另一束经反射镜改变光路,由透镜扩大后直接投射在感光片上,这一束光没有经过物体反射,称为参考光。参考光和物光都来源于同一束激光,所以它们是相干的。在感光片上两束光干涉形成干涉图样。记录着干涉图样的感光片经显影、定影后就成为全息照片。

2) 全息再现的方法

这种全息照片和普通照片是截然不同的。直接观察全息照片并不能看到被拍摄物体的像,必须用一束与参考光完全相同的光束(称为再现光)来照射全息照片,才能看到与原物形象完全一样的立体像(虚像),如图 9-11(b)所示。当人们移动眼睛从不同角度观察时,就好像面对原物一样,可看到它的不同侧面的形象。如果一张全息照片打碎,其中任一小块碎片都可以再现整个景象。用一束激光照射全息图,这束激光的频率和传输方向应该与参考光束完全一样,于是就可以再现物体的立体图像。人从不同角度看,可看到物体不同的侧面。就好像看到真实的物体一样,只是摸不到真实的物体。

利用全息照相技术可对人体各部作三维记录,如眼的全息照相,可对眼的各层介质进行活体观察。又可以利用二次曝光法,以测量人体器官的变形、内力和振动等。还能用于分析牙结构的松动度和变形、人体胸廓的变形以及寻找癌变部位和确定大小等。全息照相利用了波的干涉原理,因此凡是波动,如微波、超声波等,都可以有微波全息、超声全息。由于超声全息无

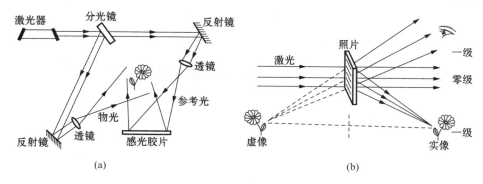

图 9-11　全息照相原理

损性,超声全息技术被认为是探测人体内脏器和胎儿的最佳方法。

　　一张全息图相当于从多角度拍摄、聚焦成的许多普通照片,在这个意义一张全息的信息量相当于 100 张或 1 000 张普通照片。用高倍显微镜观看全息图表面,看到的是复杂的条纹,丝毫看不到物体的形象,这些条纹是利用激光照明的物体所发出的物光波与标准光波(参考光波)干涉,在平面感光底板上被记录形成的,即用编码方法把物光波"冻结"起来。一旦遇到类似于参考光波的照明光波照射,就会衍射出成像光波,它好像原物光波重新释放出来一样。所以全息照相的原理可用八个字来表述:"干涉记录,衍射再现"。

　　了解了这项技术,我们就可以把全息照相技术用于广泛的领域,把一些珍贵的文物用这项技术拍摄下来,展出时可以真实地立体再现文物,供参观者欣赏,而原物妥善保存,防失窃,大型全息图既可展示轿车、卫星以及各种三维广告,亦可采用脉冲全息术再现人物肖像、结婚纪念照。小型全息图可以戴在颈项上形成美丽装饰,它可再现人们喜爱的动物,多彩的花朵与蝴蝶。此项技术用于超声波成像中,可以再现三维人体器官的影像。

　　1969 年本顿(Benton)发明了彩虹全息术,掀起以白光显示为特征的全息三维显示新高潮。彩虹全息图是一种能实现白光显示的平面全息图,与丹尼苏克(Denisyuk)的反射全息图相比,除了能在普通白炽灯下观察到明亮的立体像外,还具有全息图处理工艺简单、易于复制等优点。1980 年,美国科学家利用压印全息技术,将全息表面结构转移到聚酯薄膜上,印制出世界上第一张模压全息图片。模压彩虹全息图,既可成为生动的卡通片、贺卡、立体邮票,也可以作为防伪标识出现在商标、证件卡,甚至钞票上。由于模压全息图的三维层次感,并随观察角度而变化的彩虹效应,以及千变万化的防伪标记,再加上与其他高科技防伪手段的紧密结合,把新世纪的防伪技术推向了新的辉煌顶点。

习题

1. 什么是受激辐射? 它有什么特点?
2. 受激辐射与自发辐射有什么不同点?
3. 激光形成的条件有哪些?
4. 什么是粒子数反转分布? 光学谐振腔如何形成激光?
5. 激光有什么特点?
6. 全息照片有什么特点?

第 10 章　X 射线成像的物理基础

1895 年 11 月 8 日由德国物理学家伦琴(W. C. Röntgen)在实验中偶然发现了 X 射线(X-ray)，又被称为伦琴射线，它的发现给人类历史和科技发展带来深远的影响，并首先应用于医学诊断，出现了 X 射线机。随着科学技术的进展，将 X 射线机和计算机相结合，1972 年推出第一台 X 射线计算机断层扫描机(简称 X-CT 机)，它能清晰地显示病变部位，X-CT 是放射医学领域的一个重大突破。

本章对 X 射线的产生、性质、X 射线谱、X 射线与物质的相互作用、X 射线在医学领域中的应用做介绍。

10.1　X 射线的产生与性质

10.1.1　X 射线的一般性质

X 射线在本质上是一种频率比紫外线更高的电磁波，频率范围大约在 $3 \times 10^{16} \sim 3 \times 10^{20}$ Hz 之间，相应的波长在 $0.01 \sim 100\text{Å}$ 之间。它的基本性质可归纳如下。

(1) 贯穿作用：X 射线对各种物质具有不同的贯穿本领(penetrating power)。原子序数低的元素所组成的物体，如空气、木材、纸张、水、肌肉组织等，对 X 射线的吸收较弱，因此 X 射线对它的贯穿本领较强；而原子序数较高的元素所组成的物体，如铁、铜、铅、骨骼等，对 X 射线吸收较强，因此 X 射线对它的贯穿本领较弱。此外不同 X 射线对同一物体的贯穿本领也不一样，波长愈短，贯穿本领愈强。我们常用硬度来表示 X 射线的贯穿本领。X 射线贯穿本领愈强，它的硬度愈高。

(2) 电离作用：X 射线能使分子或原子电离。因此在 X 射线照射下，气体能够导电，某些物质可以发生化学反应，在有机体内可以诱发各种生物效应。我们可利用 X 射线所产生的电离作用来测量它的量和治疗某些疾病。

(3) 荧光作用：X 射线是一种肉眼看不见的射线，但是可以某些物质在受到 X 射线作用后受激而处于激发态，在回到基态过程中产生荧光。如硫化锌、铂氰化钡、钨酸钙等。产生荧光或使照相底片感光。所激发的荧光或照相底片的感光程度与 X 射线的强弱有关。我们可以利用这些性质用荧光屏来观察或用照相底片记录 X 射线。

10.1.2　X 射线的产生

一般 X 射线都是利用高速电子流撞击重金属而产生的，图 10-1 是产生 X 射线的原理图。

产生 X 射线主要部件是 X 射线管。产生 X 射线必须要的以下两个条件：高速电子流与阻止高速电子流运动的重金属靶。当高速电子流轰击靶时，将其一部分动能转换成 X 射线能。目前产生的 X 射线管通常采用热阴极射线管形式。X 射线管有两个电极，一个叫阴极，即灯丝,由钨丝制成。通电炽热后能发射电子。灯丝电压愈高,温度愈高,单位时间内发射的电子数愈多;对着阴极的一端是阳极,由铜制成,在阳极上对着灯丝处镶一块重金属,一般用钨,它是高速电子撞击的对象,叫做阳靶。阴极和阳极同封于一高度真空的玻璃管内($10^{-6}\sim10^{-4}$Pa),以避免灯丝的被氧化和高速电子与气体分子的碰撞。灯丝所用的电压由降压变压器供给,可以通过可变电阻 R 来调节。工作时阳极和灯丝之间加上几万伏至几十万伏的直流电压(管电压),由升压变压器 T_1 整流而得,用千伏(kV)为单位。通过 X 射线管的电流叫做管电流,是热电子由阴极奔向阳靶而形成,用毫安(mA)为单位。

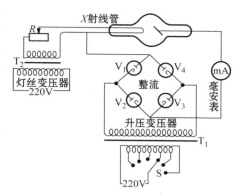

图 10-1　X 射线产生装置原理图

当阴极灯丝炽热,并在阳极和灯丝间加上高电压后,从灯丝发射出来的热电子在强大电场的作用下,高速奔向阳靶。电子撞击在靶上,急剧地减速,这时电子原有的动能将有一部分转化为光能向外辐射,这种辐射叫做轫致辐射(braking radiation),辐射出来的射线就是 X 射线。由于各个电子在阳靶上受到阻止的情形不一样,所以辐射出来的 X 射线的频率也就各有不同,因此由轫致辐射得到的 X 射线谱是一个连续谱。

当高速电子撞击阳靶时,除将其动能的很少一部分(不到 1%)转变为光能,其余全部转变为热,致使阳靶的温度上升很高,阳极由一镶在铜块上的重金属(钨或钼)合金制成,为了易于传热和散热,通常做成旋转式阳极,并将 X 射线管放在油中。此外还可将阳靶做成旋转式(旋转阳极),这样高速电子就不至于只撞击一处。为了避免管的阳极在高温下继续工作而被损坏,所以 X 射线机不能连续工作过久,工作一段时间后就应停止,至冷却后才能再行使用。

10.1.3　X 射线的强度与硬度

1) 强度

X 射线的强度是指单位时间内通过与射线方向垂直单位面积的辐射能量,它表示射线的量,其值为

$$I = \sum N_i h\nu_i = N_1 h\nu_1 + N_2 h\nu_2 + N_3 h\nu_3 + \cdots \tag{10-1}$$

其意义是把 1s 内通过垂直于射线方向的 $1cm^2$ 面积上(对于具有 ν_i 频率的 X 射线,其 X 线光子的能量为 $h\nu_i$,则总能量为 $N_i h\nu_i$)X 线光子的能量全部相加。由上式可知,增加管电流可以增加用于撞击阳极的高速电子数,可以产生更多的 X 射线数量,即式中的 N 值增大。此外增加管电压,可以增加每个光子的能量,即 $h\nu$ 的值增加,所以强度也会增加。通常是在不变的管电压下,用管电流来调节 X 射线的强度。因此,在一定的管电压下,可用电流的毫安数(称毫安率)来表示 X 射线的强度。我们通常还用管电流的电流值(mA)与辐射时间(s)的积来表示总辐射能量,它等于 X 射线管中电子流的总电荷量(mC)。在利用 X 射线进行诊断或治疗时,总辐射能量应注意控制在安全范围内。

在相同有高速电子轰击条件下,X 射线的强度与靶材料的原子序数的平方成正比,原子序数愈高,产生的 X 射线强度就越大。考虑到熔点等综合因素,钨是一种比较好的靶材料。

2) 硬度

X射线的硬度,表示X射线的质,代表X射线的贯穿本领。硬度只取决于每个X射线光子能量的大小,而与X射线光子的数目无关。对于一定的物质,X射线光子的能量愈大,愈不易被物质所吸收,即其贯穿本领愈大,X射线就愈硬。加于X射线管的电压愈高,电子到达阳靶时所具有的速度愈大,就有更多的能量转化为光能,产生的X射线波长就愈短。因此习惯上常用管电压(称千伏率)来间接表示X射线的硬度。在医学上常把X射线的硬度分为极软、软、硬和极硬四类,它们的管电压、波长和用途列于表10-1。

表 10-1　X 射线分类和用途

名　称	管电压/kV	最短波长/Å	用　途
极软 X 射线	5～20	2.50～0.62	软组织摄影,表皮治疗
软 X 射线	20～100	0.62～0.12	透视和摄影
硬 X 射线	100～250	0.12～0.05	较深组织治疗
极硬 X 射线	250 以上	0.05 以下	深部组织治疗

10.2　X 射线的衍射和谱线

10.2.1　X 射线的衍射

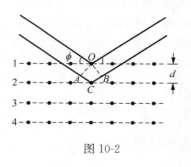

图 10-2

X射线是一种波长极短的电磁波。用普通的光学光栅是不能观察到X射线的衍射现象。1912年德国物理学家劳厄(Laue)用晶体中原子的天然排列作X射线的衍射光栅,而完成了X射线的衍射实验。图10-2中黑点代表晶体中的原子。这些原子整齐地排列着,各原子层之间的距离为d,称为晶体的晶格常数。这些等间隔的平面与平面光栅的狭缝对应。一束很细的射线束照射在晶体上时,晶体中每一个原子核是一个波中心,向各方向发出衍射射线,称为散射。X射线一部分被表面层的原子所散射,其余部分将被内层各晶面所散射,而相邻两晶面所发出的反射线的光程差为

$$AC+CB=2d\sin\varphi$$

显然,若

$$2d\sin\varphi=k\lambda \quad k=1,2,3,\cdots \tag{10-2}$$

各层晶面的反射线都将互相增强,形成亮点,从而观察到X射线的衍射图样。上式就是著名的布拉格(W. L. Bragg)方程。

X射线的衍射,现在已经被广泛地用来解决下面两个方面的问题:

(1)用结构已知的晶体作为衍射光栅,即已知晶格常数的情况下,可测得射线的波长,这方面的工作发展了X射线的光谱分析,对原子结构的研究极为重要。

(2)利用已知波长的X射线在晶体上的衍射,可以测定晶体的晶格常数。这一应用发展了X射线的晶体结构分析。

利用X射线衍射来研究物质的微观结构已经成为一种有力的手段,它不仅可以用于简单

的无机晶体,而且还成功地应用于有机体,如蛋白质和核酸之类的生物巨分子的结构研究。这种研究现在已发展成为一门独立的学科,叫做 X 射线分析。1953 年克里克(Crick)和沃森(Watson)通过此方法建立了脱氧核糖核酸(DNA)的双螺旋结构模型。

10.2.2　X 射线谱

钨靶 X 射线管所发射的 X 射线谱如图 10-3 所示。由图可以看出它包括两部分射线,即连续 X 射线(continuous X-rays)和标识 X 射线(characteristic X-rays)。标识 X 射线又称为特征 X 射线。

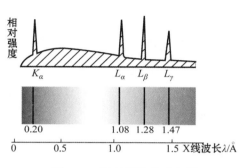

图 10-3　X 射线谱的示意图

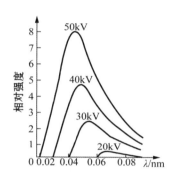

图 10-4　钨的连续 X 射线谱

1) 连续 X 射线谱

连续 X 射线包括不同波长的 X 射线,是由高速电子接近原子核时,受到原子的排斥而偏离原来的轨道,造成电子向外辐射电磁波而损失能量,电子的这种能量损失就是轫致辐射,辐射产生的电磁波称为 X 射线。由于每个高速电子撞击靶时受到靶原子的强电场作用不同,导致产生的 X 射线的频率不相同,产生了连续 X 射线谱。

实验指出,当 X 射线管的管电压较低时,只发射连续 X 射线。图 10-4 是钨靶射线管在四种不同管电压下的 X 射线连续谱。若管电压一定,连续 X 射线的强度随波长变化。在一定波长处,有一强度的最大值,还有一最短波长或称短波极限。如图中对应于 50kV 管电压的最短波长为 0.24Å,连续 X 射线的最短波长与管电压成反比,管电压愈高,X 射线波长愈短。假设 X 射线管两端电压为 U,电子的电量为 e,当电子由阴极到达阳极时,电场对电子所做的功 eU 变成了高速电子的能量。如果在电子受到阳极原子的阻挡时,将全部动能都转变为 X 射线光子能量,那么 X 射线就有最高的频率 ν_{max},则有

$$h\nu_{max} = \frac{1}{2}mv^2 = eU$$

$$\nu_{max} = \frac{eU}{h}$$

如果高速电子在受阻时只有部分动能转变为光子,那么 X 射线的频率就比 ν_{max} 小,波长要长些。用 $\lambda\nu = c$ 代入上式,可以得出 X 射线的最短波长与管电压之间的关系为

$$\lambda_{min} = \frac{hc}{e}\frac{1}{U}$$

以 h,c 和 e 的值代入上式,并用千伏为管电压的单位,Å 为波长的单位,得

$$\lambda_{\min} = \frac{12.42}{U} \text{ (Å)} \tag{10-3}$$

即 X 射线的最短波长与管电压成反比。

2) 标识 X 射线谱

当管电压升高到一定值时,在连续谱的曲线上出现了几个峰。如果电压继续升高,这几个峰的位置不变,即所对应的谱线波长不变,如图 10-5 所示。大量实验表明,这些谱线的波长取决于阳靶的材料,可以作为靶元素的标识,所以称为"标识 X 射线"。标识 X 射线是高速电子与原子的内层电子发生作用而形成的谱线。当高速电子撞击阳靶时,使原子的内层电子获得足够的能量跃迁到高能级的壳层或脱离原子,使原子处于受激态。当外层电子跳到内层填补空位时,辐射出一个 X 光子,即形成标识 X 射线,此谱线的能量就是两个电子所处的轨道的能量差。见图 10-3 所示的标识谱线 $K_\alpha, L_\alpha, L_\beta, L_\gamma$。

医用 X 射线管中发出的 X 射线,主要是连续 X 射线,标识 X 射线所占的分量很少。

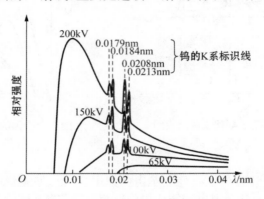

图 10-5　钨在较高管电压下的 X 射线谱

10.3　X 射线与物质的相互作用及吸收规律

10.3.1　X 射线与物质的相互作用

X 射线由高能光子组成的,它与物质中的粒子发生多种相互作用。这些作用过程不但导致射线束在物质中逐渐衰减,同时也是射线在物质中产生各种效应的基本原因。各种过程发生的几率与光子的能量和吸收物质的原子序数有关。各种能量的光子在各种物质中,这些过程的相对重要性也是不相同的。X 射线和 γ 射线(它也是由高能光子组成)与物质的相互作用主要有三种。

1) 光电效应

能量为 $h\nu$ 的 X 光子通过物质时,与物质原子的内层轨道电子发生作用(主要是 K 壳层的电子,也可以是 L 壳层或其他壳层的电子),把全部能量传递给这个电子,X 射线光子消失,而获得能量的电子脱离原子束缚成为自由电子(称为光电子);原子的电子轨道出现一个空位而处于激发态,当外层电子填充此空位回到其态时,原子就发射标识 X 射线。此过程称为光电效应(photoelectric effect),如图 10-6 所示。光电效应也可通过俄歇电子的形式返回基态。

光电子的动能很大,可以引起物质中其他原子的电离,叫做二次电离。

对于能量较低的 X 射线光子(如医学上常用的 X 射线和一些低能 γ 射线)和原子序数较高的物质作用时,光电效应占主要地位。

2) 康普顿(A. H. Compton)——吴有训散射效应

这种过程是光子和原子中比较外层的电子发生碰撞而产生的现象。光子将部分能量传给电子,获得能量的电子可以脱离原子逸出,这种电子一般叫反冲电子。反冲电子也会引起二次电离,而光子由于损失掉一部分能量,就改变了频率,同时运动方向也发生改变,如图 10-7 所示。另一种散射过程是光子在与原子核结合较紧的电子碰撞时,光子可以不损失能量,只是改变进行的方向。以上两种情况,前者光子损失部分能量,后者毫无损失,但是光子的进行方向都改变了,所以统称为散射。对于散射束(光子流)来讲,由于光子的散射线在原来进行方向上的强度减弱了(X 射线的衰减),物质中发生散射效应的大多数是中等能量的光子。

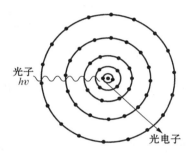

图 10-6　光电效应

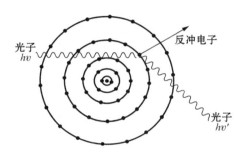

图 10-7　康普顿-吴有训散射

3) 对电子效应

若光子的能量大于两个电子的静止质量所对应的能量(即大于 1.022 MeV),它与物质的相互作用将产生一种新的现象,即这样的光子经过原子核附近时,会转化为一个负电子和一个正电子(图 10-8),这种现象叫做对电子效应。光子的能量除一部分转变为正、负电子的静止质量(1.022 MeV)外,其余将转变为正、负电子的动能。对电子效应发生于能量很大的 γ 光子。X 光子的能量一般较低,不足以引起电子对生成。

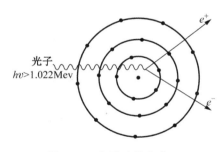

图 10-8　电子对的生成

此外能量极高的 γ 光子可以引起核反应,即光核反应。但是一般由放射性核素放出的 γ 光子的能量都不很高,因此很少引起核反应。

10.3.2　X 射线的吸收

X 射线和 γ 射线通过物质时,由于与原子的相互作用而使 X 射线的能量逐渐减弱而被吸收,下面讨论单色 X 射线和 γ 射线通过物质时的吸收规律。

设未放吸收物之前,射线的强度是 I_0,放入厚度为 l 的吸收物后,如图 10-9 所示,则射线强度的减弱和透过的吸收层厚度 dl 以及到达该层时的射线强度 I 成正比,即

$$-dI \propto Idl$$

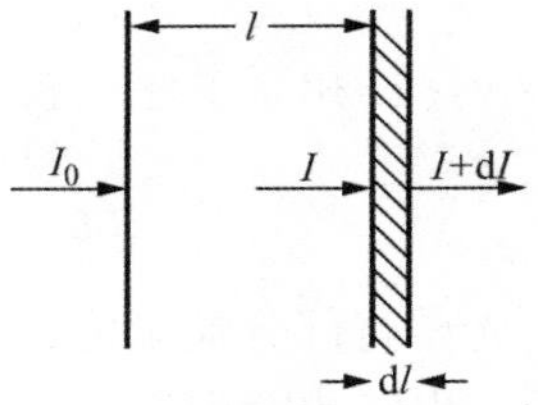

图 10-9

$$-\mathrm{d}I = \mu I \mathrm{d}l$$

或

$$\frac{\mathrm{d}I}{I} = -\mu \mathrm{d}l$$

求不定积分

$$\int \frac{\mathrm{d}I}{I} = -\mu \int \mathrm{d}l$$

得

$$\ln I = -\mu l + C$$

当 $l = 0$ 时，有

$$I = I_0$$

得

$$C = \ln I_0$$

即

$$\ln I - \ln I_0 = -\mu l$$

所以

$$I = I_0 \mathrm{e}^{-\mu l} \tag{10-4}$$

上式为 X 射线或 γ 射线被物质吸收的规律。式中 μ 为物质的线性吸收系数，其值与射线的波长及物质的原子序数有关。在临床应用上常用质量吸收系数 μ_m，它和线性吸收系数的关系为 $\mu_\mathrm{m} = \mu/\rho$，此时射线通过物质的厚度用质量厚度 l_m 表示，$l_\mathrm{m} = l_\rho$，它等于单位面积中厚度为 l 的吸收层的质量。μ_m 的单位为厘米^2/克，l_m 的单位相应为 g/cm^2。X 射线或 γ 射线的吸收规律可写成

$$I = I_0 \mathrm{e}^{-\mu_\mathrm{m} l_\mathrm{m}} \tag{10-5}$$

10.3.3 质量吸收系数与波长关系

由于质量吸收系数 μ_m 对于同一吸收物质来讲，与其物态（或密度）无关，所以使用起来较为方便。实验证明，一定波长的 X 射线，如果在穿过每种元素时所碰到的原子个数一样，则元素的质量吸收系数约与其原子序数的四次方成正比。而且分子质量吸收系数等于所含原子的质量吸收系数的总和。对于一定的吸收物质来说，质量吸收系数与 X 射线的波长的三次方成正比：

$$\mu_\mathrm{m} = kZ^4\lambda^3 \tag{10-6}$$

让我们来比较一下骨组织和肌肉组织的吸收情况。肌肉组织的主要成分是碳、氢和氧等较轻的原子，对 X 射线的吸收，可以看成与水差不多，水分子由两个氢原子（原子序数为 1）和一个氧原子（原子序数为 8）所组成，所以它对 X 射线质量吸收系数与 $2 \times 1^4 + 8^4 = 4098$ 成正比。骨的主要成分是 $\mathrm{Ca_3(PO_4)_2}$，它的质量吸收系数与 $3 \times 20^4 + 2 \times 15^4 + 8 \times 8^4 = 614\,000$ 成正比。两者质量吸收系数的比值是

$$\frac{\mu_骨}{\mu_{肌肉}} = \frac{614\,000}{4\,098} = 150 \text{ 倍}$$

当 X 射线穿过人体，因为骨的吸收本领大于肌肉的吸收本领，所以用荧光屏显示或用照相底片摄影时，可以清楚地看到骨骼的阴影。

对于一定的吸收物质来说，不同波长的 X 射线被吸收的情况也不一样，X 射线的波长愈长，它的贯穿本领愈弱，被物质吸收愈多。

轫致辐射产生的 X 射线的长波部分，很容易被皮肤和浅层组织所吸收，不仅对 X 射线透视和照相不起作用，而且使皮肤和组织产生电离，引起生物效应。因此，在 X 射线管外要安装不同厚度的铝或铜的过滤板，以滤去长波的 X 射线。

当 X 射线波长正好等于吸收物质的标识 X 射线波长时，物质对 X 射线的吸收会突然增

加,这称为标识吸收。图 10-10 说明不同物质对 X 射线的吸收情况,临床上经常用此种方法进行血管造影检查(DSA)。碘对 X 光的吸收有一个 K 标识吸收（33.16keV）,在此能量处碘对 X 光子发生标识吸收,吸收系数突然大,而对骨骼和肌肉没有这种现象。所以我们可以在很短的时间内,利用两种能量(两种波长)的同步辐射光进行两次造影,其中一个能量 E_1。是略低于 K 标识吸收,质量吸收系数小;另一个能量是 E_2,略高于 K 标识吸收,则质量吸收系数比前面大得多。然后,将两次探测结果输入计算机进行数值化,从数值上进行相减,显然通过相减,可将肌肉和骨骼的影响几乎全部减去,剩下的基本上是碘的吸收贡献。

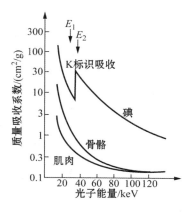

图 10-10　物质对 X 射线的吸收情况

10.4　X 射线的医学应用

至今 X 射线用于治疗和诊断已成为临床上不可缺少的一种手段,同时具有一定的危害。所以了解 X 射线在医学上应用原理,对在实践中正确认识 X 射线危害和贯彻应用与防护兼顾的原则具有重要意义。X 射线在医学上的应用,包括治疗与诊断两个方面。

10.4.1　放射治疗

X 射线属于电离辐射,X 射线被生物组织吸收引起生物分子和水分子电离,并由此产生一系列的生物效应,使组织受到损伤,造成细胞的死亡或引起遗传变异。由于肿瘤细胞自身分裂繁殖活跃,所以对 X 射线的敏感度比正常细胞大得多。放射治疗就是利用 X 射线对生物体的这一作用,再加上适当的控制措施,达到对肿瘤组织的抑制和损伤作用,同时又要最大限度保护组织的治疗方法。

射线对组织的损伤程度,一般与能量的吸收量及吸收率有关,并有积蓄作用。作为生物组织基本单元的细胞,在吸收 X 射线后,细胞核将比细脑浆和壁受到更显著的影响,最后导致死亡。不同部位的组织对射线的敏感程度也不同。当皮肤受到 X 射线照射时,先是发红,随着照射量增大,大量的电离将在皮下产生。剂量很大时,会出现严重的皮炎。随后还会形成水肿、水泡和糜烂,甚至形成浅层溃疡。血液中的红血球、白血球和淋巴球、血小板等受到 X 射线照射后,都会发生变化。虽然对射线的敏感程度不同,但恢复力都比较强。全身照射超过一定剂量时,淋巴球会降低,血小板会减少,更严重的可引起白血病或再生不良性贫血。

X 射线主要用于癌症的治疗。一般说来,癌细胞对 X 射线比较敏感。但是不同癌细胞对 X 射线的敏感程度是不同的。对于敏感度高的肿瘤,放射性治疗的效果较好,至少可限制其生长。不过敏感度与治愈程度并不完全一致。敏感度不高或实际有抗拒性的肿瘤,一般不宜用放射治疗。

在肿瘤的治疗中,约 70% 的肿瘤患者需要进行放射治疗,放射治疗不仅是肿瘤局部治疗的有效手段,而且能保留器官功能,改进患者愈后的生存质量。

在治疗过程中,放射治疗的方案设计是一个复杂的问题,它包括测定治疗机输出的射线量,根据患病部位的深浅程度以及其他因素来决定所使用的 X 射线的硬度和强度,计算给予病人的照射剂量等。

由于 X 射线对正常的人体也有破环作用,过量的照射可以引起某些疾病,如白血球减小、角化病及毛发脱落等。因此 X 射线的工作人员要有一定的防护,只要使接受照射量不超过容许的范围,就不致对人体产生不良的后果,偶尔一二次照射更不会对人体健康有什么损害,常用的防护物品有铅板、含铅玻璃、含铅的橡皮衣裙和手套等。X 射线工作人员和经常与 X 射线接触的有关人员,应该定期作体格检查。

10.4.2　X 射线的诊断应用

1) 透视和摄片

由于我们身体内各种不同的组织或物质对 X 射线的吸收本领不同,因此,同一强度的 X 射线透过身体不同部位或不同物质后的强度不一样。例如骨组织吸收 X 射线多,肌肉组织吸收 X 射线少,所以从骨组织透出的 X 射线强度弱,而从肌肉组织透出的 X 射线的强度强。将这些强度不同的 X 射线投射到荧光屏上,就可出现明暗不同的荧光像,叫做 X 射线透视术(fluoroscopy)。利用 X 射线透射可以清楚地看出骨折的情况。肺结核病灶由于组织上的病理变化,引起吸收本领的改变,因此也可以用 X 射线透视检查出来。此外也可以断定误入体内的异物及伤员弹片的准确位置等。如果将透过身体的 X 射线投射到照相底片上,就可以使不同部分或不同物质的像在底片上留下各部位明暗不同的像,叫做 X 射线照相术。

2) 人工造影

由于人体的某些脏器与周围组织对 X 射线的吸收本领相差很小,X 射线透过这些部位后,强度相差不多,这样在荧光屏或照相底片上的阴影的明暗对比就不明显,达不到看清脏器的目的。为了观察某些脏器的形态或病变,就要采用人工造影的方法,使该器官显现出来。例如检查胃肠,就让受检查者吞服对 X 射线吸收本领强的物质,如硫酸钡。这样在 X 射线的照射下,在荧光屏或照相底片上就能把胃肠部分清楚地显现出来。在另外一些情况下,也可采用对 X 射线吸收本领弱的物质作人工造影,如作某些关节腔的检查时,先在关节腔内充以密度很小的空气,再进行 X 射线透视或照相,使关节周围的组织结构显示出来,以达到诊断的目的。

3) 软 X 射线摄影

对于密度相差很小的软组织的显像,除了上面所说的人工造影以外,近年来采用了软 X 射线摄影,即利用低电压、大毫安数的 X 射线对软组织进行摄影。上面已经提到物质对 X 射线的吸收本领,除了与物质本身的性质有关外,还与所用 X 射线波长的三次方成正比。因此,采用波长较长的 X 射线(软 X 射线)对密度差别较小的软组织进行照相,比用较短波长的 X 射线用照相明暗对比要明显得多。

软组织 X 射线摄影最适宜的波长为 0.6～0.9Å。但是一般 X 射线管多用钨做阳靶,在管电压为 60kV 时,约为 0.2Å,对软组织摄影并不合适。近年用钼做靶制成的 X 射线管(工作电压为 25keV,波长约 0.7Å)安装成专供软组织特别是乳腺摄影之用,对比度和清晰度均甚,为乳腺的良性病变和乳腺癌的早期诊断以及普查,提供了良好的工具。

4) 断层 X 射线摄影

普通 X 射线摄影时,将立体器官投射在一张感光底片上,不同深度的组织的影像全部重叠在一起,而需要观察的病灶则模糊不清,为此常采用断层摄影。断层摄影原理是设法使体内某一深度的断面(焦平面)上的组织影像清晰,而使其他深度的断面上的组织影像模糊不清。图 10-11 是断层摄影原理示意图。其中 X 射线管和感光底片以人体所需摄影的体层为轴,作相对而相反方向的匀速运动。当 X 射线管从 F_1 向 F_2 方向运动,同时感光底片从 x_1 向 x_2 方向运动时,被摄体层 C(焦平面层)的投影始终落在感光底片的固定位置上,影像清晰;而焦平面层的上层 A 与下层 B 的投影位置则由 $A' \to A''$ 及 $B' \to B''$,随运动而改变,形成模糊影像,构成了感光底片的背景,于是就突出了被摄体层焦平面的清晰影像。

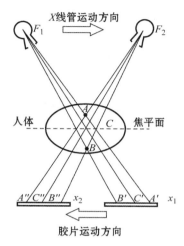

图 10-11　断层摄影原理示意图

5)数字减影血管造影

数字减彩血管造影(DSA),是 20 世纪 70 年代开始研制、80 年代发展起来的一种新装置和检查方法。它是以电子计算机为辅助的 X 射线成像技术,综合电视摄像系统、数字数据收集和计算机处理而产生的图像。

DSA 检查的基本过程如下:在病人注射造影剂前,把经过影像增强电视摄像系统的透视图像信号(称蒙像)经处理转换成数字信号,存入存贮器中;再将注射造影剂后的透视充盈像转换为数字信号存入另一存贮器;然后把这两种影像的数字通过计算机减法器处理,蒙像和盈像相减,再把计算结果转换为视频电信号,输入监视器,减影的结果,骨与软组织的像被减去,只留下清晰的血管造影,借此来诊断疾病,此方法称为时间减影法。DSA 可应用于头颈部、心脏大血管、肺、肾、肝和四肢的血管疾病、肿瘤、创伤及术后复查等。

上述方法由于两次扫描之间有时间差,容易产生病人运动而形成伪影的干扰。目前可采用能量减影法(双能量减影法),用不同电压进行两次扫描,其中一次使碘对 X 光产生 K 标识吸收,另外一次没有 K 标识吸收,这样使碘剂对 X 射线两次具有不同的吸收值,而对于人体组织来说没有此效应,所以两次扫描值比较接近,这样我们就方便地减去人体组织的像,留下清晰的血管造影。用此方法通常不能将软组织与骨骼的像同时消除,但可将患者移动的影响减到最小。

在上述两种减影法的基础上发展了另一种新的减影法称为混合减影。混合减影法在造影剂到达的前后都做双能量扫描,以除去软组织影像。再进行时间减影法处理骨骼等背景图像,这样就可在除去软组织和骨骼影像的同时,又能消除软组织运动的影响。

10.5　X 射线电子计算机断层扫描装置

电子计算机断层扫描(Computed Tomography,CT)设备于 1972 年首创于英国 EMI 公司。它是放射学领域中的一项重要发明,并引起了医学诊断领域上的重大变革。X-CT 装置是应用现代图像理论,采用电子计算机技术进行信息处理,从而获得人体断层高清晰度图像的医学图像设备。

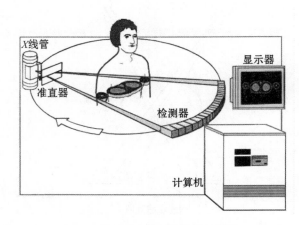

图 10-12　X-CT 扫描建像示意图

X-CT 的功能是能显示人体薄层组织的图像。X 射线对所需成像层面进行扫描,然后由检测器收集扫描信息,计算机进行数据处理,最终在屏幕上显示出人体断面的清晰图像(图 10-12)。

X-CT 的成像法,完全不同于常规的 X 射线摄影和 X 射线断层摄影法。常规的 X 射线摄影,只是将三维空间的图像投影到一个二维平面上,使深度方面的信息都叠加在一起。X 射线断层摄法也存在着缺点,它是将若干个不需要的层面模糊像叠加在所需要的断层像上,影响了断层像的清晰度。而 X-CT 是沿着轴方向相垂直的层面一层一层地扫描,由于 X 射线仅穿过欲成像的断面,所以能得到十分清晰的人体断层平面像,为诊断病变提供了有力的依据。

X-CT 在临床诊断中,由于它能区分千分之五的吸收系数的差异,所以具有高密度分辨率(常规的 X 射线摄影能区分 5%～7%的差异),可以清楚地辨别肿瘤、血块、坏死和囊变组织等。对于脑血肿、脑萎缩、脑外伤等颅脑病变,诊断效果尤为显著。

10.5.1　X-CT 成像基本原理

X 射线成像的基本原理在于人体组织对 X 射线的衰减作用,在 X-CT 技术中,就是根据人体不同组织对 X 射线的线性吸收系数建立的断层图像。

X 射线吸收系数的测量原理如下。

当 X 射线穿过密度均匀的物质后,其强度与物质厚度 d 的关系为

$$I = I_0 e^{-\mu d}$$

实际上,沿 X 射线路径的人体组织的密度是不均匀的,因此将 X 射线所通过的路径上的

受检部分分割成许多长度为 d 并足够小的单元(体素,voxel),如图 10-13 所示。这样每个体素可看作单质均匀密度体,各体素的线性吸收系数可看作为常量。

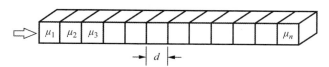

图 10-13　X 射线透射 n 个不同密度体

设入射到第一个体素的 X 射线强度为 I_0,则透过此体素的 X 射线强度 I_1 为

$$I_1 = I_0 e^{-\mu_1 d}$$

式中 μ_1 为第一个体素的线性吸收系数。I_1 又为入射到第二个体素的 X 射线强度,通过第二个体素的 X 射线强度 I_2 为

$$I_2 = I_1 e^{-\mu_2 d}$$

式中 μ_2 为第二个体素的线性吸收系数。将 I_1 的表达式代入上式,则

$$I_2 = (I_0 e^{-\mu_1 d}) e^{-\mu_2 d} = I_0 e^{-d(\mu_1 + \mu_2)}$$

将此过程继续下去,则从最后一个体素透射出的强度 I_n 为

$$I_n = I_0 e^{-d(\mu_1 + \mu_2 + \cdots + \mu_n)}$$

式中 μ_n 为第 n 个体素的线性吸收系数。对上式两边取对数,整理后得

$$\mu_1 + \mu_2 + \cdots + \mu_n = \frac{1}{d} \ln \frac{I_0}{I_n} \tag{10-7}$$

上式表明,透射的 X 射线的强度与射线进行方向上各体素的线性吸收系数的总和有关。若入射 X 射线强度 I_0,透射 X 射线强度 I_n、物质的长度增量 d 均为已知,则沿着 X 射线所通过的途径上的线性吸收系数之和($\mu_1 + \mu_2 + \cdots + \mu_n$)就可以计算出来。

为了建立图像,必须求出每个体素的线性吸收系数 $\mu_1, \mu_2, \cdots, \mu_n$。CT 建图像过程实际上就是求解每个体素线性吸收系数的过程。式(10-7)为 X-CT 建像的一个基本方程。

10.5.2　X-CT 图像重建方法

由于一个方程式是不可能解出多个线性吸收系数的,也就是说几个未知的线性吸收系数不可能由一次测量来决定。若从不同的方向进行多次测量,可以建立起足够的方程个数,以符合重建图像的需要,通过计算机来"求解"这些方程式,得出各个体素的线性吸收系数。

以图 10-14 为例来说明数据获得的基本过程。

在射线束对人体进行扫描的过程中,X 射线管和检测器是作同步平行移动的。每移动一个规定的距离,检测器就输出一个强度值 I_i。一系列的平行扫描结束后,扫描系统便旋转一小角度,再进行第二次平行扫描,获取另一组强度分布数据。若射线平移 120 次,并且旋转 120 次角度,则层面就被分成 120×120 个体素。可得 120×120 个数据,建立 120×120 个方

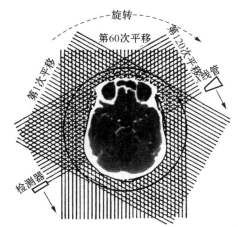

图 10-14　扫描过程示意图

程。要建立一幅 X-CT 图像就必须计算出每个体素与 μ 值相对应的 CT 值。一幅图像往往要计算几十万体素的 CT 值(256×256),只有依靠电子计算机技术,才能实现这项工作。

　　X-CT 装置由扫描器(包括扫描床、扫描架)、测量检测器、高压发生器、控制台、电子计算机、显示设备等部件。

10.5.3　X-CT 在临床上的应用

　　1) CT 值

　　在 CT 建立图像的理论中,感兴趣的是用数值描述人体的组织。虽然人体组织密度数值的分布是随机的,但是对于同一组织有其统计上的重复性。在 CT 技术中,线性吸收系数 μ 是作为区分不同组织的物理量,但是在建图像过程中,并不采用线性吸收系数值,而采用一种相对量,称 CT 值。某一组织的 CT 值是用该组织与水的吸收系数比较产生的:

$$\text{CT 值} = 1000 \times \frac{\mu_{组织} - \mu_{水}}{\mu_{水}} \tag{10-8}$$

从式(10-8)可知,水的 CT 值为 0。图 10-15 常用的部分 CT 值。

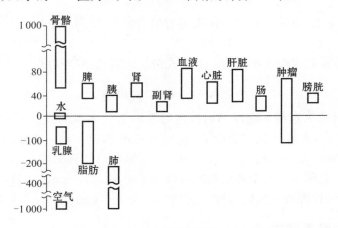

图 10-15　一些组织 CT 值的大概范围

　　2) 窗口与窗位

　　窗口技术在 X-CT 图像显示中是很重要的,CT 机能够显示 2000 个不同密度吸收差异。荧光屏上黑色区域即低密度区表示 X 射线低吸收区,白色区域即高密度区表示 X 射线高吸收区。而人眼在屏幕上却只能分辨出二十个左右的灰阶。

　　为了既能充利用收集到的数字图像中的全部信息,又使人们能够清晰地分辨目标,在 CT 设备中设计"窗口"技术,把感兴趣区域的灰阶图像增强,其他区域的灰阶压缩。实际上窗口是数字限幅范围,目的是从整个数据灰阶中选取感兴趣的部分,并扩大到整个屏幕上来观察。所选用的 CT 数的范围称为窗宽,其平均值称为窗位。这两个数字由操作者根据观察需要来选择。

　　在图 10-16 中,右边为表示显示的灰阶,左边 −1000 到 +1000 表示图像中 CT 值的分布范围。若发现病变的 CT 值在 −400 左右,可将窗位设置在 −400 上;若病变范围的 CT 值约在 −500～−300,则应将窗宽调节在 −500～−300,这样在电视屏幕上就显示出所感兴趣的图像。若仍不能明确病变的细节,可以改变窗位和窗宽值,使图像作为分段显示,以对病变组

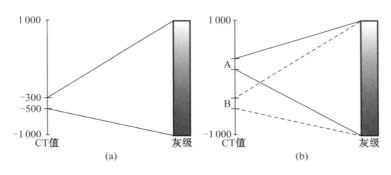

图 10-16　窗位、窗宽与显示灰阶的关系

织作逐段搜索。

3）X-CT 的临床应用

由于 CT 技术能鉴别软组织的密度差异,显示人体断层图像,可用来进行脑及全身各部位的检查。尤其对恶性肿瘤的诊断具有重大实际意义。

（1）颅脑。

CT 扫描首先用于颅脑,几乎可全部代替脑血流图、气脑摄影术、血管造影等有损检查方法,可诊断颅内血肿、脑梗塞、脑脓肿、血管瘤、脑积水等病变。扫描层面可采用横断层扫描,扫描线平行于眶耳线,层厚 5～10mm。利用病变部位比脑组织吸收系数高或低来进行判断。如脑出血的吸收系数大于正常脑组织,到达底片的 X 射线减少得多,因而表现为密度高的白色图像;又如脑梗塞、脓肿和肿瘤部位等对 X 射线吸收低于脑组织,表现为密度低的黑色图像。

如采用造影方法,可以提高图像的对比度。例如在静脉中注射碘酞葡胺造影剂,或在脑室中注入气体,来提高病变部位与附近正常组织的对比。在 X 射线检查中所用的造影剂由于其本身的电子密度高,因而能吸收较多的 X 射线而产生对比作用。

（2）胸部。

CT 能准确诊断肺及纵隔肿瘤的大小、形态及其与周围器官的关系。它能鉴别外围型肺癌和结核性病变,能诊断心脏瓣膜钙化、主动脉瘤等疾病。

（3）腹部。

普通 X 射线对肝、胰等腹部组织是属于盲区,而 X-CT 能对肝、胆囊、胰、肾等腹腔组织的肿块作定位诊断,可显示肿块大小,也能鉴别实体性与囊性病变等疾病。

（4）骨盆。

能对膀胱癌、前列腺肥大、前列腺癌、直肠癌等做出诊断。

总之,CT 能对全身每个部位成像,并能显示微小对比度差值,所以适合作研究软组织的诊断工具,特别在解决某些部位特异性疾病的诊断方面是一种有价值的方法。它促进了临床诊断和研究工作。

习题

1. X 射线一般性质有哪些?

2. 理解 X 射线发生装置的电路图。说明连续 X 射线是怎样产生的? 标识 X 射线是怎样产生的?

3. 说明 X 射线的强度和硬度的意义,如何表示,结合上题的电路图具体说明如何调节 X 射线的强度和硬度。

4. X 射线的软、硬是怎样划分的?

5. X 射线的最短波长与管电压有何关系? 关系式中单位如何? 欲产生最短波长为 0.5Å 的 X 射线,应加多大的管电压? 电子射到阳极靶时的动能是多少?

6. 如果加于伦琴射线管的电压为 12 万伏,求伦琴射线的最短波长。

7. 物质对 X 射线的吸收服从什么规律?

8. 用 X 射线检查胃肠时,常让患者吞服钡盐,求硫酸钡 $BaSO_4$ 分子与水分子对于 X 射线的吸收系数的比值。

9. 用 X 射线对人体透视时为什么能够清楚地分辨出骨骼和肌肉? 计算它们对 X 射线的吸收系数的比值。

10. X 射线有哪些生物效应? 目前有哪些医学上的应用?

11. 某 X 射线通过水时的吸收系数为 0.77cm^{-1},通过某人体组织时的吸收系数为 1.02cm^{-1},水的 CT 值为零,求此人体组织的 CT 值。

第 11 章　原子核物理

11.1　原子核衰变

11.1.1　原子核的组成

原子核由质子(proton)和中子(neutron)组成(除氢核外)。质子和中子统称为核子(nucleon)。质子就是氢原子核,它带有一个单位正电荷(以电子电荷 e 为单位),中子不带电,质子和中子的质量都很小。国际上规定了一种专用的质量单位——原子质量单位(u),它的大小为一个碳原子质量的 1/12,数值为 $1.6606\times10^{-27}\,kg$。质子和中子的质量采用原子质量单位后,都很接近于 1u。

表 11-1　一些核子和核素的质量

核子或核素	质量/u	核子或核素	质量/u
$^{1}_{0}n$	1.008 665 2	$^{12}_{6}C$	12.000 000 0
$^{1}_{1}H$	1.007 825 2	$^{16}_{8}O$	15.994 915 0
$^{2}_{1}H$	2.014 102 2	$^{17}_{8}O$	16.999 133 3
$^{3}_{1}H$	3.016 049 7	$^{18}_{8}O$	17.999 160 0
$^{3}_{2}He$	3.016 029 7	$^{235}_{92}U$	235.043 944 0
$^{4}_{2}He$	4.002 603 3	$^{238}_{92}U$	238.050 816 0

应用质谱仪可以测得原子的质量,如表 11-1 所列。从表中数据可以看出,原子质量都接近一个整数,等于该原子的核内质子和中子总数,我们把这个最接近的整数叫做核的质量数 A。因为电子的质量约为质子质量的 1/1836,所以原子质量的绝大部分是原子核的质量。而原子核的电荷数 Z 等于它的质子数,也就是元素周期表上的原子序数或核外电子数。电荷数 Z 和质量数 A 表征原子核的组成。

所谓核素(nuclide),是指核内具有一定数目的中子和质子,以及特定能量状态的原子,用符号 $^{A}_{Z}X$(或 $_{Z}X^{A}$)表示,其中 X 是元素的化学符号。例如 $^{1}_{1}H$,$^{2}_{1}H$ 和 $^{3}_{1}H$ 是独立的三种核素。这些电荷数相同而质量数不同的核素,在元素周期表中占有相同的位置,称为同位素(isotope)。又如 $^{3}_{1}H$ 和 $^{3}_{2}He$ 是两种核素,而它们仍有相同的质量数和不同的质子数,称为同量异位数。$^{3}_{1}H$ 和 $^{4}_{2}He$ 是两种核素,有相同的中子数和不同的质子数,称为同中子异荷素。$^{60}_{27}Co$ 和 $^{60m}_{27}Co$ 也是独立的两种核素,它们有相同的质子数和中子数,而核所处的能量状态不同,右上角加注的 m 表示该核素处在半衰期较长的激发态,称为同质异能素(isomer)。

目前已经发现了近 2 000 多种核素,分别属于 100 多种元素,不是所有元素都有同位素的,例如锰、铍、氟等在天然条件下,各只有一种核素,称为单一核素,而不能说它们只有一种同位素。

11.1.2 核的稳定性

核子结合成原子核时,要释放出结合能;把原子核分离成各个单独的核子时,就必须供给能量。结合能的大小表示核的稳定程度。中等质量的核的核子平均结合能比轻核和重核都大,因此中等核最稳定。

天然存在的稳定核素约有 270 余种。图 11-1 是以核内质子和中子数为横轴与纵轴,图中标出了稳定核素所处的位置。由图可见,所有标志稳定核素的点都落在一条曲线上及其近旁,这条曲线称为稳定线,绝大部分不稳定的核,都偏离这条稳定线,并通过放射性衰变而向这条稳定线靠拢。在 $Z \leqslant 20$ 的轻核中,N 与 Z 之比约等于 1。随着 Z 的增加,质子间静电斥力迅速增长,核内就必须有更多不带电的中子来缓和这种排斥趋势,才能维持核的稳定性。所以,当 $Z > 20$ 时,Z 与 N 之比逐渐升高,在重核区,N 与 Z 之比约为 1.5。随着质子数的增多,排斥一面逐渐占优势,原子核也就逐渐显示出不稳定性来了。在 $Z = 82$ 的铅(Pb)以后,天然存在的核素都具有放射性。

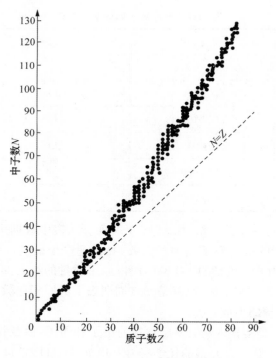

图 11-1　最常见的稳定核的中子-质子

原子核的稳定性与核内质子和中子数的奇偶性有关。当原子核 Z(质子数)和 N(中子数)都是偶数(偶-偶核)时,稳定的原子核的数目最多;而原子核的 Z 和 N 都是奇数(奇-奇核)时,稳定的原子核数目最少。自然界中稳定核的数目和核内质子和中子的奇偶性关系见表 11-2。

表 11-2 稳定核素数目与核子奇偶性关系

Z	N	稳定核数
偶	偶	163
偶	奇	57
奇	偶	50
奇	奇	4

11.1.3 放射性核素的衰变

在自然界中有一些重核素，如铀、镭、钍等，它们的原子核能自发地放射出某种射线而转变成其他的核素，这种现象叫做原子核的衰变，这类核素叫做放射性核素，一般把衰变前的原始核素叫母体或母核，经衰变后而形成的新核素叫子体或子核。自然界中多数核都没有放射性，但是用人工方法所获得的各种核素中大多数都具有放射性。这类用人工方法得到的放射性核素叫做人工放射性核素（或人工放射同位素）。由于放射性物质表现出一系列特殊性质，不论在工业生产中还是在医学上，人工放射性同位素已获得广泛的应用。

放射性核素放出的射线，一般有以下几种性质：①能使气体电离；②能激发荧光；③能使照相底片感光；④具有穿透可见光不能穿透的一些物体的本领；⑤当射线足够强时能破坏组织细胞；⑥射线放出时伴随着能量的放出。

研究放射物质放出的射线在电场或磁场中表现的性质，发现这些射线可分成三种：一种是 α 粒子束，叫 α 射线（alpha-ray），α 粒子是带正电的氦核（$_2^4\mathrm{He}$）；一种 β 粒子束，叫 β 射线（beta-ray），β 粒子是高速的电子；还有一种是在放射 α 或 β 射线时伴随放出的 γ 光子束，叫 γ 射线（gamma-ray），γ 射线是比 X 射线波长更短的电磁辐射。

1）α 衰变

放射 α 粒子的衰变叫做 α 衰变。例如放射性镭 $_{88}^{226}\mathrm{Ra}$，衰变时放出一个 α 粒子后就转变成氡 $_{86}^{222}\mathrm{Rn}$，其衰变反应式如下：

$$_{88}^{226}\mathrm{Ra} \longrightarrow {}_{86}^{222}\mathrm{Rn} + {}_2^4\mathrm{He} + Q$$

Q 是核衰变过程中所放出的能量，叫做衰变能，α 衰变所形成的子核，其电荷数比母核减少了"2"；质量数则减少"4"，子核在元素周期表中的位置比母核移前两个位置，普遍式为

$$_Z^A\mathrm{X} \longrightarrow {}_{Z-2}^{A-4}\mathrm{Y} + {}_2^4\mathrm{He} + Q$$

其中 X 代表母核；Y 代表子核。

2）β 衰变和电子俘获

从前述稳定核分布曲线可知，在稳定线上、下两侧存在着许多放射性核素，它们不稳定的原因是核内中质比失调。为了趋向稳定，核内的核子需自行调整。在稳定线上方的放射性核素，因中子偏多、质子偏少，因而有中子转变为质子；在稳定线下方的放射性核素，情况恰恰相反，即有质子转变为中子。中子和质子相互转变的反应式分别表示为

$$_0^1\mathrm{n} \longrightarrow {}_1^1\mathrm{H} + {}_{-1}^0\mathrm{e} + {}_0^0\bar{\nu}$$

$$_1^1\mathrm{H} \longrightarrow {}_0^1\mathrm{n} + {}_{+1}^0\mathrm{e} + {}_0^0\nu$$

　　在这两种调整过程中，分别有电子（$_{-1}^{0}$e）和正电子（$_{+1}^{0}$e）从核中发射出来。正电子的质量和电量与电子完全相同，唯一的区别是电性相反。从核内发射出的电子和正电子分别叫做 β^- 和 β^+ 粒子。发射这两种粒子的衰变都叫 β 衰变。在稳定核分布曲线上方的核素主要是 β^- 放射性的，在下方主要是 β^+ 放射性的。例如：

$$_{15}^{32}P \longrightarrow _{16}^{32}S + _{-1}^{0}e + _{0}^{0}\bar{\nu} + Q$$

　　这是 β^- 衰变。这个反应式告诉我们，发生 β 衰变时，在放出一个电子（$_{-1}^{0}$e）的同时，还放出一个反中微子，用符号 $_{0}^{0}\bar{\nu}$ 表示。中微子和反中微子不带电，它们的静止质量不到电子静止质量的 0.05%，几乎为零。β^- 衰变所形成的子体，其电荷数比母体增加了"1"，质量数不变，所以在元素周期表中的位置比母体往后移一个位置。其普遍式为

$$_{Z}^{A}X \longrightarrow _{Z+1}^{A}Y + _{-1}^{0}e + _{0}^{0}\bar{\nu} + Q$$

　　β^+ 衰变的核反应式如下：

$$_{7}^{13}N \longrightarrow _{6}^{13}C + _{+1}^{0}e + _{0}^{0}\nu + Q$$

　　这个反应释放出一个正电子和一个中微子。β^+ 衰变所形成的子体，其电荷数比母体减少了"1"，质量数不变，所以在元素周期表中的位置比母体往前移了一个位置。其普遍式为

$$_{Z}^{A}X \longrightarrow _{Z-1}^{A}Y + _{+1}^{0}e + _{0}^{0}\nu + Q$$

　　放射性核素因放出 α 粒子和 β 粒子而引起在元素周期表中位置的移动规律，叫做位移定则。知道了放射性核素所放出射线的性质，位移定则就可以确定衰变后的产物是那一种核素。

　　核如果因质子过多而不稳定时，除通过 β^+ 衰变来调整外，还可以以电子俘获（Electron Capture，EC）的方式来完成这一调整。所谓电子俘获是指原子核俘获核外某一"壳层"的一个电子，从而使一个质子转变为中子。此中子仍留在核内，因而子体的质量数没有改变。只是中质比变得有利于核的稳定。例如：

$$_{26}^{55}Fe + _{-1}^{0}e \longrightarrow _{25}^{55}Mn + _{0}^{0}\nu + Q$$

　　其普通式为

$$_{Z}^{A}X + _{-1}^{0}e \longrightarrow _{Z-1}^{A}Y + _{0}^{0}\nu + Q$$

　　在轨道电子俘获过程中，母核俘获的电子可以是 K 壳层，也可以是 L 壳层或其他壳层的。由于 K 层电子离原子核最近，最容易被俘获，因此一般的轨道电子俘获就直接说成 K 层电子俘获，简称 K 俘获。电子俘获可认为是 β 衰变的一种，是在同量异位素之间进行的。

　　EC 过程会同时发射特征 X 射线和俄歇电子。这是因为内层电子被核俘获后，其空位由较外层的电子跃迁补充，而把多余的能量以 X 射线的形式释放出来，该 X 线为子核的特征射线；也可能是把多余的能量传递给另一轨道电子，使之释放，形成俄歇电子。

　　实际上，在 α，β 衰变后，由于原子核的电荷数的改变，核外电子的排列要发生改组，而把多余的能量以特征 X 射线的形式发射，或是把这份能量交给另一外层电子，释放出俄歇电子。

　　3）γ 跃迁和内转换

　　当原子核发生 α，β 衰变时，往往衰变到子核的激发态，处于激发态的核是不稳定的，它会跃迁到较低的激发态直至基态，同时把跃迁前后该能级的能量差以光子 γ 形式放出来。原子核由高能态向低能态跃迁时放出 γ 光子的现象叫做 γ 跃迁。例如，镭核进行 α 衰变时可以直接转变成基态的氡核；也有一部分先转变成受激态的氡核，然后受激态的氡再跃迁到基态的氡而放出一个 γ 光子，如图 11-2 所示，当然这两种方式所放出的 α 粒子的能量是不相同的，α_1 的能量为 4.777MeV，而 α_2 的能量等于 $4.589\ \text{MeV}$，它们的差值是 γ 光子的能量 $0.188\ \text{MeV}$。β

衰变过程也有类似的情况，如图 11-3(a) 所示，$^{137}_{55}$Cs 进行 β 衰变时，放出两组不同能量的 β 粒子，在子核从受激态跃迁到基态时，放出能量为 0.661MeV 的光子。子核的退激也可以是分次进行的，例如，$^{66}_{27}$Co 进行 β 衰变时，先形成激发态的 $^{60}_{28}$Ni，然后相继发出两个不同能量的 γ 光子，最后跃迁到 $^{60}_{28}$Ni 的基态，如图 11-3(b) 所示。

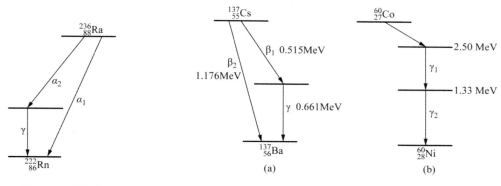

图 11-2　镭衰变　　　　　　　　　　图 11-3　几种同位素的衰变

在某些情况下，原子核从激发态向较低能态的跃迁不一定通过辐射 γ 光子的形式，也可以把这份能量直接交给核外的内层电子，使电子自由飞出，这种现象叫做内转换(internal conversion)，所放出的电子叫做内转换电子。例如，氢的 0.188MeV 的激发态，大约有 1/3 是发出内转换电子而跃迁到基态，$^{60}_{28}$Ni 由 2.50MeV 激发态跃迁到 1.33MeV 激发态和由这激发跃迁到基态时，大约有万分之一是发出内转换电子的(其余都是发射 γ 光子)。

原子核激发态的寿命通常是非常短的，大约在 10^{-13} s 内就完全衰变到基态。因此这些 γ 光子和内转换电子可以看成是伴随 α 或 β 粒子发出的。但是有些原子核的激发态的寿命要长得多，这些激发态称为亚稳态；处于亚稳态的核素即为同质异能素，它与处于基态的核素具有同样的原子序数和质量数，只是能量的所不同。下式表示临床上常用的核素锝 99 的同质异能跃迁(Isomeric Transition，IT)。

$$^{99m}_{43}\text{Tc} \longrightarrow {}^{99}_{43}\text{Tc} + \gamma$$

以上介绍了 α，β 和电子俘获这几种核衰变方式。对单个原子来说，只进行其中的一种方式衰变，但对许多原子来说，可以进行两种或两种以上方式的衰变，且各有一定的几率，例如，$^{126}_{53}$I 衰变时，β$^+$ 占 1%，EC 占 55%，β$^-$ 占 44%。

此外，有少数重原子核如铀 238、锎(Cf)252 等，能像细胞分裂成两半，变为两个中等质量的原子核，同时放出 2～3 个中子和很多的能量，这种现象叫做核的自发裂变。近年来在医学上和其他方面被用来作为简易的中子源，例如锎(^{252}Cf)中子源。

4) β 能谱

在目前已发现的放射性核素中，绝大部分都是 β 衰变的，β 衰变在重核、中等核和轻核中都大量存在。同时，β 粒子的质量很小，仅为 α 粒子的 1/7 000，将相同能量的 α 粒子与 β 粒子相比，后者的速度比前者大得多，因此 β 粒子的穿透能力远比 α 粒子来得强。正因为如此，β 放射性同位素在包括医学在内的各个领域中得到广泛的应用。

实际应用时，对 β 放射线能量分布的了解很有必要。在观测 α 粒子的能量分布情况时，发现 α 能谱是一种分立谱，说明放射性核素在发生 α 衰变时所放出的 α 粒子只具有一种或几种

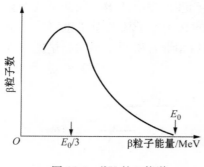

图 11-4　^{40}K 的 β 能谱

分立的能量,这和核能级的量子化是一致的。但是,实际测量所有进行 β 衰变的放射性核素时,发现各自放出的 β 粒子的能量都是连续的,即 β 能谱一种连续谱。这是因为 β 衰变时一共有三种生成物:子核、电子(或正电子)和中微子,衰变时所放出的衰变能主要为 β 粒子和中微子所共有(子核的反冲动能可以忽略),但能量在它们之间的分配不是固定的,因此同一放射源所放出的各 β 粒子的能量从将近等于零到某一最大值都有,形成一个连续的能谱。图 11-4 所示是 ^{40}K 的 β 能谱。图中可以看到,具有各种能量的 β 粒子数目是彼此不同的,能谱曲线上有一个最大能量值 E_0,而能量约等于 $E_0/3$ 的粒子为数最多。β 粒子的平均能量接近 $E_0/3$。一般图表上所给的 β 射线的能量都是最大能量值。

11.2　放射性衰变规律

放射现象是原子核趋于稳定状态的过程,放射性核素自发地进行衰变,使原来的核素不断减少并产生出新的核素。衰变后的新核有的稳定,有的则不稳定而继续衰变。衰变的方式虽有 α,β$^-$,β$^+$ 等多种,但所有放射性核素(不管是天然的,还是人工的),在衰变时都遵循着共同的基本规律。

11.2.1　衰变定律

在任何一种放射性核素中,虽然所有的核都能发生衰变,但它们并不是同时进行的,而是有先有后。对于某一个核,我们无法了解它在什么时候衰变,但是对由大量原子核所组成的放射性标本的整体来说,是具有统计性衰变规律的。由于放射性核素的不断衰变,母体核的数量就随时间而减少。设在 dt 时间内母体核的减少量即衰变掉的母体数目为 $-dN$,单位时间内衰变掉的母体核数 $-dN/dt$ 应与该时刻 t 存在的母体核数目 N 成正比,即

$$-\frac{dN}{dt} = \lambda N \tag{11-1}$$

式中比例常数 λ 称为衰变常数。上式可改写成

$$\lambda = \frac{-\dfrac{dN}{dt}}{N} \tag{11-2}$$

式(11-2)说明,λ 等于单位时间内衰变掉的母体核数和该时刻存在的母体核总数之比,也就是等于每个原子核单位时间内衰变的几率,单位是 s^{-1}。λ 是表征衰变快慢的一个物理量,λ 值愈大,衰变愈快。每一种放射性核素各有它自己的 λ 值。实验证明,放射性核素衰变的快慢与核素的化学状态无关,也不受任何物理因素(如温度、压强的变化)的影响,即 λ 值不随外界条件而改变。这表明放射性衰变是原子核本身性质所决定的现象,是一种自发过程。

对式(11-1)取积分,即

$$\int \frac{\mathrm{d}N}{N} = \int -\lambda \mathrm{d}t$$

得
$$\ln N = -\lambda t + C$$

如以 N_0 表示在 $t=0$ 时的母体核数,即 $t=0$ 时的 $N=N_0$,代入上式,则有
$$C = \ln N_0$$

所以
$$\ln N = -\lambda t + \ln N_0$$

即
$$N = N_0 \mathrm{e}^{-\lambda t} \tag{11-3}$$

上式指出,放射性核素是按时间指数函数规律而衰变的,这就是放射性衰变定律(law of radioactive decay)。这一定律可用图 11-5 中的曲线表示,曲线的陡度即下降速度决定于常数 λ 的大小,λ 值愈大,曲线下降愈快,母体衰变的速度愈快。

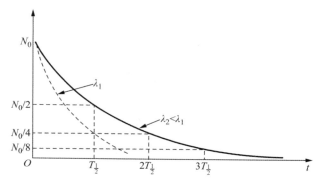

图 11-5　衰变定律曲线

11.2.2　半衰期

除了用衰变常数来表示每种原子核衰变的快慢外,在实际应用中用得更多的是另外一个物理量——半衰期(half-life)。

半衰期的定义是:放射性原子核的数量衰减到原来的一半所经历的时间,通常用 T 来表示。根据定义可知,当 $t=T$ 时,$N=N_0/2$,代入式(11-3)得
$$\frac{N_0}{2} = N_0 \mathrm{e}^{-\lambda T}$$

两边取对数,得
$$\lambda T = \ln 2 = 0.693$$
$$T = \frac{0.693}{\lambda} \tag{11-4}$$

上式指出:半衰期 T 和衰变常数 λ 成反比,衰变常数愈大,则半衰期愈短,放射性核素衰变得愈快。各种放射性核素的半衰期相差很悬殊,例如,^{40}K 的半衰期为 1.26×10^9 年,而 ^{144}Pr 的半衰期期仅为 2.8×10^{-10} s。

根据式(11-3)与式(11-4)可得
$$N = N_0 \mathrm{e}^{\frac{-\ln 2}{T}t} = N_0 \left(\frac{1}{\mathrm{e}^{\ln 2}}\right)^{\frac{t}{T}} = N_0 \left(\frac{1}{2}\right)^{\frac{t}{T}} \tag{11-5}$$

由此式可看出,经过一个半衰期,放射性核素衰变掉一半,再经过一个半衰期,又衰变掉剩下的一半,如果 $t=3T$,则 $N=N_0/8$。

当放射性核素被引入体内时,其原子核的数量一方面按前述的物理衰变规律而减少,另一方面还将通过生物代谢而排出体外。物理核衰变和生物排出是两个互不影响而同时进行的过程,因此体内放射性核素数量减少比单纯的衰变要快。若用 λ_b 代表生物衰变常数,它的含义是单位时间内从生物体内排出的原子核数与在该时刻没有被排出体外的核数之比。那么,放射性核素在生物体内每秒实际减少的比率为

$$\lambda_e = \lambda + \lambda_b \tag{11-6}$$

式中 λ_e 称为有效衰变常数。λ_e 和 λ_b 的单位都是 s^{-1}。

与上式中三个常数分别对应的半衰期为 T_a,T 和 T_b,称为有效半衰期、物理半衰期和生物半衰期。它们之间的关系是 $T_e = \dfrac{0.693}{\lambda_e}$,$T = \dfrac{0.693}{\lambda}$ 和 $T_b = \dfrac{0.693}{\lambda_b}$。显然

$$\frac{1}{T_e} = \frac{1}{T} + \frac{1}{T_b}$$

即

$$T_e = \frac{TT_b}{T + T_b} \tag{11-7}$$

可见有效半衰期比物理半衰期和生物半衰期都短。若 $T_b > 20T$ 时,T_e 值基本上等于 T 值。

表 11-3   几种医用放射性核素的半衰期

名 称	半 衰 期/天		
	T	T_b(全身)	T_e
磷 ^{32}P	14.3	257	13.5
铬 ^{51}Cr	27.7	616	26.5
铜 ^{64}Cu	0.529	80	0.526
钼 ^{99}Mo	2.75	5	1.8
锝 ^{99m}Tc	0.25	1	0.2
金 ^{195}Au	2.7	120	2.64
汞 ^{203}Hg	46.76	10	8.2

11.2.3 平均寿命

假设 $t=0$ 时有 N_0 个放射性原子核,这些核将在不同时刻衰变,也就是它们的寿命是不一样的,从 0 到 ∞。若 t 时刻尚存在 N 个核,从式(11-1)可知,在 t 到 $t+dt$ 时间间隔内衰变掉的核数为 $\lambda N dt$,这些核的实际寿命为 t。那么,放射性核素全部衰变掉前的平均生存时间

$$\tau = \frac{1}{N_0}\int_0^\infty t(\lambda N dt) = \lambda \int_0^\infty t e^{-\lambda t} dt = \lambda \frac{1}{\lambda^2}$$

$$\tau = \frac{1}{\lambda} \tag{11-8}$$

式中 τ 称为平均寿命(mean life),它数值上等于衰变常数 λ 的倒数。若用半衰期 T 代入,则

$$\tau = \frac{T}{0.693} = 1.44T \tag{11-9}$$

τ 和 λ,T 都是描述核衰变快慢的量,它们与放射性核素的数量无关。

11.2.4　放射性活度

因为放射性核素只有衰变时才放出射线来,一个放射源的放射性的强弱就用单位时间内衰变掉的原子核的数目来衡量。放射源在单位时间内发生衰变的原子核数叫做该放射性核素的放射活度(radioactivity),简称为活度,或称为放射性强度,用符号 A 表示:

$$A = -\frac{dN}{dt} = \lambda N \tag{11-10}$$

放射性活度的单位是贝克勒尔,记作 Bq(Becquerel 简写)。1 Bq 表示每秒有一个核衰变,

$$1 \text{ Bq} = 1 \text{ s}^{-1}$$

较大的单位有千贝克勒尔和兆贝克勒尔,分别以 kBq 和 MBq 表示。放射性活度早期的常用单位是居里(Ci):

$$1 \text{ Ci} = 3.7 \times 10^{10} \text{ Bq}$$

居里是一个较大的单位,通常还用毫居里(mCi)、微居里(μCi) 等单位,

$$1 \text{ 毫居里}(mCi) = 3.7 \times 10^{7} \text{ Bq}$$
$$1 \text{ 微居里}(\mu Ci) = 3.7 \times 10^{4} \text{ Bq}$$

因为一个衰变过程可能发射几种射线,上述单位只能代表每秒衰变的核数,而并不代表所释放的 α、β 粒子数或 γ 光子数。例如,同样是 1 Ci 的 ^{32}P 和 ^{60}Co,它们衰变的核数相同,但发射的粒子数目不同,^{32}P 每秒释放 3.7×10^{10} 个 β^{-} 粒子,而 ^{60}Co 释放 3.7×10^{10} 个 β^{+} 粒子外,同时释放 7.4×10^{10} 个 γ 光子。

从放射性活度的定义可知:

$$A = \lambda N = \lambda N_0 e^{-\lambda t} = A_0 e^{-\lambda t} \tag{11-11}$$

式中 A_0 为 $t = 0$ 时刻的放射性活度。式(12-11)说明,放射性活度也是随时间按指数规律衰减的,上式也可写成

$$A = A_0 \left(\frac{1}{2}\right)^{\frac{t}{T}} \tag{11-12}$$

在医学上常用到累积放射性活度(cumulated radioactivity)这一名称,它代表在一定时间内发生核衰变的总数,用符号 $\widetilde{A}$ 表示,单位是 Bq • s 或 μCi • h。

$$1\mu\text{Ci} \cdot \text{h} = 1.332 \times 10^{8} \text{ Bq} \cdot \text{s}$$

放射性药物进入人体后,按其物理、化学性质有选择地沉积在某一器官或组织内,临床上利用这一特性来获取脏器显像和进行肿瘤定位等,放射性核素在体内滞留期间,按衰变规律不断释放射线,当组织内放射性逐渐累积到一定值后,就出现因射线的生物作用而引起的临床症状。表 11-4 是给药量为 1μCi 时的几种常用放射性药物在全身和所沉积的主要器官的累积放射性活度。

表 11-4　给药量为 1μCi 时某些放射性药物的累积放射性活度(μCi·h)

核 素	放射性药物	累 积 放 射 性 活 度		
		全 身	主 要 器 官	
^{51}Cr	热变性红细胞	346	250	脾
^{57}Co	维生素 B$_{12}$	2 501	2 215	肝
^{75}Se	硒蛋氨酸	1 204	660	肌肉
^{125}I	碘化物	—	220	甲状腺
^{131}I	邻碘马尿酸	0.65	0.2	肾
	人血清白蛋白	163	163	血
	玫瑰红	30	2.2	肝
	碘化物	—	48.4	甲状腺

11.2.5　放射平衡

很多不稳定核素衰变后生成的核素仍是不稳定的,它会立刻衰变,发出自己的射线并变为另一种核素,这现象可以延续好几代,形成一个放射系。

在放射系中,母核和各子核是共存的。母核的数量随时间减少的快慢,仅决定于其本身的衰变常数,与后代的存在及数量的多少无关。但对子核,情况就复杂得多,因为子核不断衰变成孙代核的同时,又可能从母核的衰变中获得补充,即子核数量的变化不仅与它自己的衰变常数有关,也和母核的衰变常数有关。在母核的半衰期大于子核半衰期的情况下,经过相当时间后,子核每秒衰变的核素将等于它从母核衰变而得到补充的核数,子核的数目不再增加,最终达到放射平衡(radioactive equilibrium)。

设母核与子核的衰变常数分别为 λ_1,λ_2,且 $\lambda_1 < \lambda_2$。设时间 $t = 0$ 时,母核的原子核为 N_{10},经时间 t 后母核的按数为 N_1,则

$$N_1 = N_{10} e^{-\lambda_1 t}$$

单位时间内衰变掉的母核数

$$-\frac{dN_1}{dt} = \lambda_1 N_1$$

单位时间内子核数的净增加率为

$$\frac{dN_2}{dt} = \lambda_1 N_1 - \lambda_2 N_2$$

式中 N_2 为时间 t 时的子核素,那么

$$\frac{\mathrm{d}N_2}{\mathrm{d}t}+\lambda_2 N_2-\lambda_1 N_{10}\mathrm{e}^{-\lambda_1 t}=0$$

解上式微分方程,得

$$N_2=\frac{\lambda_1}{\lambda_2-\lambda_1}N_{10}(\mathrm{e}^{-\lambda_1 t}-\mathrm{e}^{-\lambda_2 t})+N_{20}\mathrm{e}^{-\lambda_2 t}$$

若 $t=0$ 时, $N_2=N_{20}=0$,则上式变为

$$N_2=\frac{\lambda_1}{\lambda_2-\lambda_1}N_{10}(\mathrm{e}^{-\lambda_1 t}-\mathrm{e}^{-\lambda_2 t}) \tag{11-13}$$

当时间 t 约为子核半衰期 T_2 的 5 倍时, $\mathrm{e}^{-\lambda_2 t}\approx0$,上式改为

$$N_2=\frac{\lambda_1}{\lambda_2-\lambda_1}N_{10}\mathrm{e}^{-\lambda_1 t}$$

或
$$\frac{N_1}{N_2}=\frac{\lambda_2-\lambda_1}{\lambda_1} \tag{11-14}$$

若 $\lambda_1\ll\lambda_2$,则 $\lambda_2-\lambda_1\approx\lambda_1$,得

$$N_2=\frac{\lambda_1}{\lambda_2}N_1$$

上式表示母核和子核放射性强度相等,达到长期平衡。若把子核分离出来,那么经过一定时间后,又会重新达到平衡, $^{113}\mathrm{Sn}\to{}^{113m}\mathrm{In}$ 发生器就属此种情况。

短半衰期的放射性核素在医学上有着广泛的应用。除用加速器生产外,还可以利用放射性核素发生器。发生器是一种可以从较长半衰期的母核素中分离出半衰期较短的子核素的装置。当然母核本身仍然需要加速器或反应堆进行生产。放射性核素发生器习惯上称为"母牛"。

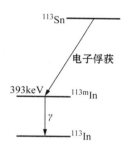

图 11-6　$^{113}\mathrm{Sn}$ 衰变图

例如在医用核素发生器 $^{113}\mathrm{Sn}\to{}^{113m}\mathrm{In}$ 中,母核素 $^{113}_{50}\mathrm{Sn}$ 的半衰期为 115.2 天,其子核素 $^{113m}_{49}\mathrm{In}$ 的半衰期较短,为 1.658 h(图 11-6 为衰变图),母牛可连续使用 2~3 个月,这对远离放射性核素生产地或交通不便的地方是极需要的。

11.3　射线与物质的相互作用

放射性核素会放出 α,β,γ 等射线,利用加速器或反应堆也能产生各种射线。射线的粒子类型很多,可归纳为带电粒子和不带电粒子两大类。

11.3.1　带电粒子与物质的相互作用

1) 电离和电离比值

α,β,β^+ 等射线都是由带电粒子组成的。运动着的带电粒子在物质中通过时,其速度将逐渐降低而损失能量,这些能量主要是消耗在使物质中的原子电离或激发上。这种能量损失称为电离损失。每单位径迹长度上的能量损耗称为线性能量转移(linear energy transfer, LET),或称为传能线密度,常用单位是 $\mathrm{keV}/\mu\mathrm{m}$。

带电粒子通过物质时,在它所经过的路径周围留下了许多离子对,每厘米路径上所产生的

离子对数叫做电离比值(Specific Ionization,SI),又叫电离密度或比电离。电离比值是一个重要的物理量,它的大小可以直接说明带电粒子对物质电离本领的强弱,也反映出射线在机体中所诱发生物效应的程度。所以,对生物体来讲,它可以表示机体的损伤程度。不同类型的带电粒子或同一种类、能量不同的粒子产生的生物效应是不同的,其中主要原因之一就是因为它们在机体内产生的电离比值不同。

电离比值 SI 和线性能量转移值 LET 之间服从下列关系式,

$$LET = SI \cdot W \tag{11-15}$$

式中 W 为产生一对离子所需要的平均能量。对不同的介质,W 值不同,对于同一介质,LET 的大小是随 SI 值而变的。

电离比值的大小决定于带电粒子的电荷、速度和物质的密度。粒子带的电量多,则作用于原子外层电子的力大;速度小则作用的时间长;物质密度大的,意味着它的外层电子密度大,作用的机会相应增加。所以粒子的速度小、电荷量多、物质的密度大,电离比值大;反之就小。由于 β 粒子的质量远小于 α 粒子,带电量也少些,在同样能量的条件下,其速度比 α 粒子的速度大得多,在同一物质中 α 粒子的电离比值要比 β 粒子大得多,例如,1 MeV 的 α 粒子在空气中的电离比值为 4×10^4 对离子/cm,而 1 MeV 的 β 粒子的电离比值只为 50 对离子/cm。同能量的 β^+ 粒子与 α 粒子和物质的作用略有不同,但是一般都近似地把它们看成相同。

2) 散射和韧致辐射

带电粒子通过物质时,除了电离或激发作用外,还会因受到原子核电场的作用而改变运动方向,但能量不变,这种现象叫做弹性散射。α 粒子因为质量大,散射角较小,所以散射作用很小。β 粒子质量小,散射角大,所以散射作用比 α 粒子显著得多。

还有一种情况,就是带电粒子因受原子核的电场作用速度突然变小时,它的一部分能量转变成电磁波而发射出来,这种情况叫做韧致辐射。带电粒子由于产生韧致辐射而造成的能量损失,叫做辐射损失。辐射损失与物质的原子序数的平方成正比,而和带电粒子的质量平方成反比,并随带电粒子能量的增大而增大。因此,一般 β 粒子产生的韧致辐射远多于 α 粒子。所以,在对 β 射线的防护中,宜用原子序数较低的材料,如铝或有机玻璃等。

3) 射程和吸收规律

带电粒子在通过物质时,由于发生电离、激发、散射和韧致辐射,其能量不断损失,最后就停留下来,这种现象叫做粒子被物质吸收。能量消耗后的 α 粒子将俘获两个自由电子,变成中性的氦原子;β 粒子则成为一般电子,而 β^+ 粒子将与自由电子结合并转化为两个能量各为 0.51 MeV 的光子。粒子在被吸收前所通过的距离叫做射程。电离比值愈大,粒子的能量损失得愈快,射程就愈短。β 粒子的电离比值远小于 α 粒子,所以 β 粒子的射程比 α 粒子长得多,也可以说 β 粒子的穿透本领比 α 粒子强得多。α 粒子在空气中的射程约为 2~10cm,在生物体内的射程只有 0.03~0.13mm;β 粒子在空气中的射程可达数百厘米,在生物体内的射程也有几个毫米至几十毫米。因此在外照射的情况下,α 粒子的危害性不大,也易于防护,β 粒子的危害就大得多了。至于内照射,则由于 α 粒子的电离比值大,伤害很集中,因而是个值得注意的严重问题。

α 粒子相对电子而言,它的惯性很大,在空气中它的径迹基本是一条粗而短的直线。实验指出,空气对能量一定的 α 粒子的吸收情况如图 11-7 所示。图中的曲线表示,自开始到相当长的一段厚度内,α 粒子数并无明显减少,当超过某一厚度时,粒子数迅速减少,并很快降到零,说明 α 粒子开始被吸收到全部被吸收的距离是很小的。即同一能量的 α 粒子的射程基本上是相等的,通常用平均射程来反映 α 粒子的能量。

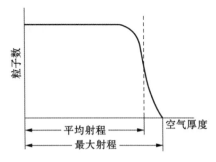

图 11-7　空气对 α 粒子的吸收曲线

β 粒子的质量很小,容易被物质原子所散射,因此其径迹曲折(图 11-8),同时由于同一放射源所放出的 β 粒子的能量是连续分布的,所以 β 射线被物质吸收的情况要比 α 粒子复杂。实验证明,物质对 β 射线的吸收近似地遵从指数规律,如图 11-9 所示,可表达为

$$N = N_0 e^{-\mu d} \tag{11-16}$$

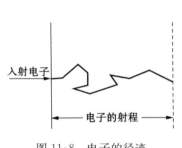

图 11-8　电子的径迹

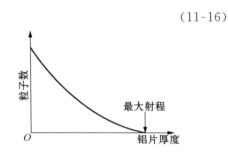

图 11-9　β 射线的吸收曲线

式中 N_0 为投射到吸收物质上的 β 粒子数;N 是通过物质厚度为 d cm 时的 β 粒子数;μ 是线性吸收系数,单位为 cm^{-1}。在实际应用中,吸收物质的厚度 d 常用质量厚度 d_m 代替,其单位为 g/cm^2,与之相对应的吸收系数叫做质量吸收系数,用 μ_m 表示,单位为 cm^2/g。设 ρ 吸收体的密度,则

$$d = \frac{d_m}{\rho} \quad \mu = \mu_m \rho$$

于是式(12-16)可写成

$$N = N_0 e^{-\mu d} = N_0 e^{-\mu_m d_m} \tag{11-17}$$

吸收系数 μ 不仅和射线的能量以及吸收物质的种类有关,而且对同一种吸收体(如水蒸气和水),由于其密度不同,μ 值也不一样。采用了质量吸收系数,由 $\mu_m = \mu/\rho$ 可知,μ_m 值就不论它的物理状态是气态、液态还是固态,其值总是一样的。

使 β 射线的强度减少一半的吸收体厚度叫做半吸收厚度,或叫半价层,记作 $d_{\frac{1}{2}}$,$d_{\frac{1}{2}}$ 和 μ 的关系为

$$d_{\frac{1}{2}} = \frac{0.693}{\mu} \tag{11-18}$$

式中 $d_{\frac{1}{2}}$ 的单位为 cm。

11.3.2　γ 光子和中子与物质的相互作用

γ 光子和中子是不带电的粒子,但与物质作用时会释放直接电离粒子或引起核反应。如光子(包括 X 光子)与物质作用后可放出次级电子,后者是直接电离粒子,会引起物质的电离;

而中子是通过它所产生的次级带电粒子(如质子、α 粒子和反冲核)来使物质电离的。

1) γ 光子和物质的相互作用

γ 和 X 射线是目前临床上最常见的辐射射线。γ 射线与物质的相互作用基本上和 X 线相同,是通过光电效应、康普顿-吴有训效应和对电子效应与物质作用并转移其能量的。能量极高的 γ 光子还可以引起核反应,即光核反应,由反冲核和所产生的次级电子引起物质的电离。前面讨论的带电粒子与物质的相互作用,主要是使原子电离和激发,从而经过多次小能量转换而逐渐损失能量。光子是不带电的,它不能直接使原子电离或激发,它与物质的相互作用主要是上述三种,但是发生这三种作用是有一定几率的,因此由光子组成的 γ 或 X 射线的贯穿本领大大超过带电粒子。例如能量都为 2 MeV 的 α、β 射线,在空气中电离比值分别为 60 000 离子对/cm 和 60 离子对/cm,而同样能量的光子平均只有 0.6 离子对/cm,它的贯穿本领比 α、β 射线大得多了。

γ 射线通过物质时,被吸收的规律服从指数函数:

$$I = I_0 e^{-\mu d}$$
$$I = I_0 e^{-\mu_m d_m}$$

式中 I_0 和 I 分别为未经过吸收物质时和经过厚度为 d cm 的吸收物质时的射线强度;μ 和 μ_m 分别为线性吸收系数和质量吸收系数;d 和 d_m 分别为厚度和质量厚度。

γ 射线的半吸收厚度或半价层和线性吸收系数的关系为

$$d_{\frac{1}{2}} = \frac{0.693}{\mu} \tag{11-19}$$

式中 $d_{\frac{1}{2}}$ 的单位为厘米 cm。对于给定物质和给定能量的单色射线来说,半价层是一常数,它标志着该射线对该物质的贯穿本领。

2) 中子物质的相互作用

中子不带电,当它通过物质时,不能像带电粒子那样直接引起电离而损失能量,所以中子在物质中可以穿透很长的距离。由于中子与物质的原子核间没有库仑力的作用,容易接近原子核而发生作用,被原子核所散射或引起核反应。

(1) 散射:中子的散射分弹性散射和非弹性散射。

在弹性散射过程中,原子核从中子的动能中得到一部分动能而形成反冲核。反冲核越轻,得到的能量越多。当反冲核(如氢核)的质量和中子相近时,相互作用最大,入射中子的能量全部转移给了氢核。虽然中子本身不能直接引起物质的电离,但反冲氢核将会在物质中引起强烈的电离,所以中子容易被含有很多氢原子的轻物质如水和石蜡等所吸收,而且能通过很厚的重物质如铅等,在中子的防护中应特别注意这一点。生物体中一些重要元素如氢、碳、氮、氧等都很轻,且氢占的比例高,所以大部分中子的能量被转移到氢核,通过反冲氢核把能量传递给生物分子。

中子的非弹性散射主要是快中子引起的。入射的中子很可能被原子核俘获,形成复合核而后又放出中子。如果剩余的核是处在基态,称为复合核弹性散射;如果剩余的核是处于激发态,那么会释放出 γ 射线后而返回到基态,这时称为复合非弹性散射,有时写成(n,γ)反应。

(2) 核反应:慢中子与物质的原子核发生四种类型的俘获反应,(n,γ)反应、(n,α)反应、(n,p)反应和(n,f)裂变反应,f 为裂变产物。(n,γ)反应又常称为辐射俘获反应,此时靶俘获核一个慢中子形成处于激发态的复合核,然后辐射一个或几个 γ 光子而回到基态,如在慢中子作用下,几乎所有原子核都能产生辐射俘获反应。慢中子所引起的(n,α)或(n,p)反应仅限于几种轻元素,如$^3He,^6Li,^{10}B$和^{14}N等。其中$^{14}N(n,p)^{14}C$反应特别重要,

$$^1_1H + ^1_0n \longrightarrow ^2_1H + \gamma$$

$$^{14}_7N + ^1_0n \longrightarrow ^{14}_6C + ^1_1H$$

慢中子的生物效应主要由这种反应所引起,所产生的具有 β 放射性的^{14}C,是一个常用的 β 放射源。慢中子引起的(n,f)裂变反应只限于几种较重的原子核,如$^{235}U,^{289}Pu$等。

对于快中子来说,大多数都能发生(n,α)和(n,p)反应。当入射中子能量大于 10 MeV 时,还会出现$(n,2n),(n,3n)$和(n,np)等反应,就是在一次核反应中,同时释放两个或三个中子,或是一个中子和一个质子。

有些重核在慢中子作用下不发生裂变,但在俘获快中子时就容易产生裂变。铀 238 和钍 232 需要能量大于 1.5 MeV 中子才能引起可观的裂变率。利用能量极高的中子(例如 100 MeV 或更高),能使在通常情况下稳定的核如铋、铊、汞、金等裂变。

中子通过机体时,除了散射过程所产生的反冲核会引起电离作用外,由于核反应而产生的光子、质子和反冲核都能引起电离作用,造成辐射损伤。中子通过物质时,由于散射和被吸收,中子束的强度将按指数规律减弱。

11.4　放射性射线的生物效应、剂量与防护

任何物质都是由原子组成的,而有些原子是不稳定的,所以辐射主要由原子释放出来,辐射就是某种形式的能量从其产生的源头向外部空间的传播。辐射包括不同能量的电磁波(例如光线、无线电波及 X 射线等)、超声波,以及由放射性物质因衰变放出的粒子(例如 α 粒子及 β 粒子等)。

人类既要进行对人类具有利益的辐照活动,亦要保护个人及其后代的健康。为了制订适当的辐射防护措施,我们首先要了解电离辐射对人体健康所做成的危害的性质和机制。

宇宙中充满辐射。地球上的生命一直处于自然环境的辐射中。辐射无处不在,甚至连我们自己的身体都具有放射性。例如钾 40、铀、钍、镭、碳 14、氡、钋等。我们日常吃的食物也含有少量放射性物质,食物被消化后会被身体吸收,成为身体的一部分。与此同时这些放射性物质亦会衰变减少或被排出体外。当我们食入和排出的放射性物质达到平衡时,在体内便维持着一个稳定的辐射水平。

电离辐射与放射性核素的应用给人类社会带来了巨大的利益,与此同时其危害亦逐渐显现出来。在 20 世纪 30 年代初期,X 射线和放射性核素曾应用于治疗某些疾病。由于病人累积过高剂量,曾诱发白血病和肝癌、骨癌等恶性肿瘤。其后种种因辐射而诱发的疾病相继发现,引起了人们对辐射危害的关注。

辐射按辐射粒子能否引起传播介质电离可分为非电离辐射及电离辐射两类。一般来说,非电离辐射(例如光线及无线电波)的能量较低,不足引起物质化学性质的改变。相反,电离辐射包括 $X(\gamma)$射线辐射、α、β 射线辐射、中子射线辐射和宇宙射线辐射等,由于电离辐射有足够的能量使原子电离而生成带电离子。这个电离过程通常会引致生物组织发生化学变化,因而对生物构成伤害。一般所指可引起伤害的辐射,就是电离辐射。

11.4.1　放射性射线的生物效应

电离辐射是一个"隐形"杀手,辐射影响人体的第一个特点是所吸收的能量不大,但生物效应严重;第二个特点是生物损伤有潜伏期,其损伤不会马上表现出来,辐射能量可沉积于生物体,引起机体生物活性分子的电离和激发,导致机体的核酸、蛋白质和酶类等分子结构的改变和生物活性的丧失,引起系列辐射损伤。潜伏期的长短与接收剂量成反比。所以辐射剂量具有累积性,即表现为遗传效应。放射性射线与人体作用情况复杂,并不能简单地采用人体受到辐射能量来衡量辐射损伤的程度。

辐射剂量及其单位叙述如下。

根据国际辐射单位和测量委员会(International Commission on Radiation Units and Measurements,ICRU)1980 年关于辐射量和单位的报告内容,通常将描述电离辐射的分为描述辐射场的物理量和用于辐射防护的物理量两类。

(1)照射量。照射量(exposure)X 一般用于描述 X(γ)射线辐射场的强弱。

定义:标准状态空气被电离后,当其作用产生的所有次级电子全部被空气吸收时,空气中产生的任一种符号离子的电荷电量为 dQ,空气质量为 dm,则有

$$X = \frac{dQ}{dm} \tag{11-20}$$

照射量的单位为库仑・千克$^{-1}$(C・kg^{-1})。在实际工作中仍在沿用照射量老单位伦琴(R),其换算关系是:

$$1R = 2.58 \times 10^{-4} \text{ C・kg}^{-1}$$

或
$$1c・kg^{-1} = 3.877 \times 10^3 \text{ R}$$

照射量随时间的变化率称为照射量率,单位为 C・(kg・s)$^{-1}$或 R・s^{-1}。

(2)吸收剂量。吸收剂量(absorbed dose)D 是单位质量的物质所吸收到的辐射能量,是电离辐射给于某一体积之中物质的平均能量 dE 与该体积之中物质质量 dm 的比值:

$$D = \frac{dE}{dm} \tag{11-21}$$

单位为戈瑞(Gy),简称戈。1 Gy = 1 J・kg^{-1}。曾用单位为 rad(拉德),1 Gy=100 rad,它是衡量单位质量受照射物质吸收辐射能量多少的一个物理量。

吸收剂量适用于任何类型的辐射以及任何被辐射的物质。由于在相同照射条件下,不同物质吸收辐射能量的本领有差别,所以在讨论吸收剂量时,应说明辐射类型、物质类型和照射位置。吸收剂量随时间的变化率称为吸收剂量率,单位为 Gy・s^{-1}。

(3)当量剂量。辐射对人体的影响除了与吸收剂量有密切关系外,还与电离辐射的种类及其能量有关。当量剂量(equivalent dose)H 是量度不同种类及能量的辐射,对人体个别组织或器官造成的影响的一个物理量。

定义:特定种类及能量的辐射在一个组织或器官中引起的当量剂量,就是该辐射在组织或器官的平均吸收剂量乘以该辐射的权重因子 W_R。这个权重因子称为"辐射权重因子",它反映不同种类及能量的辐射对人体生成不同程度的影响(表 11-5)。当辐射有多个种类和能量时,在一个组织或器官的当量剂量就是个别辐射所致的当量剂量之和。

表 11-5 组织权重因子 W_R

辐射种类	辐射能量	辐射权重因子
光子	所有能量	1
电子和介子	所有能量	1
中子	<10keV	5
	10~100keV	10
	>100keV~2MeV	20
	>2MeV~20MeV	10
	>20MeV	5
质子(反冲质子除外)	>2MeV	5
α粒子、裂变碎片、重核	—	20

在辐射防护中,我们感兴趣的是辐射对器官或组织的生物效应,所以吸收剂量应取器官或组织的平均吸收剂量 D_T,则当量剂量的计算公式为

$$H_T = W_R D_T \tag{11-22}$$

由于 W_R 是一个无量纲量,所以 H_T 与 D_T 单位相同,但技术名称为希沃特(Sv),简称希。吸收剂量随时间的变化率称为吸收剂量率,单位为 $Gy \cdot s^{-1}$。

(4) 有效剂量。当人体受到电离辐射照射时,同一个当量剂量对不同器官或组织有不同的效应。有效剂量是表示在多个器官或组织同时受照时,辐射对人体的总危害。

定义:体内所有组织与器官经加权后的当量剂量之和。这个权重因子 W_T 称为"组织权重因子",它反映在全身均匀受照下各组织或器官对总危害的相对贡献(表 11-6)。

表 11-6 组织权重因子 W_T

组织或器官	性腺	红骨髓	结肠	肺	胃	膀胱	乳腺	肝	食道	甲状腺	皮肤	骨表面	其他组织
	0.20	0.12	0.12	0.12	0.12	0.05	0.05	0.05	0.05	0.05	0.01	0.01	0.05

经 W_T 修正后的当量剂量称为有效剂量,用 E 表示。若所受辐射包括了几种组织与器官,则辐射造成的有效剂量是各组织、器官的有效剂量之和:

$$E = \sum_T E_T = \sum_T W_T H_T \tag{11-23}$$

单位为希沃特(Sv),简称希。

11.4.2 直接作用与间接作用

当射线照射到人体时,可产生直接或间接作用。直接作用(direct action)就是射线有可能直接与细胞中的关键部位作用(如核酸、蛋白质),使原子产生电离或激发,引起生物学的变化。直接作用的概率与射线粒子在其径迹上释放的能量(LET)有关,LET 越大,直接作用的可能性就越大。而间接效应(indirect action)是射线与其他原子或分子(特别是水分子)作用,形成电离或激发,产生自由基(如 OH^{-1},H^+ 自由基等),自由基具有极强的活性,使在水分子环境

中的生物大分子受到损伤。自由基能使染色体畸变,造成 DNA 结构破坏。若引起蛋白质或酶的损伤,就会造成人体代谢紊乱。由于细胞具有自我修复功能,若细胞受到损伤的程度超过了其自身修改的能力,就会对细胞的生存或再生造成影响,会引起相应的病变,如癌变。

11.4.3　确定性效应与随机性效应

辐射对人体的作用是一个极其复杂的过程。人体从吸收辐射能量开始,到生成生物效应,乃至机体的损伤和死亡为止,涉及许多不同性质的变化。

分子机理研究表明,哺乳动物细胞在受到低线性能量转移(LET)辐射后,每 Gy 剂量产生大约 1 000 个左右的单链断裂(single strand break,SSB)和 40 个左右的双链断裂(double strand break,DSB)。单链断裂通常是可以被细胞自身的修复机制所修复的(DNA 是由互补的双链构成,当一条链断裂后,细胞能够以剩下那条完好的链作为模板,修补断裂点),而双链断裂非常难以修补,或被错误修补,这样会导致细胞的变异(诱发癌症),或细胞不能分裂并走向死亡。

辐射照射所做成的生物效应,通常分为确定性效应(deterministic effects)和随机性效应(stochastic effect)两大类。

(1) 确定性效应:受到辐射照射时,当细胞受损的程度大于其自我修复能力时,表现出细胞的功能性损伤,此效应称为确定性效应。确定性效应的损害程度取决于吸收剂量,并且确定性效应是一种具有剂量阈值的效应,从理论上讲,只要将受照射剂量控制在阈值以下,就不会发生确定性效应。不同的器官或组织发生确定性效应的阈值是不同的。如骨髓及造血系统,眼球晶状体及生殖系统的确定性效应低,易受到辐射损伤。

(2) 随机性效应:指效应的发生率(不是严重程度)与照射剂量的大小有关,但发生的概率与所受到的剂量有关。这种效应在个别细胞损伤(主要是突变)时即可出现。不存在阈剂量。随机性效应具有以下特点:损害程度与吸收剂量无关,不存在剂量阈值,发生的几率与吸收剂量有关。

人体细胞分为体细胞和生殖细胞两种,如果是体细胞出现大量的死亡,则会影响到正常组织的功能行使,出现不同程度的功能障碍或丧失;如果是生殖细胞死亡的话,则会引起永久不育。这些由于大量细胞死亡引起的功能障碍的现象为确定性效应。当细胞发生突变的情况下,体细胞可能发展为癌细胞,从而导致癌症的产生。

如果变异发生在生殖细胞中,那么子代将会出现遗传缺陷。这种由于细胞突变而产生的效应属于随机性效应。遗传效应和辐射诱发癌变等属于随机性效应。由于现时随机性效应引发的癌症和遗传病的治愈率仍然相当低,又不存在剂量阈值,所以随机性效应出现率与剂量的关系便成为辐射防护研究的主要课题。

11.4.4　辐射防护

根据辐射效应的特点,辐射防护的主要目的是:防止有害的确定性效应和将随机性效应的发生率降至可接受的水平。

辐射可能对身体细胞和组织造成损害。辐射的影响与辐射的强度、接触时间的长短及受影响身体细胞的种类有关。

缩短时间、增加距离及设置屏蔽是减少外来辐射照射的基本辐射防护措施。缩短时间指受到辐射照射的时间越短,身体所受的剂量越少;增加距离使距离辐射源越远,所受剂量越少;设置屏蔽可用铅板、水泥墙或水都可以阻挡辐射或降低辐射强度。对于因进行任何活动,而增加了个人或群体的辐射照射,国际放射防护委员会(ICRP)在其 1990 年的建议书内,列出三项基本辐射防护原则:

(1) 实践的正当化——任何涉及辐射照射的行动都必须具备充分理由,即该行动对受照射的个人或社会利多于弊。

(2) 防护的最优化——个人剂量及受辐射照射的人数,应在合理可行和顾及经济和社会因素的情况下减至最少。

(3) 个人剂量限值——个人所受的照射须符合剂量限值(表 11-7)。

表 11-7　剂量限值①

应用	从事与辐射有关的工作人员	公众
全身有效剂量	在规定的五年内平均每年 20 毫希,在其间任一年内有效剂量不得超过 50 毫希②	每年 1 毫希③
年当量剂量		
眼睛的晶状体	150 毫希	15 毫希
皮肤④	150 毫希	50 毫希
手足	150 毫希	—

① 限值适用于规定期间,外照射剂量及该期间摄入量的五十年约定剂量之和(对儿童而言,即包括累积至其七十岁时的剂量总和)。

② 对孕妇的职业照射需施加进一步限制。

③ 在特殊情况下,假如每五年内平均不超过每年 1 毫希,在单独一年内可允许吸收多一些有效剂量。

④ 限值足以防止皮肤的随机性效应,但对局部照射需设附加限值以防止确定性效应。

11.5　放射性核素在医学上的应用

放射性同位素的医学应用是原子核物理学的一个重大贡献,在医学和物理工作者的紧密配合、相互促进和不断努力下,已经形成了一门新的交叉科学——核医学,展示了放射性同位素在医学上应用的广阔前景。核医学是医学和医学影像学的一个分支,其利用物质的核特性来进行诊断和治疗。更为具体地说,核医学是分子影像学的组成部分,因为其产生的是那些反映细胞和亚细胞水平上所发生的生物学过程的图像。

核医学可分为两类,即临床核医学和基础核医学。20 世纪 70 年代以来由于单光子发射计算机断层和正电子发射计算机断层技术的发展,以及放射性药物的创新和开发,使核医学显像技术取得突破性进展。它和 CT、核磁共振、超声技术等相互补充、彼此印证,极大地提高了对疾病的诊断和研究水平,故核医学显像是近代临床医学影像诊断领域中一个十分活跃的分支和重要组成部分。

早在 1913 年,匈牙利人海韦希(Gyorgy Hevesy,1885~1966)就应用放射性元素作为化学及物理学的示踪剂。1934 年用氚水测全身含水量,第一次在人体应用稳定性核素;1935 年他首次用 P 于生物示踪研究;同年,又创立了中子活化分析法,所以,在核医学界,海韦希被称为"基础核医学之父",1943 年获诺贝尔奖。布卢姆加特则有"临床核医学之父"之称,他在 1924 年将氢气注射到外周血管,然后从体外探测放射性到达远端某一器官或组织的时间,以观察其血流速度。

核医学对病人安全、无创伤,它能以分子水平在体外定量地、动态地观察人体内部的生化代谢、生理功能和疾病引起的早期、细微、局部的变化,提供了其他医学新技术所不能替代的既简便、又准确的诊断方法。

11.5.1　同位素示踪剂

当人体存在某种疾病或病理状态时,机体对于物质会采取的不同处理方式。引入到体内的放射性核素往往会以化学方式结合到某种在体内具有特有作用的复合物之上;这种带有放射性核素标记的复合物常常称为同位素示踪剂(isotopic indicator)或称为同位素标记物(isotopic label)。同位素示踪剂是以少量放射性同位素或其标记物组成能态不同的示踪剂,当放射性同位素和它的稳定同位素混在一起时,可借以测出稳定同位素的某个化学、生物或物理过程中经历的途径。示踪剂可以是原子,也可以是化合物。前者称作示踪原子(tagped atom)或标记原子,或者称作示踪化合物(tracer compound)或标记化合物。掺入放射性示踪剂的样品,可认作标记物。

同位素示踪剂应用于示踪是基于两个基本根据:①一种元素的各种同位素都有相同的化学性质,进入生物体后所发生的化学变化和生物学过程都完全相同,生物体无法区别同一元素的各个同位素。②放射性元素衰变时会发射射线,利用高灵敏度仪器可对所标记的物质进行精确定位、定量测量。这就是运用同位素示踪剂的理论基础。

当人体存在某种疾病的时候,示踪剂在体内的分布或处理往往会有所不同。例如,配体(ligand)亚甲基二磷酸盐(MDP)在骨骼之中会得到优先摄取。采取化学方式将^{99m}Tc 连接到 MDP 之上,就可以借助于羟磷灰石,将放射性转运和结合到骨骼之中,从而用于成像。通常,任何生理功能的增强,如骨骼之中发生的骨折,都将意味着示踪剂浓度的增加。这往往会造成"热灶"现象;热灶可以是放射性蓄积的灶性增高,或者是整个生理系统范围内放射性蓄积的普遍增高。而另一些疾病过程则会造成对于示踪剂的排斥,从而导致"冷灶"现象。为了对许多不同的器官、腺体以及生理过程进行成像或处理,目前已经开发出了许多的示踪剂复合物。核医学试验的类型可以分为两大组:体内(in-vivo)型和体外(in-vitro)型。

应用示踪原子有两个特殊优点:

(1) 灵敏度高。因为极微量的放射性物质可以相当准确地被测定。一般的光谱分析法可鉴定 10^{-9} g 的物质,而用示踪原子法检查出 $10^{-14}\sim10^{-18}$ g 的放射性物质。

(2) 测量方便简便。用于机体的生理过程的研究,只需进行放射性测量,可以完全排除非放射性物质的干扰进行体外测量,而不必大动手术,不必对被测物质进行纯化或分离手续。

(3) 准确性高,结果可靠。测量时用量极微,不致扰乱和破坏正常的生理状态,在机体生命活动的各个阶段都可用此方法进行研究。

11.5.2　临床核素检查

同位素示踪剂引入体内后,遵循一定的规律,分布积聚在体内某些脏器、组织或细胞内,有些则参与体内的一定的代谢活动,在某些部位作动态分布。可以用放射测量方法,如图像、曲线或直接计数的方法,把分布、集聚、代谢和流通的情况显示出来,以此诊断和了解疾病的过程。放射性药物在体内的集聚可由几种原因造成,如细胞功能性吸收、细胞吞噬、微血管阻断、循环通路、化学吸附和离子交换等途径。

在医学利用同位素示踪剂主要是为了诊断病情。例如,放射性的碘化钠在人体内的作用与通常的碘化钠完全相同。这些碘元素集中在甲状腺,然后转变为甲状腺荷尔蒙。另外有些含放射性的原子能够附在骨髓、红血球、肺部、肾脏或留滞在血液中,可被适当的仪器探测出来,作为检查各部位病情的依据。

临床上的示踪诊断应用很广泛。例如应用^{131}I标记的马尿酸作为示踪剂,静脉注射后通过肾图仪描记下肾区的放射性分布,可以反映肾动脉血流充盈程度,肾小管的分泌功能及上尿路的排泄情况,从而提供肾功能和尿路有无梗阻的诊断依据。又例如把胶体^{198}Au注射到体内后,将通过血运而集积在肝脏内,但不能进入肝肿瘤中,从体外探测^{198}Au在肝脏中的分布,即可为肝癌的诊断提供有力的依据。

另外,人的甲状腺的功能与碘的吸收代谢有密切关系,碘的吸收过程能相当准确地反映甲状腺的功能,人口服^{131}I后,定时地测量甲状腺处碘的放射性,与同强度放射源进行比较,就可知道甲状腺的功能是否正常。

放射自显形技术是一种极有用的方法。以肝脏显影为例,选择放射性胶体^{198}Au或胶体^{113}In,由静脉注入病人体内,这些胶体颗粒的90%被肝脏细胞所吞噬,因而正常的肝脏有较高的放射性。通过扫描机或γ照相机将描出肝脏的清晰图像。当肝脏的某一部分由于病变,细胞被破坏,失去了吞噬胶体颗粒的能力时,这部分肝脏的放射性便大大降低,图像上便出现放射性稀疏区或缺损区,这就有利于疾病的诊断。

11.5.3　放射性同位素治疗

放射性同位素的射线治疗主要是利用它对机体组织的破坏作用,合理地照射某些疾患部位(如肿瘤),可以达到控制发展直至破坏熄灭的目的。常见的服碘治疗,就是用^{131}I引入体内,随代谢过程汇集于甲状腺区进行治疗,对甲状腺功能亢进和部分甲状腺癌有一定的疗效。^{32}P曾经用于治疗真性红细胞增多。也有将放射源置于体外,敷贴于患部进行照射治疗。敷贴治疗主要用于皮肤和眼的一些疾病,如慢性浸疹海绵状血管及春季卡他性结膜炎、角膜血管增生等。外照射治疗中的大剂量^{60}Co照射,主要用于人体的深部肿瘤,如颅膜内、纵膈及鼻咽部的肿瘤等。

11.5.4　常用放射性核素

1) 最为常用的静脉内注射用放射性核素

(1) 锝:^{99m}Tc是一种γ辐射源。^{99m}Tc放射性药品占全部放射性药品品种的1/3。具备了显像用放射性核素的全部要求($T_{\frac{1}{2}}=6.02$ h),可供静脉注射、口服,主要用于甲状腺显像、脑显像、唾液腺显像、异位胃黏膜显像。治疗方面:为类风湿性关节炎治疗药物,具有消炎、镇痛、免疫调节及破骨修复作用。

(2) 碘:^{123}I是一种γ辐射源。用于甲状腺、甲状腺肿瘤转移、肾脏、神经外胚层肿瘤成像和帕金森氏病的 SPECT 成像。

(3) 碘：^{131}I 是一种 β 和 γ 辐射源。主要用于肾功能(肾图)检查。甲状腺功能测定(吸^{131}I试验)，也可进行甲状腺成像，甲状腺肿瘤转移成像，神经外胚层肿瘤成像，但由于^{131}I的 γ 射线能量偏高，大多数用高锝(^{99m}Tc)酸钠替代。^{131}I 常用于甲状腺功能亢进、甲状腺癌、恶性肿瘤的治疗。

(4) 铊：^{201}TI 是一种 γ 辐射源。静脉注射后能迅速从血液清除，被心肌细胞摄取，一般认为其机制是通过细胞膜的钠和钾 ATP 酶系统主动运转，其余通过弥散作用，^{201}TI 可用于心肌显像，非特异性肿瘤成像，甲状腺肿瘤成像和甲状旁腺成像。对心肌梗死、冠心病的诊断、预后及随访观察有较大价值。

(5) 镓：^{67}Ga 是一种 γ 辐射源。静脉注射后，肿瘤和炎症组织集聚的浓度较肺和肌肉组织高 3～10 倍，故肿瘤和炎症组织得以表现为放射性浓聚。适用于肿瘤和炎症的定位诊断和鉴别诊断。

(6) 氟：^{18}F 是一种正电子辐射源。其示踪探测原理是因为在核内中子相对缺少时，一个质子转变为一个中子，同时从核内释放出一个正电子，即 $β^+$ 衰变。2-^{18}氟(^{18}F)-2-脱氧葡萄糖(^{18}F-FDG)注射液静脉注射后，通过毛细血管扩散到血管外细胞外液体，再经过离子交换、化学吸附结合于骨骼的无机成分中的羟基磷灰石结晶表面，特别是新生的矿化骨。

^{18}F-FDG 可用于脑、心肌、肿瘤和炎症显像，测定葡萄糖代谢灵敏度很高，但它是一个非特异性显像剂。^{18}F-FDG 用于肿瘤显像是根据良、恶性肿瘤组织所消耗的葡萄糖不同来诊断，恶性肿瘤组织所消耗的葡萄糖比良性肿瘤组织及正常组织多，所以恶性肿瘤组织摄取的^{18}F-FDG 较良性肿瘤及正常组织高，而形成热区。但是炎症、肉芽肿和脓肿的摄取也较正常组织高，因此，易导致假阳性结果。^{18}F-FDG 用于肿瘤诊断的灵敏度高，特异性差。但可以通过与其他显像剂(如^{11}C-蛋氨酸)联合诊断，提高准确率。正常的脑组织和心肌组织的葡萄糖代谢比其他器官显著高，也可用于脑、心肌显像。

(7) 氧：^{15}O 是一种正电子辐射源。用于脑血流成像，心肌血流成像。

(8) 铟：^{111}In 是一种 γ 辐射源。用于白细胞感染/炎症成像，胃肠道移行，脑池造影术，血栓成像。

(9) 磷：^{32}P 是一种 $β^-$ 辐射源。^{32}P 是较早用于医学治疗的放射性核素之一。

由于^{32}P 放射性衰变的 $β^-$ 射线，直接破坏过度增生的 DNA 和 RNA，又因^{32}P 衰变为^{35}S(稳定)，元素的改变也导致核酸结构的改变，因此能有效地抑制血液疾病的细胞异常增生，是临床医学治疗真性红细胞增多症和原发性血小板增多症的首选方法。也可对渗出液内的游离癌细胞和散播在浆膜表面的肿瘤结节进行照射，直接杀死癌细胞，能直接破坏浆膜表面粟粒样转移灶使其趋向纤维化，还可促使内皮下层纤维化，局部血管和淋巴管闭塞，以及浆膜脏层和壁层黏合而使渗出液减少，但对邻近器官无明显影响。临床常用于胸、腹腔内注射治疗某些癌症或控制恶性积液进一步增多。

利用^{32}P 发射的 $β^-$ 射线，制成^{32}P 皮肤敷贴器治疗皮肤血管瘤、局限性神经皮炎、慢性湿疹等均获得满意疗效。

2) 最为常用的气态/气溶胶形式的放射性核素

(1) 氙：^{133}Xe 是一种 γ 辐射源。用于肺通气检查，脑血流量成像。

(2) 氪：$^{81}Kr^m$ 是一种 γ 辐射源。用于肺通气成像，肺灌注成像。

11.6　放射性核素的深测和成像系统

核医学操作项目采用的是事先经过放射性核素标记的药物,即放射性药物(放射性药品)。在诊断检查过程中,首先将放射性药物施用于病人,继而则是对放射性药物所发出的电离辐射加以检测。这些诊断试验要涉及采用一种 γ 相机或者说正电子发射计算机断层扫描术来形成图像。这种技术是由 Hal O. Anger 发明的,有时又称为 Anger γ 相机。这种成像还可能称为"放射性核素成像(放射性核素显像)"或"核显像(核素显像,核素闪烁显像)"。其他的诊断试验则采用探针来获得不同身体部分的测量结果,或者采用盖革计数器对取自病人的样品加以测量。

核医学与大多数其他成像设备不同,因为相对于诸如 X 射线断层成像(计算机断层扫描)或 MRI 之类传统的解剖学成像,此类试验主要显示的是所检查系统的生理功能。目前将核医学图像叠加到其他来自 X 射线断层成像或 MRI 之类设备的图像,以便突出显示放射性药物浓聚之处所在的身体部分,这种工作常常被称为图像融合或配准。

乔克河反应堆用于采用^{235}U 核裂变过程中所大量产生的中子来照射(辐照)各种原材料。在接受照射的原材料的原子核之中添加一个中子,就会改变这些原子核,如常用的放射性核素^{99m}Tc;目前最为常用的放射性核素为^{18}F(它是利用加速器产生的质子轰击^{18}O 而产生的)。^{18}O大约占普通氧的 0.20%;大多数氧为^{16}O,而^{18}O 是从天然氧中提取出来的。

11.6.1　射线的探测

用放射性核素进行临床诊断和研究,都是通过测定放射性活度来实现的。放射性测量的原理是建立在射线与物质相互作用的基础上,按工作需要制成各种射线探测器,来探测各种射线的存在、强度和能量。根据射线通过物质时所产生的效应,探测器基本上分成两大类。一类是收集电离电荷的射线探测器。这类探测器根据被电离物质的性质又可分成气体探测器和固体探测器两种。气体探测是射线探测器中发展较早的一种,目前应用仍很广泛,有电离室和盖革-弥勒计数管等几种;固体探测器主要是半导体计数器,它是发展较快的一种探测器。另一类是收集荧光的射线探测器——闪烁计数器,目前应用十分广泛,根据荧光物质的不同又可分成固体和液体闪烁计数器。

1) 电离室

主要用来记录一定时间内大量带电粒子所引起的电离的平均效应。各种电离室的结构基本类似,在一个充有干燥空气或纯净惰性气体的密闭容器里,放置着绝缘良好的正、负两个电极。电离室的工作原理可借用图 11-10 来说明。工作时,两极间加有一定大小的工作电压,在两极之间形成电场。当带电粒子进入探测器时,使容器内的气体发生电离,产生许多正、负离子对。在电场作用下正、负离子分别向负极和正极运动,基本上全部被两极所收集形成电流,在电阻 R 上产生电压信号。电压信号的大小决定于在确定的时间间隔内大量入射粒子的总电离的平均量。

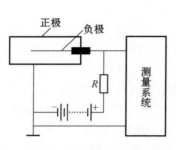

图 11-10 电离室电路示意图

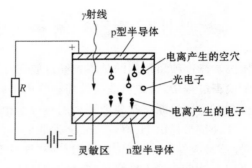

图 11-11 半导体探测器

2) 半导体探测器

半导体探测器是一种新型的射线探测器,它实质上是一个 p-n 结。p-n 结的范围叫做耗尽层,它是半导体探测器的灵敏区。如图 11-11 所示,在 p 型半导体和 n 型半导体之间加上反向电压后,耗尽层将有一定的厚度,且耗尽层随反向工作电压的增加而变厚。带电粒子通过耗尽层时,将因电离而产生一定数量的电子-空穴对(γ 射线则首先在耗尽层里产生光电子等次级电子,再由次级电子引起电离)。在耗尽层电场作用下,电子和空穴分别向 n 型和 p 型半导体漂移,并被收集产生电脉冲信号。电脉冲的幅度正比于射在耗尽区中所消耗的能量。

半导体材料产生电子-空穴对,所需的能量较小,相同的能量比其他探测器能释放出更多的电荷,所以半导体探测器具有更好的能量分辨率。半导体探测器的分辨时间也很短,体积又可以做得很小。基于这些优越性能,在核物理测量工作中有着广泛的应用。它的发展潜力是很大的。

3) 闪烁计数器

闪烁计数器是由闪烁头和电子线路组成。一般将闪烁体、光导、光电倍增管和前置放大器一起装在一个暗盒中,暗盒的外面用铅屏蔽包围,靠近闪烁体一端还置有铅准直器,由此构成一个完整的闪烁头,铅屏蔽是为了减少宇宙线及周围环境中存在的射线所引起的放射性本底的计数,以提高信噪比。

闪烁计数器工作的基本原理是把射线照射在闪烁体上所发生的荧光转换成电信号并加以放大,见图 11-12。下面我们来讨论闪烁头各部分的功能。

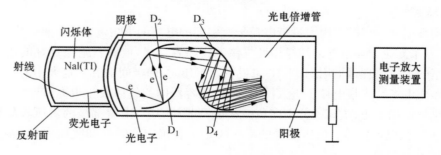

图 11-12　NaI(TI)闪烁计数器示意图

(1) 闪烁体。

闪烁体又叫荧光体,它受到射线照射后会发荧光。闪烁体按其化学性质可分为无机晶体闪烁体及有机闪烁体;按其状态分为固体闪烁体及液体闪烁体。

下面以 NaI(TI)固体闪烁体及液体闪烁体为例来说明射线引起发光的原理。

γ 射线进入闪烁体后,通过光电效应、康普顿效应和电子对生成等作用,在闪烁体内产生次级电子。次级电子迅速与 NaI(TI)中的原子,特别是与原子量较大的碘原子相互作用,使之受激而处于激发态。外部因素去除后,这些电子很快释放多余能量而回复到原来的平衡状态,即所谓的退激。退激时释放的能量至少有一部分变成光能,以光子的形式出现,这便是可见的荧光。荧光持续的时间极短,通常在 10^{-6}s 数量级。

而对于液体有机闪烁体来说,由于它是有机闪烁剂溶于适当的溶剂中组成。放射性物质所发生的射线先被溶剂分子吸收,受激的溶剂分子返回基态时释放出能量,并传递给闪烁剂,当闪烁剂退激时放出荧光。

(2) 光电倍增管。

闪烁体所发生的荧光很微弱,需用光电倍增管将这微弱的光信号转换成放大的电信号。光电倍增管是一种光电转换器,其端面通过光导或涂上一层薄薄的硅油与闪烁体紧贴。光电倍增管主要由光阴极、中间极(或称打拿极,通常有 8 至 13 个)及阳极所组成。整个光电倍增管抽成真空,并保持各极间适当的电位差。当闪烁体发出的光子射到阴极 K 时,使之释放出光电子。经聚焦极 D 聚焦并加速后打在第一中间极 D_1 上,并从 D_1 打出一些次级电子,然后它们又被加速到达第二中间极 D_2,产生更多的次级电子,如此继续下。最后到达阳极 A 的电子数比阴极 K 发生的光电子数目增加了几十万到几百倍,这些电子引起阳极电位瞬时下降,输出负脉冲。

(3) 光导。

有时闪烁体和光电倍增管端面积并不接近相等。为了把荧光从闪烁体有效地传递给光电倍增管的光阴极,以提高光阴极对荧光的收集效率,可在闪烁体和光电倍增管之间加进一种导光质,称光导。光导可以由聚苯乙烯塑料或有机玻璃制成,形状由探测器结构而定。当闪烁体与光电倍增管端面积相近时,则在它们两者之间涂上一层薄薄的硅油,称为光学耦合剂,用它来提高光电传输效率,减少晶体与光阴极界面的全反射。

11. 6. 2　放射性核素成像

放射性核素的成像系统由探测器组、电子线路、显示仪器及各种设备组成,用来控制和显示引入人体的放射性物质在体内的分布。放射性核素成像在评价人体功能和代谢及形态学改变方面所取得的成功,使之成为监测治疗的一种重要手段,对确定隐性疾病的有无和程度尤为有效。

1) γ 照相机

γ 照相机是一种用大口径探测器测定放射性核素的装置。它具有视野大(400mm 左右)、空间分辨率高(≤4mm)、均匀性好(≤5%)等特点,且可以一次成像,拍摄放射性核素在体内脏器的分布图。由于探头不需要来回移动做逐点扫描,因而能在全部曝光时间内使各点放射性强度的差异接近真实情况,每次成像时间短(几十分之一秒),因此更适合用于一些半衰期短的放射性核素。

γ 照相机主要由闪烁探头、电子线路和显示系统组成。探头包括准直器、闪烁体、光电倍增管及定位网络电路等,如图 11-13 所示。

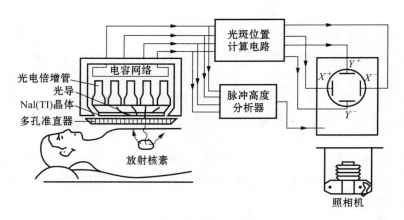

图 11-13　γ 照相机结构示意

病人口服或静脉注射放射性核素标记的化合物以后，将探头对准检查部位。当检查部位中各位置的 γ 射线进入探测器后，就产生相应的闪烁光，形成一幅闪烁图像，经电子线路的处理，余辉监视器及照相示波器便重现了闪烁的图像。闪烁图上亮度的差异反映了放射性核素密度的不同。由于人体正常组织和病理组织吸收放射性药物的能力不同，故在屏上就能加以区别，可看到肿瘤或病变部位的大小及位置，这是静态显像。而更重要的是动态显像，随着放射性核素的进入，连续拍照可得到脏器的功能照片，或用记录仪器绘核素在脏器内随时间形成的积累曲线，进一步可算出各种动态功能参数，如心室射血分数(EF 值)等。

2) 发射型计算机断层(ECT)

ECT 是计算机辅助断层的一种，前述的 X-CT 为透射式计算机断层，而 ECT 属于发射型计算机断层(Emission Computed Tomography)。ECT 是利用人体各脏器对放射性核素的选择性吸收，并利用核素放出的射线建成影像的 CT 技术。ECT 是核医学影像诊断的大型现代化设备，它是在人体外从不同角度采集体内放射性核素分布的二维投影像，经计算机数据处理后，重建并显示出三维影像，可得到横切面、纵切面或任意角度的剖面像。

ECT 按所用放射性衰变类型可分两大类：一类为正电子发射型计算机断层(Positron E-mission Computed Tomography，PECT)，另一类为单光子发射型计算断层(Single Photon E-mission Computed Tomography，SPECT)。PECT 的探测器接收的是正、负电子湮灭时所产生的 γ 光子，SPECT 探测器接收的是来自体内示踪核素发射的 γ 光子。它们虽同属于 γ 射线，物理上无明显差别，但方法学上有很大不同。

(1) 正电子发射型计算机断层(PECT)。

PECT 的基本原理是利用体内核素衰变时放出一个正电子，该正电子在穿过机体组织过程中，不断与周围物质发生碰撞而消耗能量，穿行数毫米路径后，能量减少至几个电子伏特，因此很容易被周围自由电子俘获而湮灭。湮灭的粒子产生两个运动方向相反、能量各为 0.51 MeV 的湮灭光子，利用两个湮灭光子的这一特性，就可进行湮灭符合测定，如图 11-14 所示。

由于正电子与人体组织中的自由电子作用产生的湮灭辐射的时间极短，所以该测定系统中必须具有分辨时间小于 10^{-8} s 的快速符合电路，以保证被置于机体两侧、相对放置的两个闪烁探头在同时接收到一个光子时，才能在符合电路中形成一个电信号，送往分析器成像。

(2) 单光子发射型计算机断层(SPECT)。

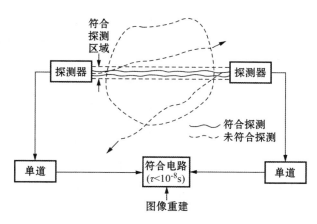

图 11-14　正电子湮没符合探测系统的示意图

SPECT 实际上是探测器可旋转 360°的 γ 照相机。从体内示踪核素发射的 γ 射线经过准直器的准直作用投射在铊激活的碘化钠晶体上,晶体为光转换器,它输出的光波波长与光电倍增管匹配。从光电增管输出的模拟电压信号的大小正比于示踪核素的能量,该模拟信号即可做能量信号又可作定位信号。经过一系列电子线路的处理,在示波器的荧光屏上显示出受检物体的图像。SPECT 使用的示踪核素与普通的 γ 照相机完全相同,示踪核素是放出单光子的放射性核素,一般为富中子的同位素,它们在衰变的过程中将一个中子转化为质子同时放射出一个 β⁻ 粒子,在退回基态时发射出一个 γ 光子,因而称为单光子放射性核素。

SPECT 的探测器沿人体纵轴旋转,每隔一定角度采集一个方向的放射性核素的分布投影像。单独一幅投影像和 γ 照相机平面分布图像完全相同,不能判断核素所在部位的深度,也不能排除病灶上下核素分布的干扰。但是,若从不同角度采集放射核素分布投影像,根据每一个投射面的核素分布的位置不同,再把这些投影像叠加综合分析就可以判断出核素的确切部位。

ECT 的图像重建法与 X-CT 的图像重建法相同,这里不再另作介绍。由于 ECT 不仅能分层显示脏器形态的改变,还可以观察功能动态变化及放射性药物代谢分布等,这些均是 X-CT 和超声断层所不及的。因此,ECT 在国内外已广泛应用于临床诊断。

习题

1. 解释下列名称:

原子核的电荷数、核的质量数、核素、同位素、同质异能素。

2. 说明原子核的电荷数和原子序数的关系,原子核的质量数和核内中子数及质子数的关系。

3. 什么叫原子核衰变? 核衰变有哪几种类型? 分别写出相应的普遍表示式和位移定则。

4. γ 射线和内转换电子是什么情况下产生的? γ 跃迁时原子核的种类是否发生变化? 为什么?

5. 由于放射性衰变,使 $^{238}_{92}U$ 转化为 $^{206}_{82}Pb$,问中间经过几次 α 衰变和 β⁻ 衰变? 分别列出 α,β 衰变的普遍表达式。

6. 衰变常数和半衰期的物理意义是什么? 它们之间有何关系?

7. 说明放射性衰变规律的物理意义。放射性活度的意义是什么?

8. $_{11}^{23}$Na 被中子轰击后变成半衰期为 15h 的放射性同位素 $_{11}^{24}$Na;试问在停止轰击后 30h 后,还存下百分之几的 $_{11}^{24}$Na?

9. 已知 Ra 的半衰期为 3.05 min,问 100 g Ra 经过多长时间衰变掉 5g?

10. 放射性活度为 10 mCi 的 ^{32}P,经 30 天后它的放射性活度为多少?(^{32}P 的半衰期为 14.3 天)

11. 钴治疗机的放射源 ^{60}Co,每秒钟衰变 5.4×10^{13} 个原子核,求它的放射性活度是多少居里?问经过 10.6 年后还有多少居里?(^{60}Co 的半衰期为 5.3 年)

12. 说明电离比值和线性能量转移的意义。电离比值的大小和什么因素有关,关系如何?什么叫半价层?

13. 比较 α 粒子和 β 粒子在物质相互作用时,有什么类似点和不同点?

14. 光子与物质的相互作用有哪些方式?

15. 已知 γ 射线的能量为某一定值,现要挡去 99.9%,问需用多厚的铅板?设铅的线性吸收系数为 0.51cm^{-1}。

16. 中子与物质的相互作用有哪些方式?

17. 试说明各种探测器工作的原理。

18. 放射性同位素在医学上主要有哪些应用?

19. γ 照相机的显像原理是什么?

20. X-CT 与 ECT 的异同点是什么?

第 12 章　磁共振成像

磁共振成像(Magnetic Resonance Imaging,MRI)是继 CT 和其他成像方法之后,又一个临床诊断领域中的重大突破,促进了医学影像诊断学的发展。

1946 年,Block 与 Purcell 报道了核磁共振(Nuclear Magnetic Resonance,NMR)现象,并成功地应用于化学结构及生物领域,由此获得了诺贝尔物理学奖。1970 年 Damadian 利用此方法发现了正常与病理变化的组织间的 T_1 和 T_2 弛豫时间具有显著性的差别,提出了可以用 MRI 的方法进行人体疾病的诊断。1973 年,Paul C Lauterbur 和 Peter Mansfield 发表了 MR 成像技术,提出了梯度磁场,从而使核磁共振不仅能用于物理学和化学,也开始应用于临床医学领域。由于 MRI 技术对医学领域的杰出贡献,于 2003 年被授予诺贝尔奖。

参与 MRI 成像的因素较多,信息量大,成像方法不同于现有各种影像技术,从核磁共振现象的发现至今,发展极为迅速,检查范围基本上覆盖了全身各系统,能提供从解剖位置直至器官功能的信息,使其在临床诊断中的作用越来越突出。由于 MRI 对人体无直接损伤性,并对人体无任何生物副作用,能对人体任意剖面进行直接成像,无骨密质对图像所造成的伪影,所以 MRI 为人体的软组织系统、中枢神经系统,心血管系统的诊断提供了一种可靠和安全的新方法。

12.1　物理学基础

磁共振是指有磁矩原子核在外界静磁场中产生磁能级分裂形成磁化(magnetization)后,在特定频率的射频电磁波激励下发生能级间的共振跃迁现象。

当激励的射频电磁波消失后,受激原子核将通过弛豫(relaxation),以电磁辐射方式向外界释放能量的而返回基态。由于磁共振释放能量的过程是与该共振核所处的环境、组织结构相关,对该信号的频率和能量释放的速率分析,就可获得共振核的各种有用的生物信息。

磁共振现象产生有三个基本条件:有磁矩的原子核、静磁场和一定频率的电磁波。

12.1.1　原子核的自旋与磁矩

原子核有自旋运动,所以具有角动量(或称为自旋角动量),它是由于其内质子和中子都具有固定的轨道角动量和自旋角动量,它们的矢量和就是核的角动量。按量子力学,核自旋是量子化的,其角动量只能取一系列不连续值

$$L_I = \sqrt{I(I+1)}\hbar \tag{12-1}$$

式中 L 是自旋量子数,L 只能取整数或半整数。L 是与核角动量在空间取向有关,要求 L_I 在外磁场方向(z 方向)分量 L_{IZ} 取一系列不连续值:

$$L_{IZ} = m_I\hbar \qquad m_I = I, I-1, I-2, \cdots, -I+1, -I \tag{12-2}$$

m_I 为核自旋磁量子数,共有 $2L+1$ 个可能取值,对应核自旋在外磁场中有 $2L+1$ 个可能

的取向。

不同的核，其自旋量子数是不同的。

表 12-1　核磁矩与原子的核素关系

质子数	中子数	自旋量子数	核磁矩
偶	偶	$I=0$	无
偶/奇	奇/偶	$I=\frac{1}{2}, \frac{3}{2}, \frac{5}{2}, \cdots$	有
奇	奇	$I=1,2,3,\cdots$	有

从表 12-1 中我们可以看出，只有核自旋量子数不等于 0 的核，才具有磁矩，具有磁共振特性。目前应用于 MRI 的核是氢核 H，其的自旋量子数为 $I=1/2$，氢原子在外磁场中具有两个取向。

原子核内的质子与中子都在处于自旋运动之中，由于带电粒子（中子呈电中性，但包含带正、负电夸克粒子）的运动形成的环流，导致带电粒子具有磁矩，原子核的磁矩是由其内的质子与中子的磁矩的矢量和，磁矩与自旋角动量的关系为

$$\mu_I = \gamma L_I \tag{12-3}$$

式中，γ 称为旋磁比，是一个与原子核性质相关的常数，表 12-2 列出常用核的旋磁比及灵敏度。

表 12-2　临床上常用核的旋磁比

	自旋 $I/\hbar$	旋磁比（MHz/T）	浓度/(Mol/L)	灵敏度（相对于 H）
^{1}H	1/2	42.58	99	1
^{31}P	1/2	17.24	0.35	0.006
^{13}C	1/2	10.71	0.1	0.16
^{19}F	1/2	40.05	0.0066	0.83

12.1.2　静磁场中的原子核

在没有外界磁场的情况之下，尽管质子都具有磁矩，但这些质子自旋轴的排列是无序的，以至于它们之间的磁矩相互抵消，总质子系统磁矩等于零，如图 12-1(a) 所示。

有磁矩的核在外磁场（磁场感应强度 B_0）中，原子核的磁矩与外磁场相互作用，会出现两方面的变化，一方面原子核产生绕外磁场的进动；另一方面核进行入外磁场后产生了附加能量，造成了原子核的磁能级分裂，出现定向排列现象，称为磁化。由于质子（$L=1/2$）在外磁场中只能有两种取向（图 12-1(b)）。每个质子只能取低能态或高能态之一，两个能级分别为 $E=-\gamma hB_0/2$ 和 $E=+\gamma hB_0/2$，两个能级的能量之差为

$$\Delta E = \gamma hB_0 \tag{12-4}$$

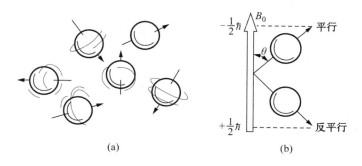

图 12-1

(a) 无磁场情况下的原子核分布 (b) 外界磁场存在情况下的原子核分布

根据 Boltzmann 能量分布原理,若核处于稳定状态下,粒子数与核的能级为 E 之间的关系为

$$\frac{N_1}{N_2} = e^{-(E_1 - E_2)/kT} \tag{12-5}$$

式中 k 为玻耳兹曼常数;T 为绝对温度。在常温稳定情况下,处于低能量的粒子数多于处于高能量的粒子数。

12.1.3 原子核的磁化强度矢量 M

在磁共振成像系统中,一般主磁场沿 z 轴方向,用 B_0 表示。在质子系统处于平衡状态时,由于在体素(被成像体的最小成像单元)内所有质子在 xOy 平面内的随机分布性,低能级的质子数目多于高能级的质子数目,体素内所有质子就会分成两组绕主磁场作进动,即形成两个以磁场为中心的锥体(图 12-2),上一个锥体(核的取与磁场 B_0 平行)是由处于低能量的核进动所形成的,而下一个锥体(核的取与磁场 B_0 反平行)是由高能量的核进动形成的。上、下两个锥体所有质子磁矩的合成结果,即合矢量——磁化强度矢量 M。若系统处于平衡状态下,磁化矢量强度用 M_0 表示,M_0 与样品中的自旋核的密度、主磁场强度、温度有关。当场强为 $1.5T$ 时,根据式 12-5 可计算出低能级的数目只比高能级多 $8/2\,000\,000$ 个,两个方向的净自旋产生的磁场称为净磁化,或磁化强度矢量 M,磁化强度矢量是十分微弱的量。

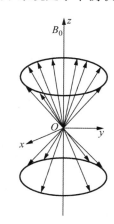

图 12-2 平衡状态下质子分布

每个原子核在外磁场中必须处于此两个锥面中的一个进行旋转。由于原子核的磁矩很小,原子核数量又很大,所以我们很难观察到单个核的跃迁现象微观现象,通常只能观测到大量微观粒子变化的宏观效果,就是在某个局部范围内的所有原子核磁矩的总体变化状况,即 M 的变化情况。

12.1.4 核磁共振现象

磁共振现象的产生,必须使处于高能级的质子数目比处于低能级的质子数多,此过程称为激励。激励的方式是对质子系统施加射频脉冲。射频脉冲是一种射频场,也是交变磁场(旋转的电磁波,因为它的频率在无线电波段内,称之为射频脉冲),通常用 B_1 来表示。

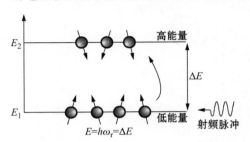

图 12-3　激励脉冲作用

$E=h\omega_r=\Delta E$

射频脉冲 B_1 通常加在与外磁场 B_0 垂直的方向上,一般 $B_1 \ll B_0$,射频脉冲 B_1 的能量 E_r 与射频脉冲频率 ω_r 为

$$E_r = h\omega_r$$

只要射频脉冲的能量与原子核的磁能级差满足

$$E_r = \Delta E$$

$$\omega_r = \gamma B_0$$

原子核吸收外界射频脉冲的能量,原子核就会从低能级跃迁至高能级(见图 12-3)。根据原子核与磁场相互作用的规律,原子核(旋磁比为 γ)在外磁场 B_0 中的进动频率 ω_0 为

$$\omega_0 = \gamma B_0$$

上式表明,当射频磁场的旋转频率 ω_r 与原子核绕外磁场 B_0 进动的频率 ω_0 相等时,原子核系统就会产生磁共振。

$$\omega_r = \gamma B_0 = \omega_0 \tag{12-6}$$

称为磁共振基本公式,也称为拉莫(Lamor)公式。

射频脉冲的作用是用于核系统产生共振,从而诞生 MR 信号。在激励过程中,磁化强度矢量 $\boldsymbol{M}$ 会偏离平衡位置(即 Z 轴方向),而绕 B_1 做转动,若转动的角速度为 Ω,则

$$\Omega = \gamma B_1$$

若射频脉冲的作用时间为 t,则 $\boldsymbol{M}$ 绕 B_1 转过的角度为

$$\alpha = \Omega t = \gamma B_1 t$$

通常将此射频脉冲称为 θ 度脉冲。图 12-4 分别显示的射频脉冲为 90°和 180°脉冲。

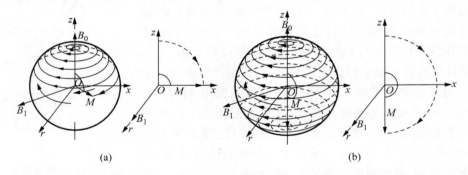

(a)　　　　　　　　　　(b)

图 12-4　旋转坐标系与静止坐标系中,磁化矢量运动情况。通常采用静止坐标系
(a) 90°脉冲　(b) 180°脉冲

从微观上讲,射频脉冲的作用有两个,其一是原子核会吸收射频脉冲的能量,从低能级跃迁到高能级,宏观表现为磁化强度矢量的纵向分量 M_z 变小;而另一个是由于射频脉冲具有相干性,能使体素内的原子核相位分布从无序到有序的变化,形成磁化强度矢量的横向分量 M_{xy}(图 12-5)。

12.1.5　弛豫过程和弛豫时间

激励结束后,原子核系统将在激励过程中所吸收的能量释放出去,使磁化强度矢量 M 恢复到稳定状态,此过程就是弛豫(relaxation)。

弛豫过程微观上看,一方面原子核从高能级跃迁到低能级向外界释放能量,表现为 M_z 逐渐恢复至原状,将 M_z 的恢复过程称为纵向弛豫过程;另一方面,体素内的原子核相位分布从有序恢复到无序,使 M_{xy} 逐渐变小,直至变成完全的无序,M_{xy} 的恢复过程称为横向弛豫过程(图 12-5)。

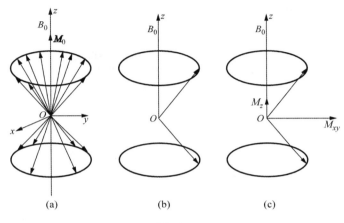

图 12-5

(a) 平衡状态下的原子核分布　(b) 共振时的射频脉冲作用,使核从低能级吸收射能量跃迁到高能级;同时核相位分布从无序到有序的变化　(c) 上下两个锥面的磁化强度矢量分解到 xOy 平面和 z 轴,出现 M_z(变小)和横向分量 M_{xy}(增大)

纵向弛豫过程(自旋-晶格弛豫过程):核系统受激发后,激发态是不稳定的,当射频脉冲关闭后,M 又要回到原来的稳定状态,核将共振过程中所吸收的能量释放出来,此过程称为纵向弛豫过程或自旋-晶格弛豫过程。质子通过纵向弛豫过程将共振所吸收的能量释放给周围的其他种类的原子核,从高能级回到低能级。

恢复过程可以用指数曲线描述(图 12-6(a))。纵向弛豫速度可用一个时间常数来描述,该时间常数被称为纵向弛豫时间(用 T_1 表示),其定义是:当 M_z 从 0 开始恢复到最大值 M_{z0} 的 63% 时所需的时间。

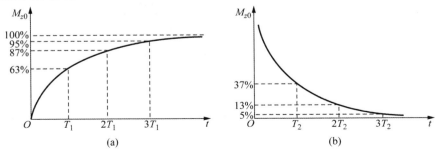

图 12-6

(a) 纵向弛豫过程　(b) 横向弛豫过程

各种组织的 T_1 反映了各组织纵向弛豫过程的快慢。T_1 越长,弛豫越慢,核能量释放也慢;T_1 越短,弛豫越快,核能量释放就快。生物组织的 T_1 值范围一般在 $300\sim1\,000\text{ms}$ 之间。

横向弛豫过程(自旋-自旋弛豫过程):射频脉冲的作用,使体素内的所有自旋核同相位(有序),导致 M_{xy} 增大。当射频场关闭后,由于质子与质子之间(同种核)的磁相互作用,导致质子间会发生能量交换,使核系统相位上的出现无序性(图 12-6 (b))。最终导致 M_{xy} 迅速下降,最后完全消失(无序)。

横向弛豫过程是按指数规律变化的过程,用横向弛豫时间 T_2 来描述,T_2 定义为:M_{xy} 下降到最大值的 37% 所需要的时间。生物组织的 T_2 一般为 $50\sim100\text{ms}$,通常 T_2 远小于 T_1(表12-3)。

表 12-3　常见组织的 T_1 和 T_2 值范围(主磁场强度 0.5T)

组织名称	T_1/ms	T_2/ms
脂肪	240 ± 20	60 ± 10
肌肉	400 ± 40	50 ± 20
肝	380 ± 20	40 ± 20
胰	398 ± 20	60 ± 40
肾	670 ± 60	80 ± 10
主动脉	850 ± 510	90 ± 50
骨髓(脊柱)	380 ± 50	70 ± 20
胆道	890 ± 140	80 ± 20
尿	$2\,200\pm610$	570 ± 230

在实际应用中,由于局部主磁场的不均匀性,质子自旋频率的差异增大,导致相散加快,横向弛豫过程速度也加快,此时所测横向弛豫时间就会变短,就不能准确地测量 T_2 值,此时我们测量到的 T_2 用 T_2^* 表示(T_2^* 比 T_2 小),称为表观横向弛豫时间,通常 MR 扫描仪的主磁场是不均匀的,所以我们只能测到 T_2^*。T_2^* 与 T_2 理论值之间有一定偏差,主磁场均匀性越好,此偏差也越小,磁共振扫描仪的性能就越好。

在病变情况下组织的 T_1 和 T_2 时间要比正常情况下的组织短(除脂肪病变和含有磁性物质的病变之外),见表 12-4。

表 12-4　病变组织的 T_1 和 T_2 值范围(主磁场强度 0.5T)

组织名称	T_1/ms	T_2/ms
肝癌	570 ± 190	40 ± 10
胰腺癌	840 ± 130	40 ± 10
肾上腺癌	570 ± 160	110 ± 40
肺癌	940 ± 460	20 ± 10
前列腺癌	610 ± 60	140 ± 90
膀胱癌	600 ± 280	140 ± 110
骨髓炎	770 ± 20	220 ± 40

由于处于不同环境中的质子,在弛豫过程中释放能量的环境不同,最终导致所以弛豫规律的不同。MR 成像通过测量体素的 M 值随时间变化,即 T_1 和 T_2 值,来间接获得人体组织的状况的一种成像方法。

12.1.6 磁共振信号

M 的衰减过程与快速进动同时进行,所以是一个螺旋下降的过程,通常信号的接收线圈是放置在 xOy 平面中,所以只有 M_{xy} 的运动会在接收线圈中感应出一个交变的电动势(图 12-7),这个信号就是磁共振信号,我们称之为自由感应衰减信号(Free Induction Decay,FID),其衰减规律为按 T_2 指数变化的正弦波曲线。由于磁场的不均匀性会加快 M_{xy} 的相散作用,导致FID 的幅度实际上是按 T_2^* 规律变化的。

当 M_{xy} 在 xOy 平面内转时,每当它朝向接收线圈时,就能收到一个正信号;当它背向接收线圈转时,收到一个负信号。

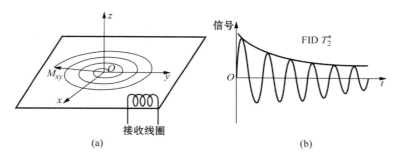

图 12-7 磁共振信号的测量

(a) 信号测量平面 xOy (b) 自由衰减感应信号(FID)

12.2 磁共振成像原理

在磁共振的成像过程中,图像中各像素的明暗差异取决于各像素所对应的 MR 信号强度,而信号强度则与成像物体的一些基本性质,如质子密度、弛豫时间 T_1 和 T_2 等。为了获得反映这些参数的图像,需要采用一些特定脉冲序列作用于成像物体上,脉冲序列由一些不同的脉冲构成,使核心系统产生一定的磁化强度矢量的横向分量 M_{xy},MR 信号的强度(M_{xy} 的大小)不仅与这些脉冲的特性有关,而且与脉冲的组合方式有关。

12.2.1 自旋回波序列(Spin Echo,SE)

由于核系统的横向弛豫作用和磁场均匀度的影响,信号很快地按横向弛豫时间 T_2^* 衰减,使我们不能直接采到 M_{xy} 信号。

SE 法是一个以 $90° \sim 180°$ 为序列的脉冲序列(图 12-10),先施加一个 $90°$ 脉冲,使处于平衡状态 M_0 偏转 $90°$ 而位于 xOy 平面上,出现一个很强的合矢量;脉冲暂停后,由于共振核之间的相互作用和主磁场的不均匀性,导致了质子自旋频率上的差异,使质子系统迅速相散,出现合磁矩的迅速降低,因此收不到磁共振信号。SE 序列通过施加一个 $180°$ 脉冲来校正相散现象(翻转脉冲,起聚合 M_{xy} 相位作用)。若在 $90°$ 脉冲后等 1/2 的回波时间(Time of Echo,TE,指

90°脉冲至回波出现之间的时间),再施加一个 180°脉冲,这个脉冲就会将所有不同相位的质子翻转 180°,原来旋转速度快、走在前面的质子,经过这个 180°脉冲作用后走在了最后的位置上;原来旋转速度慢、走在后面的质子,变成走在前面的质子。由于它的速度仍然保持不变,再经过 $T_E/2$ 后,即 T_E 时刻时,质子重聚在一起,变成同相位,再次出现磁共振信号,该信号称为回波(echo)(图 12-8),回波与 FID 是不同的,前者是 180°脉冲作用的结果,等一段时间后才出现,信号是从小到大然后再从大到小,体现了合磁化矢量相位的变化情况;后者是由 90°脉冲作用后直接产生的,信号是从大到小,由于此信号无空间定位信息,MRI 无法利用此信号进行成像。若在第一个回波信号出现后,每隔一段时间,再施加一个 180°脉冲后,会现一系列随 T_2 大小衰减的回波信号。

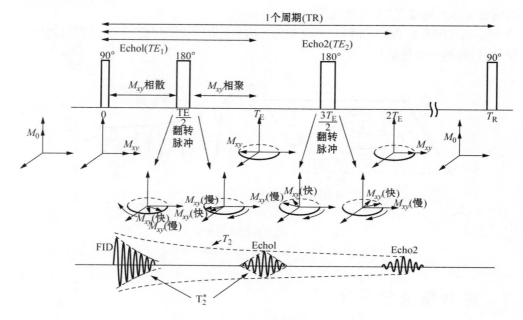

图 12-8　自旋回波序列产生过程

　　实际上,脉冲序列每次只能对一个断面内的部分进行数据的采样。要对所有断面(128×128 或 256×256 点阵的图像)进行数据采集,就要重复脉冲序列(重复 128 或 256 次)。每次重复的时间(Time of Repetition,TR),是指两个基本序列之间的间隔时间,它取决于 M_z 恢复程度。

　　一个 180°脉冲只能产生一个回波信号,但我们可以在一个脉冲周期内施加多个 180°脉冲,这样每过一段时间,在每个 180°脉冲后,就可以得到一个回波,直到磁共振信号消失为止。回波与回波之间的时间可以是相等或不等。每个回波所得到的图像性质是不同的,所以通过施加多个 180°脉冲后,我们可以在一次成像中得到同一层面的不同性质的图像,或者也可以是不同层面的图像。

　　对于 SE 序列,MRI 所需的时间与下列因素有关:TR、图像矩阵的行数(N_y,相位编码梯度磁场的变化次数)、激励次数(N_{ex})。S_E 序列的图像数据采集时间为

$$T = TR \cdot N_y N_{ex} \tag{12-7}$$

　　例如,当 $TR=1\,800$ ms,图像矩阵为 256 列和 256 行,激励次数 $N_{ex}=1$,则采集时间共需 $T=15$min。

12.2.2　*TR* 与 *TE* 对 MR 信号的影响

SE 序列的 *TE* 和 *TR* 对磁共振信号有着不同的作用。

1）*TR* 对磁共振图像的作用

在每个 *TR* 期间，M_z 按 T_1 时间常数恢复，*TR* 长，M_z 得到充分的恢复；*TR* 短，M_z 恢复不充分。所以，*TR* 决定了组织纵向恢复的程度，也就是决定了不同 T_1 组织在图像中的对比度。

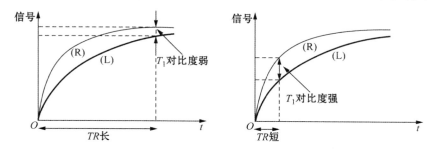

图 12-9　*TR* 的长短对信号的影响

例如，有两个 T_1 不同的组织（图 12-9），组织 R（T_1 短，恢复快）和组织 L（T_1 长，恢复慢）。如果 *TR* 长（2000 ms），尽管组织 R 和 L 的 T_1 不同，但都恢复到平衡状态的值，在图像上就失去了 T_1 不同的对比。若 *TR* 短（500 ms），由于组织 R 比组织 L 恢复快，再次激发时，组织 R 的 M_{xy} 大于组织 L，所以组织 R 的信号强度比组织 L 的高，两者构成明显对比，通过不同的 T_1 来显示组织的差别，这就是 T_1 加权图像。T_1 加权图像中，*TR* 越短，T_1 加权比重越强；*TR* 越长，T_1 加权越弱。

2）*TE* 对磁共振图像的作用

在每个 *TE* 期间，信号是按 T_2^* 时间常数衰减，也就是 *TE* 决定了每种组织 T_2^* 衰减的程度。*TE* 长，M_{xy} 衰减得多；*TE* 短，M_{xy} 衰减得少。所以，*TE* 决定了组织横向恢复程度的大小，也就是利用了不同组织 T_2^* 值进行成像，组织在图像中的对比度取决于其 T_2^*。

组织 R 的 T_2 短，衰减快，组织 L 的 T_2 长，衰减慢（图 12-10）。如果采用长 *TE*（80～100 ms），组织 L 的衰减比组织 R 慢，组织 L 的信号强度高，图像中的亮暗差别就体现了组织的 T_2 差异，这种图像就是 T_2 加权图像。若采用短 *TE*（20～30 ms），尽管它们在横向弛豫时间上有着不同，但还没有完全体现出来，所以在图像上就失去了 T_2 不同的对比。T_2 加权像中，*TE* 越短，T_2 加权越弱；*TE* 越长，T_2 加权越强。

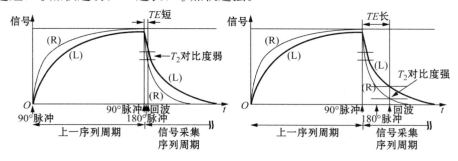

图 12-10　T_E 的长短对信号的影响

TE 决定了采集信号的时间点(因为曲线按 T_2 时间常数规律下降);TR 决定了 M_z 的恢复量和它的初始值。所以,TE,TR 对 T_1 加权、T_2 加权的磁共振图像起着决定作用。

12.2.3　加权像

T_1 加权像:对于 T_1 加权像,为了减少 T_2 对图像的作用,可以使用短 TR($400\sim600\text{ms}$),来增强 T_1 的对比度。从理论上来讲,TE 越短越好,但是由于磁共振扫描仪的限制(为了避免接收线圈的饱和),其次在这期间还要施加一个 $180°$ 脉冲,所以一般 TE 在 $10\sim30\text{ms}$ 之间。短 TR、短 TE 获得的 T_1 加权图像中(图 12-11),组织的 T_1 越短,恢复越快,信号就越强(白);组织的 T_1 越长,恢复越慢,信号就越弱(黑),如脂肪为强信号,而脑脊液为低信号。

T_2 加权像:T_2 加权像就是要将 T_1 作用减少到最小。通过增加 TR,能使 T_1 不同的组织都能得到充分的恢复,这样,信号对 T_1 的依赖性就很小。此外,长 TE(120ms)也能增加 T_2 的对比度。SE 序列的长 TR、长 TE 获得的 T_2 加权图像中(图 12-12),T_2 长的组织信号强(白),T_2 短的组织信号弱(黑),如液体及水肿表现为强信号,而肌肉为灰黑色。

质子密度加权像:质子密度加权像的对比度主要与质子密度有关,为了减少 T_1 和 T_2 的影响,选取长 TR($2\,000\text{ ms}$)和短 TE($30\sim40\text{ ms}$)(图 12-13),使 M_z 基本恢复到平衡状态时的 M_{z0}。如果组织的质子密度的无差别,也就不存在信号强度上的差别;若组织之间的质子密度不同,在平衡状态时它们的 M_0 就有不同,由于生物组织的质子密度相差不大,所以质子密度加权像的对比度不强($10\%\sim15\%$),但是具有较高的信噪比,以便于观察细小结构组织。

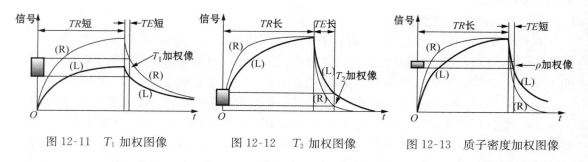

图 12-11　T_1 加权图像　　　　图 12-12　T_2 加权图像　　　　图 12-13　质子密度加权图像

通过改变 TR 和 TE 的长短,我们可以得到一个 T_1 加权或 T_2 加权像。但要得到一幅纯粹的 T_1,T_2 像是不现实的。每一幅图像总是与 T_1,T_2 和质子密度有关,只是各参数表现的程度不同而已。

12.2.4　多回波 SE 序列

若 TR 长($>2\,000\text{ ms}$)的 SE 序列中,在一次扫描可以施加多个 $180°$ 脉冲,从而可得到多个不同的回波信号。TE 短的回波与质子密度有关(脑脊液是黑灰色,灰质为灰色,白质为强信号);随 TE 逐渐延长,图像质子密度的作用逐渐减弱,而 T_2 因素逐渐增大(脑脊液与灰质信号逐渐加强,白质渐渐下降);当 TE 很长时,图像为很重的 T_2 加权像(脑脊液为强信号,灰质变为弱信号,而白质为灰色,出现了信号强度的翻转)。

12.2.5　反转恢复序列(Inversion Recovery, IR)

由于 TE 有限, SE 序列的 T_1 加权像的质量不尽理想。IR 序列是用来得到最佳的 T_1 加权像的成像序列(图 12-14), 它是以 $180°-90°-180°$ 为序列的脉冲序列。第一个 $180°$ 反转脉冲使 M_0 反转, 反转脉冲结束后, 无 M_{xy} 的存在, M_z 开始恢复, 等 M_z 过了 O 点后, 在时刻为反转时间时(time of inversion, T_1, 反转时间), 再施加一个 $90°$ 脉冲(此后的脉冲方式同 SE), 将所需测量 M_z 倒向 xOy 平面, 然后再施加 $180°$ 脉冲, 就可以得到回波信号。IR 序列的 TR 一般为 $1800 \sim 2500 \text{ms}$, 而 $T_1 = 400 \sim 600 \text{ms}$。

IR 序列相对于 SE 序列来说, 在 M_z 的恢复过程中, 由于经过了从 $(-M_{z0}$ 到 $+M_{z0})$ 的过程, 使不同 T_1 组织的恢复差别加大, 图像中 T_1 权重增加(如白质与灰质之间的强度有了明显的差别)。

在恢复过程中, 所有组织的 M_z 都必须通过 O 点, 而且时间不同。利用这一特点, 可以对某一组织进行抑制, 例如脂肪抑制(短时间反转恢复法 Short Time Inversion Recovery, STIR), 液体抑制(FLAIR)。

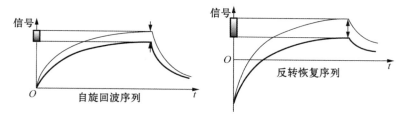

图 12-14　自旋回波法与反转恢复序列的 T_1 加权与反转恢复序列

STIR:在人体组织内, 脂肪组织的 T_1 弛豫时间最短, 并且远小于其他组织, 选取 TI 为 $0.69T_1$(T_1 为脂肪的弛豫时间), 使脂肪的信号强度正好处于 O 点附近, 所以就接收不到它的信号或它的信号极弱。

FLAIR:液体的 T_1 弛豫时间最长, 并且远大于其他组织, 同样可通过延长反转时间, 使其他组织的信号强度较大, 而液体未完全恢复, 信号强度较弱。这种成像方法常用于观察脑和含液体多的器官。

12.3　磁共振图像重建

磁共振成像过程可分为三个步骤:一是在 RF 脉冲和梯度磁场的作用下对质子进行空间编码, 使自旋质子产生 MR 信号;二是采集 MR 信号, 由于每周期 MR 信号是不同相位编码的频域信号, 每个周期结束后, 将信号填入对应于此相位编码的空间位置, 最终形成一个 MR 图像的频率空间, 称之为 K 空间;三是对采样数据进行傅里叶反变换来重建图像。

磁共振成像过程中的每一个信号采集时段(成像周期), 总有一行或多行体素从受激状态转入弛豫状态, 如果所在层面经过空间编码, 则这些体素将在同一时段产生具有不同相位与频率特征的 MR 信号, 射频接收器所接收到的是它们相互叠加而形成的一个复合信号。在图像重建中,必须设法此复合信号进行分频处理,即将各个体素发出的回波信号重新分离出来,才能建立被成像层面的像素值与数字图像矩阵。

上述问题需要通过空间编码和信号分解方法来解决。空间编码:即如何标定受检体所属具体层面和每个体素的空间位置;信号分解方法:将已混合的信号按照信号源的频率、相位成分特性分开,此方法一般用傅里叶变换来处理。

磁共振图像重建过程需要在施加一定方向的梯度场作用下,进行断层及断层内的空间编码,空间编码的过程包括相位编码和频率编码。

12.3.1　梯度磁场

梯度场线圈能在空间某一个方向产生一个线性变化的磁场,使在该方向上的质子所受到的磁场不同,导致沿此方向的质子具有不同的自旋进动频率。最终我们通过施加不同频率的射频脉冲,使某特定频率的质子产生共振。

12.3.2　断层选择

首先施加与成像平面相垂直的梯度磁场(沿梯度磁场方向上不同层面上的质子频率不同,而同一层面上的质子频率相同),其间施加以一定频率的射频脉冲进行激励,于是样品中质子共振频率与该射频一致的层面产生共振。

如要对横断面进行成像时,就要选择 z 方向(人体长轴)的磁场梯度(G_z),这样在 z 方向上的主磁场上再叠加一个与 z 位置有关的磁场 $B_{Gz}=G_z z$,所以总磁场 $B=B_0+B_{Gz}$。图 12-15 中 ω_1 为选层中心频率,选择了对应于 Z_1 选层中心位置处的自旋核,$\Delta\omega$ 为选择脉冲的频宽,Δz 是与该频率宽度相对应的层厚,$\Delta z=\Delta\omega/(\gamma G_z)$。

若选择射频频率不变,只改变磁场梯度强度,则选的中心位置就会发生变化;若改变射频频宽,则选层的厚度就会变化。

梯度场的非线性,射频场的不均匀性,射频脉冲的形态和 TR/T_1 比率都会对层面选择的影响。

同样,选择 x 和 y 方向的梯度磁场,就可以分别获取矢状和冠状切层面的图像。而当磁场梯度 G_X,G_Y 和 G_Z 同时作用于被成像体时,我们就可以得到任意方向上的剖面图像。

例如,对一个 10cm 长的水模成像(图 12-16),若水模中心的质子共振频率为 63.87 MHz,梯度磁场的磁场梯度 $G=10$ mT/cm,则样品的频率宽度范围为 42 580 Hz ($\pm21\,290$ Hz)。样品的左端,质子进动频率为 63 897 290 Hz;样品的右端,质子进动频率为 63 854 710 Hz。可知

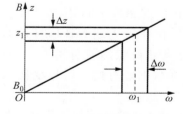

图 12-15　层厚、频宽和梯度
磁场强度关系

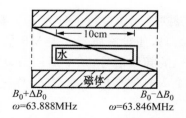

图 12-16　质子沿着梯度场方向上的
旋转频率分布

在沿梯度磁场的方向不同位置的层面上,其质子的进动频率是不同的,可以利用不同频率的激励脉冲来使不同层面上的质子以产生共振。若层面选择脉冲的频率为 63 878 129 Hz(+2 129 Hz),利用此激励脉冲可以选中距线圈中心左边 5mm 位置处的层面(高频端),该层面的厚度为 5mm。通过改变此激励脉冲的频率,从而能获得该样品从左到右 20 个连续层面的图像,图像的层面厚度为 5mm。

梯度磁场的大小,直接影响扫描切层的厚度,梯度越大,层面就可越薄,可改变梯度磁场的大小可得到不同层厚的图像。当然梯度磁场的梯度不可能很大,因为要受到主磁场和对受检者的损伤等因素的限制。

12.3.3 相位编码与频率编码

从一个 3×3 大小图像矩阵的空间定位来看一下空间编码的整个过程。

首先进行的是相位编码(图 12-17)。在施加梯度磁场之前,所有的质子都以相同频率 ω_0($\omega_0 = \gamma B_0$)作进动。在 y 轴方向,加上了相位编码梯度磁场(G_y)后,在行 L_1,L_2 和 L_3 上的所有质子分别以 ω'_1,ω'_2 和 ω'_3 进动,经过一段时间 t 后,它们分别具有 Φ_1,Φ_2 和 Φ_3 的相位;当关闭梯度磁场 G_y 后,所有的质子又以 ω_0 开始进动,但它们都保持了相位 Φ_1,Φ_2 和 Φ_3 的不变。这样经过了一段时间 t 之后沿 y 方向不同位置的质子均具有不同的相位。

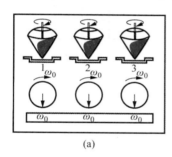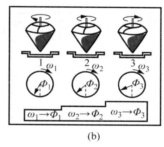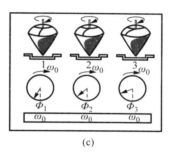

图 12-17 相位编码

(a) 无相位编码梯度场,质子同频率进动　(b) 有相位编码梯度场,质子进动频率不同,磁场大处,质子进动快
(c) 相位编码梯度场关闭后,质子进动频率恢复至 ω_0,但是相位保持不变

相位编码后,我们在 x 方向上又加上一个频率编码梯度磁场 G_x(图 12-18),使所有的质子按列 C_1,C_2 和 C_3 方向上,分别以不同的频率 ω_1,ω_2 和 ω_3 进动。与此同时,接收线圈开始接收回波信号,所以我们也将这个频率编码梯度磁场称为接收信号梯度磁场。

注意,相位编码和频率编码不能同时进行,相位编码一定要在频率编码之前。在频率编码时,我们也可同时加上两个梯度磁场,但这两个梯度磁场的合成结果仍然是一个梯度磁场,只是它的方向是倾斜的。

相位编码和频率编码将所有的质子按行和列的方向进行编码,结果是在位置 (L_1, C_1) 上,质子的编码为 (φ_1, ω_1),在 (L_1, C_2) 上,为 (φ_1, ω_2)。然后再用二维的傅里叶变换来得到 x, y 方向上的信息(图 12-19)。

磁共振信号是在频率编码梯度磁场作用时进行信号采集,所以空间分辨率与该梯度磁场的带宽、取样的点数有关,而梯度磁场的带宽和大小与 FOV 的大小有关。

我们采集到的 MR 信号是断层内所有自旋核所产生的信号总和,该信号包括不同的频率

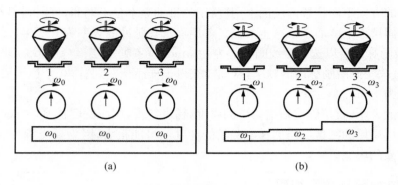

图 12-18　频率编码方法

(a)无频率编码梯度场时,质子以相同的频率旋转　(b) 频率编码梯度场作用时,

质子沿频率梯度场方向上,质子以不同的频率旋转

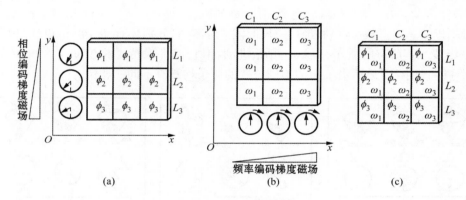

图 12-19　空间编码方法

(a)第一步进行相位编码,经过一段时间之后,每一行的质子保持了一定的相位

(b)第二步进行频率编码,使同一列的质子具有相同的旋转频率

(c) 经过相位和频率编码之后,每一质子均具有特殊的频率和相位

(ω_i)与相位(φ_i)的信号组成,可用二维傅里叶变换按不同的频率与相位进行分解,获得每一像素位置(x,y)的信号强度。

12.4　磁共振成像设备的结构与主要部件

　　磁共振成像系统(MRI 系统)由磁体子系统、梯度子系统、射频子系统、计算机和图像处理子系统等组成。

　　MRI 系统的种类很多。根据成像的范围,可分为实验用 MRI 系统、(头、乳腺、四肢关节等)MRI 系统和全身 MRI 系统等三种。根据主磁场产生方法可分为永磁型、常导型、混合型和超导型等四种。根据用途分为介入型和通用型两大类。MRI 系统可以视为信号(包括产生、探测和编码)和图像(包括数据采集、图像重建和显示)两大功能模块的有机组合。

　　MRI 系统包括磁体、梯度线圈、射频线圈、计算机和控制台、图像输出设备。若需要特殊成像(如心脏门控),还要有对生理信号进行处理的单元等。MRI 系统之所以庞大的另一个原因,就是除了成像所需的设备外,还要有许多附属设备与之相配套,如磁屏蔽体、射频屏蔽体、冷水机组、不间断电源、空调以及超导磁体的低温保障设施等。

12.4.1　磁体系统

典型磁体系统,除了主磁体之外,还有匀场线圈、梯度线圈和射频线圈。匀场线圈与梯度线圈均有各自电源供电。

主磁体系统用于产生强大的、均匀的和高强度静磁场 B_0(图 12-20),通常所说的磁共振扫描仪有多少特斯拉(T)就是指的主磁场的强度。主磁场的均匀度是由微调线圈来控制,也是机器性能优劣的一个重要指标。产生主磁场的方法很多,但要求它在受检区域中有很高的均匀度。

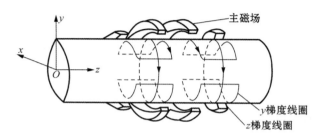

图 12-20　磁体线圈示意图

磁场强度越高,信号就越强,图像越佳,信噪比也就越好,但会引起 T_1 加权像的对比度下降,化学位移伪影和磁化伪影增加,高场磁共振扫描仪还可进行波谱成像、功能性成像。

目前通常使用超导磁体,超导型磁体利用超导现象,将超导材料线圈放入一个装有 $-269℃$ 的液氦内,使线圈处于超导状态,超导线圈可以得到很高的场强,但日常费用相对较多。

12.4.2　梯度场系统

梯度子系统由梯度线圈、梯度控制器、数模转换器(DAC)、梯度放大器和梯度冷却系统等部分组成。

梯度场线圈能在空间某一个方向产生一个线性变化的磁场,通过调节线圈电流,可以产生沿空间任意方向的梯度磁场,使在该方向上的质子所受到的磁场不同,用于层面/体素的空间编码和信号采集。在 MRI 成像技术中,以 z 轴为人体长轴方向,x 轴为左右方向,y 轴为上下方向(图 12-21)。可以利用这三个方向的梯度磁场组合作用,获得任意方向的梯度磁场。

对梯度场的要求:有足够的梯度强度,一般为 $10\sim30mT \cdot m^{-1}$,有良好的空间线性,x,y,z 三组线圈各有一个独立电源供电,并且与梯度驱动器电路相连,梯度驱动器的作用是为梯度线圈供电并调节强度。

在梯度场线圈的中心,x、y 和 z 三个方向的梯度场的强度均为零,在此位置上的总磁场强度为 B_0,该点也称之为线圈中心点。空间任一点的质子进动频率与该质子所处位置的有效磁场的强度有关。由于梯度场是线性变化的,所以质子的进动频率与 x,y 和 z 方向的梯度场有关。

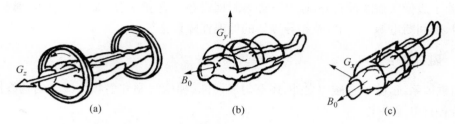

图 12-21　梯度磁场产生示意图

（a）z 梯度磁场　（b）y 梯度磁场　（c）x 梯度磁场

12.5　MRI 应用

MRI 是与 CT 几乎同步发展起来的医学成像技术。MRI 作为最先进的影像检查技术之一，在许多方面有其独到的优势，尤其是近年来高场磁共振超快速成像与功能成像的出现，使得 MRI 的优势更为明显。

12.5.1　磁共振成像的特点

磁共振成像具有下列特点：

（1）无损伤性检查：X 线、核医学等检查，病人都要受到电离辐射的危害，而 MRI 是利用电磁波对人体进行检查，对人体没有电离辐射损伤。

（2）图像具有多种参数特点：X 线成像参数只有 X 线吸收率。而 MRI 可利用各种参数（如 T_1，T_2，质子密度，流速，灌注量，弥散量等）用于成像，多个成像参数能提供丰富的诊断信息，这使得医疗诊断和对人体内代谢和功能的研究方便。所以可根据组织特性，利用特定的成像序列形成无限多种不同加权像，提供丰富的诊断信息，方便医师做出明确的判断，对疾病的治疗前及愈后作出更详细、系统的评估。

（3）图像对比度高：磁共振图像的软组织对比度要明显高于 CT。

（4）任意方位断层成像：不需要像 CT 那样进行三维重建，可利用三个方向的梯度场，建立任意方位的断层像，能得到其他成像技术所不能接近或难以接近部位的图像。

（5）不用造影剂可直接心血管成像（MRA）：传统的血管造影（DSA）是在血管中施加碘剂为增加血管与其他组织的对比进行成像。MRI 利用特殊的成像序列，使血管中的质子与静止组织中的质子产生差别来进行成像，如时间飞跃法（TOF）和相位对比法（PC）血流成像技术，由于不使用造影剂，具有对人体无损伤性、费用低、检查方便等优点。

（6）能提供代谢和功能成像法：通过测定对组织的灌注量和质子在磁场作用下的弥散程度，可检测组织功能和特性，如检查脑梗塞。

12.5.2　人体组织的生理和病理 MRI 信号表现

MRI 图像上，亮度与信号值成正比，组织的信号值越高，亮度就越高。组织在 MRI 中显示信号的强弱不仅与组织中所含质子密度相关，同时与成像序列有关。

人体组织正常的 T_1 加权像，T_2 加权像表现如表 12-5 所示。

表 12-5　正常组织图像在 T_1 和 T_2 加权中表现

组织	T_1 加权	T_2 加权
脂肪、骨髓	高信号	高信号
神经	中等信号	中等信号
水	低信号	高信号
肌肉、肌腱、韧带	较低信号	较低信号
骨皮质、钙化	低信号	低信号
软骨组织	低信号	较低信号
气体	无信号	无信号

病理组织往往会表现出异常信号。

多数病变都表现为 T_1 和 T_2 时间的延长，在图像上表现为 T_1 加权为低信号，T_2 加权为高信号。若病变在 T_1 加权像上为高信号，可以是脂肪、出血、黑色素瘤、蛋白含量较高的液体、钙化（高场）。若在 T_2 加权像上为低信号的，可以是异常血管、钙化、急性出血、纤维化、黑色素瘤。

通常在检查肿瘤等病变时，除了常规成像序列外，需要进行增强检查。由于人体组织是抗磁性的，当在人体组织中引入顺磁性物质时，会造成人体组织局部磁场的不均匀性，使造影剂聚集区域的 T_1 和 T_2 时间缩短，在图像上就会表现出 T_1 加权像上信号变也高，T_2 加权像上信号变低，这样就能方便地从正常组织中鉴别出来。常用造影剂磁显葡胺 Gd-DTPA，这是一种不需要试敏的非常安全的造影剂。增强后，病灶在 T_1 加权像上出现异常信号增高（强化）。增强后，血管和腹腔脏器也会出现强化。

12.5.3　磁共振成像应用

临床应用中，与 CT 一样，磁共振成像也几乎适用于全身各系统的不同疾病，例如肿瘤、炎症、创伤、退行性病变，以及各种先天性疾病等的检查。但 MRI 在对中枢神经系统、四肢关节肌肉系统的诊断方面优势最为突出。

磁共振成像的主要不足，在于它扫描所需的时间较长，因而对一些不配合的病人的检查常感困难，对运动性器官，例如胃肠道因缺乏合适的对比剂，常常显示不清楚；对于肺部，由于呼吸运动以及肺泡内氢质子密度很低等原因，成像效果也不满意。磁共振成像对钙化灶和骨骼病灶的显示，也不如 CT 准确和敏感。磁共振成像术的空间分辨率，也有待进一步提高。

下面简单介绍一下磁共振主要的临床应用方向。

1）颅脑

中枢神经系统位置固定，不受呼吸运动、胃肠蠕动的影响，故 MRI 以中枢神经系统效果最佳。MRI 的多方位、多参数、多轴倾斜切层对中枢神经系统病变的定位定性诊断极其优越。颅脑 MRI 检查无颅骨伪影，脑灰白质信号对比度高，使得颅脑 MRI 检查明显优于 CT。

MRI 可不用造影剂显示脑血管，发现有无动脉瘤和动静脉畸形。MRI 还可直接显示一些颅神经，可发现发生在这些神经上的早期病变。

脑外伤方面，脑挫伤、脑挫裂伤明显优于 CT。磁共振的 DWI 和 SWI 技术对弥漫性轴索损伤的显示有绝对优势，但颅骨骨折和超急性脑出血不如 CT。

一般，除急性外伤、超急性脑出血外，颅脑部影像检查均应首选 MRI。

2）脊柱及脊髓

MRI 可直接显示脊髓的全貌，因而对脊髓肿瘤或椎管内肿瘤、脊髓白质病变、脊髓空洞、脊髓损伤等有重要的诊断价值。对椎间盘病变，MRI 可显示其变性、突出或膨出。显示椎管狭窄也较好。对于颈、胸椎，CT 常显示不满意，而 MRI 显示清楚。另外，MRI 对显示椎体转移性肿瘤也十分敏感。

总之，脊柱及脊髓检查，除骨折、骨质增生外均应首选 MRI。

3）腹部

肝脏：多参数技术在肝脏病变的鉴别诊断中具有重要价值，无需造影剂即可通过 T_1 和 T_2 加权、DWI 等技术直接鉴别肝脏囊肿、海绵状血管瘤、肝癌及转移癌，对胆管内病变的显示优于 CT。MRCP（胰、胆管 MR 成像）结合其技术对胰、胆管系统疾病有不可取代的优势。

肾及输尿管：肾及其周围脂肪囊在 MR 图像上形成鲜明的对比，肾实质与肾盂内尿液形成良好对比。MRI 对肾脏疾病的诊断具有重要价值，MRI 可直接显示尿液造影图像（MRU），对输尿管狭窄、梗阻具有重要价值。

胰腺：不用增强对胰腺病变有很好的显示，如急慢性胰腺炎，胰腺癌的显示及周围侵犯及转移情况均有良好的显示。

4）盆腔

MRI 多方位、大视野成像可清晰地显示盆腔的解剖结构，对盆腔内血管及淋巴结的鉴别较容易，是盆腔肿瘤、炎症、子宫内膜异位症、转移癌等病变的最佳影像学检查手段。对于子宫肌瘤、子宫颈癌、盆腔淋巴结转移、卵巢囊肿、子宫内膜异位症等优于 CT。观察前列腺癌、膀胱癌向外侵犯情况优于 CT。由于没有放射性损伤，MRI 在产科影像检查中有独到的优势。虽然到目前为止还未观察到 MRI 有什么副作用，但仍谨慎地避免妊娠前 3 个月进行此检查。MRI 对滋养细胞肿瘤、胎儿发育情况、脐带胎盘情况等都能很好地显示。

5）四肢、关节

MRI 对四肢骨骨髓炎、四肢软组织内肿瘤及血管畸形有良好的显示效果。对股骨头无菌坏死是最为敏感的检查技术。MRI 可清晰显示神经、肌腱、血管、骨、软骨、关节囊、关节液及关节韧带，MRI 对关节软骨损伤、关节积液、关节韧带损伤、半月板损伤、股骨头缺血性坏死等病变的诊断具有其他影像学检查无法比拟的价值。

习题

1. 说明磁共振形成的条件。
2. 人体中的哪些组织中的原子核可以用于磁共振成像？
3. 说明 T_1 和 T_2 的概念。
4. 磁共振图像的对比是由哪些因素造成的？
5. 什么叫 T_1 和 T_2 加权图像。

6. 简单理解 SE 和 IR 成像序列。

7. 说明脂肪抑制的水抑制方法。

8. 磁共振扫描仪的结构。

9. 理解常见的常规和病变组织在磁共振影像上的表现。

10. 磁共振成像的主要医学应用有哪些?

附　　录

附表 1　国际单位制(SI)

量	名称	代号	
		中文	国际
长度	米 meter	米	m
质量	千克(公斤)kilogram	千克(公斤)	kg
时间	秒 second	秒	s
电流	安培 ampere	安	A
热力学温度	开尔文 kelvin	开	K
物质的量	摩尔 mole	摩	mol
光强度	坎德拉 candela	坎	cd

附表 2　国际单位制的一些导出单位

量	名称	代号	
		中文	国际
面积	平方米	米^2	m^2
体积	立方米	米^3	m^3
速度	米每秒	米/秒	m/s
加速度	米每秒平方	米/秒^2	m/s^2
密度	千克每立方米	千克/米^3	kg/m^3
电流密度	安培每平方米	安/米^2	A/m^2
磁场强度	安培每米	安/米	A/m
比体积	立方米每千克	米^3/千克	m^3/kg
光亮度	坎德拉每平方米	坎/米^2	cd/m^2

附表 3　基本物理常数

物理量	符号	量值
真空中的光速	c	$2.9979 \times 10^8 \mathrm{m \cdot s^{-1}}$
真空中的介电常数	ε_o	$8.854 \times 10^{-12} \mathrm{F \cdot m^{-1}}$
电子电量(基本电荷)	e	$1.602 \times 10^{-19} \mathrm{C}$
电子的静止质量	m_o	$9.109 \times 10^{-31} \mathrm{kg} = 0.000549\mathrm{u}$
普朗克常数	h	$6.626 \times 10^{-34} \mathrm{J \cdot s}$
玻耳兹曼常数	k	$1.381 \times 10^{-23} \mathrm{J \cdot k^{-1}}$
阿伏加德罗常数	N_o	$6.022 \times 10^{23} \mathrm{mol^{-1}}$
普适气体常数	R	$8.314 \mathrm{J \cdot mol^{-1} \cdot k^{-1}}$
氢原子质量	m_H	$1.007825\mathrm{u}$
质子质量	m_P	$1.007276\mathrm{u}$
中子质量	m_n	$1.00865\mathrm{u}$
法拉第常数	F	$9.6484 \times 10^4 \mathrm{C \cdot mol^{-1}}$

附表 4　常用计量单位转换表

[动力]黏度单位

Pa·s 帕·秒	cP 厘泊	P 泊	kgf·s/m² 千克力·秒/米²	lbf·s/in² 磅力·秒/英寸²
1	1 000	10	$1.019\,72\times10^{-1}$	1.449×10^{-4}
0.001	1	0.01	$1.019\,72\times10^{-4}$	1.449×10^{-4}
0.1	100	1	$1.019\,72\times10^{-2}$	1.449×10^{-5}
9.806 65	$9.806\,65\times10^3$	$9.806\,65\times10$	1	1.422×10^{-3}
6.9×10^3	6.9×10^6	6.9×10^4	7.03×10^2	1

[运动]黏度单位

m²/s 米²/秒	cSt 厘斯	St 斯	ft²/s 英尺/秒
1	1×10^6	1×10^4	1.076×10
1×10^{-6}	1	0.01	1.076×10^{-5}
1×10^{-4}	100	1	1.076×10^{-3}
9.290×10^{-2}	9.290×10^4	9.290×10^2	1

压力单位

Pa 帕	bar 巴	kgf/cm²,at 千克力/厘米², 工程大气压	atm 标准大气压	Torr,mmHg 托,毫米汞柱	mmH₂O 毫米水柱	lbf/in² 磅力/英寸²
1	1×10^{-5}	$1.019\,7\times10^{-5}$	9.869×10^{-6}	7.501×10^{-3}	$1.019\,7\times10^{-1}$	1.450×10^{-4}
1×10^5	1	$1.019\,7$	9.869×10^{-1}	750.1	$1.019\,7\times10^4$	1.450×10
$9.806\,65\times10^4$	$9.806\,65\times10^{-1}$	1	9.869×10^{-1}	735.6	1×10^4	1.422×10
$1.013\,25\times10^5$	1.013 25	1.033 2	1	760	$1.033\,2\times10^4$	1.470×10
$1.333\,2\times10^2$	$1.333\,2\times10^{-3}$	1.360×10^{-3}	$1.315\,8\times10^{-3}$	1	$1.359\,5\times10$	1.934×10^{-2}
9.806 65	$9.806\,65\times10^{-5}$	1×10^{-4}	9.678×10^{-5}	$7.335\,5\times10^{-2}$	1	$1.422\,2\times10^{-3}$
6.895×10^{-3}	6.895×10^{-2}	7.031×10^{-2}	6.805×10^{-2}	51.71	7.031×10^2	1

参 考 文 献

[1] 陈仲本,况明星.医用物理学[M].北京:高等教育出版社,2005.
[2] 梁路光,赵大源.医用物理学[M].北京:高等教育出版社,2004.
[3] 夏稻子.超声诊断学[M].北京:人民卫生出版社,2008.
[4] 张延芳.医用物理学[M].北京:科学出版社,2010.
[5] 梁路光,赵大源.医用物理学[M].北京:高等教育出版社,2004.
[6] 胡新珉.医学物理学(第6版)[M].北京:人民卫生出版社,2004.
[7] 缪毅强,姚鸣放.医学物理学[M].上海:上海交通大学出版社,2003.
[8] 李宾中.医学物理学[M].北京:科学出版社,2008.
[9] 梁励芬.大学物理简明教程(第三版)[M].上海:复旦大学出版社,2011.
[10] 梁励芬,蒋平.大学物理核心概念和例题详解[M].上海:复旦大学出版社,2004.
[11] 上海交通大学物理教研室.大学物理教程[M].上海:上海交通大学出版社,2012.
[12] 上海交通大学物理教研室.大学物理教程[M].上海:上海交通大学出版社,2006.
[13] 赵仁宏,刘贵勤,安郁宽.医学物理学[M].山东:山东人民出版社,2010.
[14] 王芝云.医学物理学(第二版)[M].北京:科学出版社,2010.
[15] 舒辰慧.物理学[M].北京:人民卫生出版社,2005.
[16] 杨继庆,文峻.医学物理学[M].北京:科学技术文献出版社,2002.
[17] 李春,章立源,钱尚武.热学[M].北京:人民教育出版社,1982.
[18] 程守洙.普通物理学(第三版)[M].北京:高等教育出版社,1980.
[19] 中国医科大学.医用物理学(第一版)[M].北京:人民卫生出版社,1979.
[20] Physics in Biology and Medicine[M]. (3rd Edition) Paul Davidovits, Elsevier, 2008.
[21] Intermediate Physics for Medicine and Biology[M]. (4th Ed) Russel K. Hobbie, Springer, 2007.
[22] 赵凯华,等.新概念物理教程(第二版)[M].北京:高等教育出版社,2008.